Jürgen Buchbauer

W0044721

# Präventives Muskeltraining
## zur Behebung
## von Haltungsfehlern

Jürgen Buchbauer

# Präventives Muskeltraining zur Behebung von Haltungsfehlern

Totalrundrücken, Hohlrücken,
Hohlrundrücken,
Flachrücken und Skoliose

Gymnastik – Gerätetraining – Ernährung

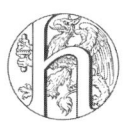

Verlag Karl Hofmann • Schorndorf

Die Deutsche Bibliothek – CIP-Einheitsaufnahme

**Buchbauer, Jürgen:**
Präventives Muskeltraining zur Behebung von Haltungsfehlern ;
Totalrundrücken, Hohlrücken, Hohlrundrücken, Flachrücken und
Skoliose ; Gymnastik – Gerätetraining – Ernährung / Jürgen
Buchbauer. – Schorndorf : Hofmann, 1999
    ISBN 3-7780-7670-1

Bestellnummer 7670

© 1999 by Verlag Karl Hofmann, Schorndorf

Alle Rechte vorbehalten. Ohne ausdrückliche schriftliche Genehmigung des Verlages ist es nicht gestat-
tet, dieses Werk oder Teile daraus auf fototechnischem Wege sowie unter Verwendung elektronischer
Systeme zu verarbeiten, verbreiten oder zu vervielfältigen. Dieses Verbot erstreckt sich auch auf die
Vervielfältigung für Zwecke der Unterrichtsgestaltung. Als Vervielfältigung gelten alle Reproduktions-
verfahren einschließlich der Fotokopie.

Umschlaggestaltung: Gerd Kreß, Stuttgart
Gesamtherstellung: Druckerei und Verlag Karl Hofmann, Schorndorf
Printed in Germany • ISBN 3-7780-7670-1

# Inhaltsverzeichnis

# Geleitwort

Bezeichnend für die moderne Industriegesellschaft sind Bewegungsmangel und Fehlernährung. Die Folgen manifestieren sich als objektivierbare Risikofaktoren für das Auftreten zahlreicher chronischer Erkrankungen. Dem Autor des vorliegenden Buches ist daran gelegen, die Möglichkeit aufzuzeigen, einigen Folgen des Bewegungsmangels am aktiven und passiven Bewegungsapparat entgegenzutreten. Die erforderlichen Hinweise auf die Rolle einer bedarfsgerechten Ernährung bei körperlicher Aktivität werden dabei nicht vergessen. Die Thematik ist zweifellos von hoher präventiver und therapeutischer wie rehabilitativer Stichhaltigkeit.

Die Ausführungen sind praxisorientiert. Diese Positionen werden bereits in den einleitenden Darlegungen zu den morphologischen und physiologischen Grundlagen des Bewegungssystems zur Geltung gebracht. Es geht darum, dem Praktiker in verständlicher Sprache und aus der Sicht des Sportlehrers und Physiotherapeuten eine Bestandsaufnahme zur gegenwärtigen Kenntnisvorgabe zu erschließen. Hier befinden sich die derzeitigen Einsichten und Auffassungen infolge des permanenten Erkenntnisgewinns allerdings in einem ständigen Wandel.

Im Kernstück des Buches versteht es der Autor, an Hand instruktiver Bilder mit textlichen Erläuterungen eine Anleitung zum praktischen Herangehen bei der Übungsausführung zu geben. Hier werden die Realisierungsgesichtspunkte für ein effektives Üben optisch eingebracht. Es werden auch wesentliche Elemente der Rückenschule und der Wirbelsäulenstabilisierung, des Ausgleichs muskulärer Dysbalancen, der Propriozeption und des systematischen Aufwärmens vor Übungsbeginn in die Kenntnisvermittlung einbezogen. Der Autor veranschaulicht seine eigenen Beobachtungen und Erfahrungen bei der sachgerechten statischen und dynamischen Gelenkführung.

Dem Verfasser geht es bei der Darlegung und Demonstration seiner langjährigen erfahrungsgestützten Auffassungen um die Fitneß in unserer Zeit und darin eingebunden um die qualifizierte und zielgerichtete Kompensation muskulärer Defizite. Im Herangehen versäumt er auch nicht den Brückenschlag zur Psychologie. In den Ausführungen zeigen sich nachhaltig die zunehmende allgemeine Bedeutung der behandelten Problematik und die wachsende Sensibilität für die Thematik. Mit einer ständigen Vervollkommung unseres Wissensstandes auf diesem Sektor ist weiterhin zu rechnen.

In diesem Sinne liefert das Buch eine nützliche Unterstützung, um den bewegungsbezogenen Konsequenzen der gegenwärtigen Lebensweise besser begegnen zu können. Es werden Empfehlungen und Anleitungen für das Training, gepaart mit Hinweisen zu einer angepaßten und der Gesundheit und Leistungsfähigkeit dienlichen Ernährung, für den Praktiker gegeben. Der Stil der Darstellung paßt sich dieser Zielsetzung an. Die Lektüre wird für jeden, der sich mit dem angesprochenen Gegenstand befaßt, ein Gewinn sein.

*Prof. Dr. med. Siegfried Israel /*
*Prof. Dr. rer. nat. Dietmar Luppa*
*Leipzig, November 1998*

# Einleitung 1

Dieses Buch richtet sich an diejenigen, die einen Haltungsfehler durch Übungen gezielt korrigieren wollen, und auf lange Sicht einen Haltungsschaden vermeiden wollen.

Trainer, Sportlehrer, Physiotherapeuten u. a., die sich mit Gymnastik und Rückenschule sowie Gerätetraining beschäftigen, soll dieser Band einen „roten Faden" geben, nicht nur Gymnastik oder Gerätetraining gegen einen Haltungsfehler zu machen, sondern Gymnastik in Verbindung mit Gerätetraining.

Störungen des inneren Gleichgewichts äußern sich durch das Spannungssystem der Muskulatur auf das Skelettsystem als Haltungsfehler.

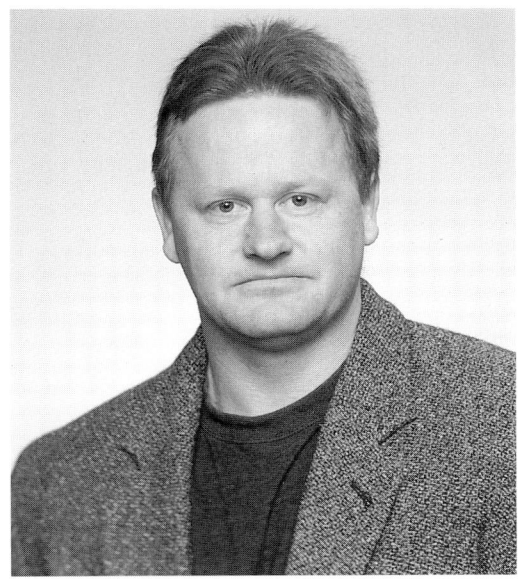

Als Grundlage für ein Training mit Fitneßgeräten, (die Firma Technogym stellte Geräte und Hanteln zur Verfügung), dient eine funktionelle Gymnastik aus Stabilisierung und Entspannung oder Dehnung des jeweiligen Haltungsfehlers, die im praktischen Teil vorgestellt wird. Hierbei werden die Möglichkeiten aufgeführt, mit welchen Geräten und Hanteln man gezielt die schwachen Muskelgruppen des Haltungsfehlers trainieren kann. Auch werden die zu dehnenden Muskelgruppen unter Berücksichtigung der Haltung gefördert. Durch eine sehr geringe Belastung (ca. 20% Intensität) ist es möglich, die verkürzte Antagonistische Muskelgruppe zur Entspannung anzuregen. Deshalb ist es kein Widerspruch, wenn auch Übungen für die verspannte Muskelgruppe am Gerät gezeigt werden. Untersuchungen haben gezeigt, daß hiermit eine größere Durchblutung erzielt wird, als bei nur verkürzten, gedehnten Muskelgruppen. Die Belastung ist entscheidend, eine Tonuserhöhung oder Übersäuerung soll nicht stattfinden.

Dieses Vorgehen im Buch wird unterschieden in Primäre (schwache) und Sekundäre (verkürzt) Muskelgruppen, mit dem Ziel den Haltungsfehler auszugleichen ohne die verspannten (verkürzten) Muskeln „außer acht" zu lassen.

Die Haltung zum Gerät und die Möglichkeiten die das Gerät bietet, ist Schwerpunkt des Buches. Ein Funktionszirkel und eine Beweglichkeitsgymnastik als mögliches Aufwärmprogramm zum Gerätetraining (nach dem allgemeinen Aufwärmen wie radfahren usw.) soll den Körper auf die kommende Belastung vorbereiten.

Im einleitenden theoretischen Teil werden auch verschiedene Geräte miteinander verglichen, um deren Belastung auf Gelenk- und Bewegungsapparat zu vergleichen. Das Wissen um die Wirkungen des Trainings, unter Berücksichtigung der Trainingsmethoden (Formen), lassen die Haltungsfehler gezielter trainieren.

Im letzten Teil (Trainingsplan) werden Gesundheitsprogramme vorgestellt, die in Optimum und Minimum an Training, unter Berücksichtigung der Wichtigkeit von allgemeiner Ausdauer, eingeteilt sind. Da einseitiges Training mit Geräten und Hanteln (Bodybuilding) nicht Ziel dieses Buches ist (obwohl auch Bodybuildingsprinzipien erläutert werden), wird die richtige Kombination von Kraft und Ausdauer auch dem Alltag die richtige „Dosis" verleihen und der Gesundheit gerecht werden.

Als Anhang soll ein Ernährungsteil die Vollständigkeit zum Training ergänzen. Es soll auch angesprochen werden, welche Ernährungsergänzungen in Form von bestimmten Zusatznahrungs-produkten sinnvoll sind. Die Firma Multisport hat zu diesem Zweck geprüfte Produkte zur Verfügung gestellt und sie im Ernährungsteil integriert. Erfahrungsgemäß ist eine Kombination aus herkömmlicher gezielter Ernährung und dem Einsatz von Ergänzungsnahrung sehr gut für Sport und Training sowie für die Verdauung. Ergänzungsnahrung soll hier nicht propagiert werden.

UEXKÜLL (1988) bringt es auf den kürzesten Nenner. Allgemeines Gesundsein ist meistern des: Auf- und Umbaus der individuellen Wirklichkeit, allgemeines Kranksein gestörte Wirklichkeitsbildung (J. DE MEO, S. 192).
Diese äußeren Störungen spiegeln sich oft in Haltungsfehlern wie: Totalrundrücken, Hohlrücken, Hohlrundrücken, Flachrücken und Skoliose einschließlich Gangfehlern wider!

*Jürgen Buchbauer*

# Einleitung 2

Die Ernährung spielt in der heutigen Zeit eine wichtige Rolle. Viele Menschen, die sich sportlich betätigen oder andauerndem Streß ausgesetzt sind, wissen allerdings sehr wenig über die Wichtigkeit der ausgewogenen Ernährung. In diesem Buch soll auch über die Grundlagen der Ernährung gesprochen werden, auch auf den Leistungsbereich bezogen. Insbesondere sollten Sportler, welche sich im erhöhten Leistungsbereich bewegen oder Menschen, welche einer erhöhten Anspannung ausgesetzt sind, darauf achten, welche und wie-

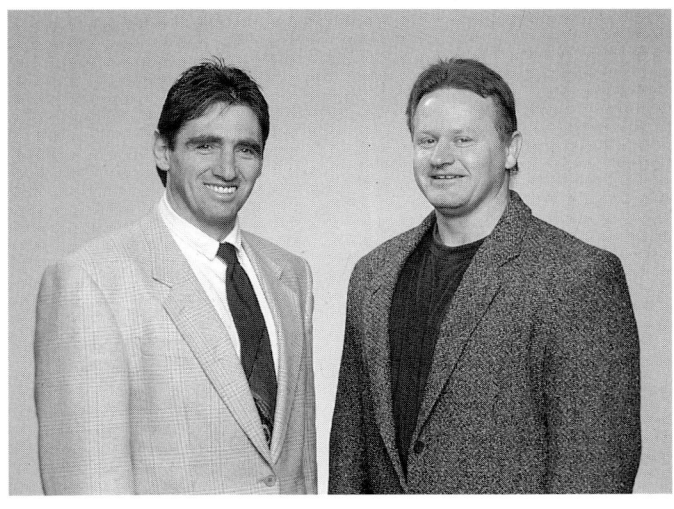

viel Nahrungsmittel sie zu sich nehmen. Gerade stark beanspruchte Körper haben einen besonderen Bedarf an Kohlenhydraten, Proteinen, Aminosäuren, Vitaminen, Mineralien, Ballaststoffen, Spurenelementen, etc. Auch das ausgewogene Verhältnis der einzelnen Komponenten ist hier zu berücksichtigen!
„Sie können einen Formel-1-Motor nicht mit Dieselöl fahren", um einmal einen Vergleich zu nennen.
Da in der heutigen Zeit viele Nahrungsmittel durch die Verarbeitung (Haltbarmachung) sehr viel von ihrem eigentlichen Ernährungswert verloren haben, sind Nahrungsmittelkonzentrate für den belasteten, insbesondere sportlich geforderten Menschen, eine unumgängliche Notwendigkeit geworden.

**Man beachte:** Konzentrate dienen hier als wichtige Nahrungsergänzung und nicht als deren Ersatz! Um in diesem Buch dieses doch sehr wichtige Thema zu behandeln, haben wir in Zusammenarbeit mit Herrn Dr. div. h.c. Christian J. Sulger, Firma Multisport (Mitglied im Verein für Nahrungsforschung e. V.), eine allgemeine und auch produktbezogene Information zusammengestellt. Dies soll allen helfen, ihr Grundwissen über allgemeine Ernährung und auch Nahrungsmittelkonzentrate zu verbessern. Außerdem ist dieses Buch bei der Auswahl der Nahrungsmittelkonzentrate behilflich.

*Jürgen Buchbauer*
*Dr. div. h.c. Christian J. Sulger*

# Danksagung

Hiermit möchte ich allen Personen danken, die mir für die Fotodarstellung an den Geräten als „Modelle" zur Verfügung standen: Nicole Geisinger, Anja Boos, Eva Radke, Helgo Bruns, Manfred Heinrich und Dirk Berger. Für die photographische Arbeit Jürgen Pichler (Dipl. Sportlehrer und Sportpublizist), Martin Rubach (Sportphysiotherapeut der Männer-Volleyballmannschaft Saulgau, 2. Bundesliga) und David Beckham für die Zeichnungen.

Danken möchte ich den Firmen Technogym und Multisport. Die Firma Technogym stellte Geräte und Hanteln zur Verfügung, die Firma Multisport hat den Bereich Nahrungsergänzung abgedeckt. Herr Rottstock, kaufmännischer Direktor der Fa. Technogym und Herr Sulger, der Inhaber der Fa. Multisport, machten es möglich, daß durch einen Zuschuß dieses Buch hergestellt werden konnte.

Herzlichen Dank auch den Professoren Dr. med. Israel und Dr. rer. nat. Luppa für das Geleitwort.

Weiterhin Dank an Herrn Morgenstern und das Team vom Hofmann-Verlag für die gute Zusammenarbeit. Die Fotos wurden im Hans-Lorenser-Sportzentrum des SSV Ulm 1846 gemacht.

13

Es gibt **1000** gute Gründe
nichts an seinem Leben zu verändern,
aber nur **1**,
es doch zu tun:

*„Ich fühle mich einfach nicht
mehr wohl in meiner Haut!"*

- **Stellen Sie um!**
- **Fangen Sie <u>sofort</u> damit an!**
- **Verschieben Sie es nicht auf Morgen!**

Beachten Sie:  1. Hochwertige und ausgewogene Ernährung;
2. Sportliche Betätigung;
3. ausreichend erholsamen Schlaf.

Dies sind die drei Grundbausteine für einen gesunden Körper.
Und Sie wissen ja: MENTE SANTA KORPORE SANA
*(Gesunder Geist wohnt nur in gesundem Körper).*

In diesem Sinne verbleibe ich mit sportlichen Grüßen, Ihr

Dr. div.h.c. Christian J. Sulger
Mitglied im Verein für Nahrungsforschung e.V.
Mitglied im Bund Freier Akademiker
Zuständig für die Entwicklung und Qualitätskontrolle
von Nahrungsmittelkonzentraten bei der Fa. Multisport GmbH

# 1 Streß und Haltung

In unserer Leistungsgesellschaft ist in erster Linie der Faktor 1 genannt Streß, leistungsmindernd. Viele bereits 30- bis 40jährige hatten einen Herzinfarkt. Diese innere Zeitbombe wirkt sich psychisch leistungsmindernd aus und spiegelt nicht selten die äußere Haltung wider, besonders der Bereich der Lendenwirbelsäule ist davon betroffen.

Darstellung A zeigt einen Menschen mit normaler physiologischer Haltung, leicht gebeugte Knie gewährleisten eine ausgeglichene Beckenstellung nach vorn und entlasten die Wirbelsäule. Bei B sind die Knie durchgedrückt und der Teil des Beckens wird aufgerichtet und bildet eine starre Position, Verspannungen auf die Körpermitte und verminderter Blutfluß lassen nach A. LOWEN die Energie nicht frei fließen. C zeigt eine Schutzposition der durch einen Rundrücken gekennzeichnet ist und das Becken nach hinten verlagert, so daß der gesamte Rücken betroffen ist und von Streß auf den Bandapparat geplagt ist.

Positiver Streß erzeugt ein fiter Körper, weil mehr Glückshormone produziert werden, so wird Anspannung und Entspannung als angenehm empfunden.

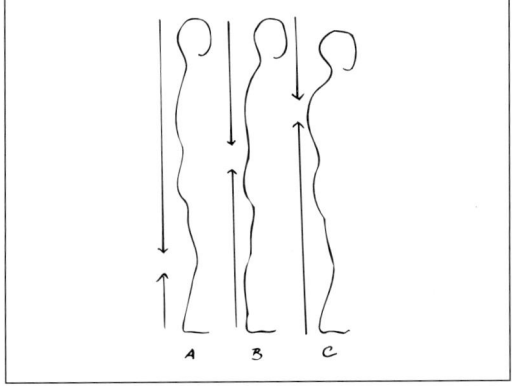

*(nach A. LOWEN)*

Positiver Streß

Sportlich gesteigerte Bewegung und Entspannung

Aktiv
+

Passiv
–

(+) + (–) = Ausgleich + Abbau von gestauter Energie = niedriger Blutdruck

Negativer Streß

Gesteigerte Aktivität im Beruf und Privatleben

Anspannung

Verspannung

Aktiv
+

Aktiv
+

(+) + (+) = Aufstauen von Energie = Bluthochdruck + Folgen

Ausgleichspassivität

Das Gegenteil, der negativ wirkende Streß wird Verspannungen und verkrampftes Anspannen bewirken und die Gelenkbeweglichkeit einschränken, diese Schonhaltungen führen oft zu organischen Beschwerden!

## 1.1 Haltungsverfall durch Streß

Bei Streß (Leistungsdruck) kommt es nicht nur zu physiologischen Mangelerscheinungen, sondern auch zu **Haltungsverfall** durch einseitige Belastungen (Schonhaltung). Verspannte Muskeln behindern die Aktivität des Nervensystems, die Durchblutung zu fördern. Nervenplexen (Bündel) werden „eingeklemmt" und hemmen die Aktivität. Der Nervenbündel der Halswirbelsäule mit seinen einzelnen Nervenausläufern kann durch einen Schiefhals (Schonhaltung durch „Luftzug" beim Autofahren) einen Haltungsfehler provozieren, der dann durch Kopfschmerzen und Bewegungseinschränkung Halswirbel bei der Bewegung blockieren. Im Lumbalbereich der Lendenwirbelsäule (Plexus lumbalis kommt vom 12. Brustwirbel zum 3.–4. Lendenwirbel), der den Hüftbeuger und den vorderen Oberschenkel versorgt, kann es durch ein extremes Hohlkreuz zu Schmerzen kommen. Der verkrampfte Hüftbeuger zieht die Hüfte soweit nach vorne, daß ein tiefer Gesäßmuskel den Ischiasnerv einklemmt, der Plexus sacralis (vom 4. Lendenwirbel zur 4. Steißbeinetage laufend) läßt dann die Schmerzen im Verlauf des Ischias bis zum Fußknöchel ausstrahlen. Bei einem Taubheitsgefühl sollte man an einen eingeklemmten

Nerv durch die Bandscheiben denken. Je nach Segment der Wirbelsäule läßt sich feststellen, welcher Bündel betroffen ist.

Der physiologische Ablauf bei Leistungsdruck wirkt sich meistens auf das autonome Nervensystem aus und läßt die bekannten Magen-/Darmschwierigkeiten als Krankheitsform erkennen. Der bekannte Streßforscher F. Vester beschrieb einige Faktoren von Streßsymptomen. Bei Magen-/Darmproblemen kommt es bei Nervosität über einen hormonellen Mechanismus im Magen zu erhöhter Salzsäureproduktion und damit zu Verkrampfungen und letztendlich zu Geschwüren. Weitere Nebenwirkungen wie Bluthochdruck und Thromboseneigung läßt die Empfehlung zu, durch Aktivität diese Faktoren zu verringern. Den negativen Leistungsstreß durch positiven sportlichen Aktivitätsstreß zu verschieben ist entscheidend, man weiß, daß ein Minimum an Streß notwendig ist, um die körperlichen Funktionsmechanismen in Gang zu setzen und zu halten. Angst erfordert Streß als Schutzreaktion zum Flüchten. Überzogener Streß bewirkt das Gegenteil nämlich Abfall. Die Abbildung verdeutlicht dies am autonomen Nervensystem.

Als Gegenüberstellung gilt in der Trainingslehre folgender Grundsatz, daß optimale Trainingsreize und optimale Erholung zu optimalem Erfolg führen. Zu starke und zu häufige Reize führen zum Übertraining und Leistungsabfall. Auch im Sport gilt es also, die optimale Form von Belastung zu finden. Leistungsfördernder Streß ist also nötig, um überhaupt Leistung zu vollbringen, dieser muß aber optimal sein.

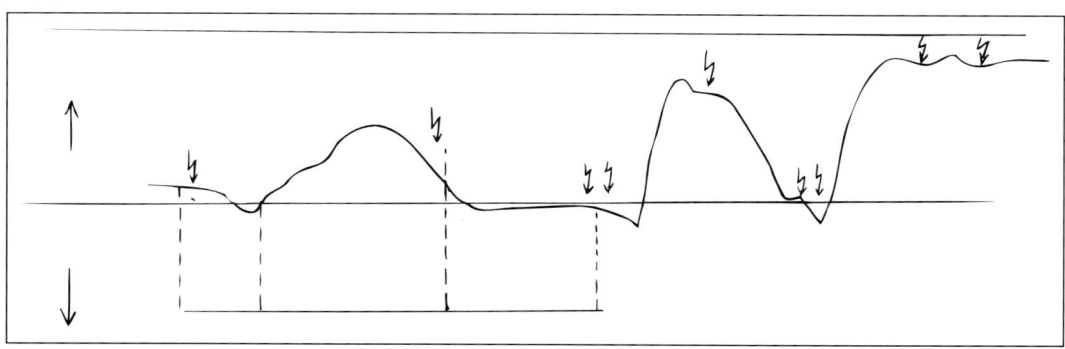

*Abb. 1: Stärkere und ungehäufte Reize führen zu einer Verkürzung und schließlich Aufhebung der Erholungsphase (Der vegetative Dreiakt der Streßreaktion S. 49 f. F. Vester: Phänomen Streß)*

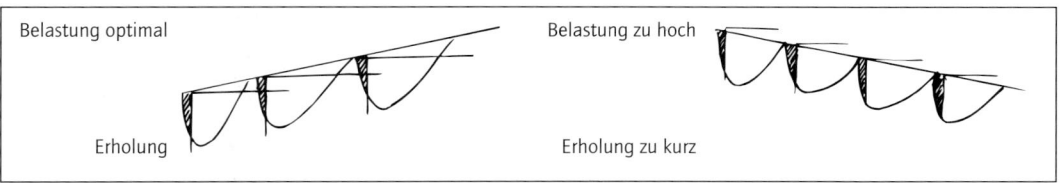

*Abb. 2: Sportliches Training. Gegenüberstellung Gut trainiert + Übertrainiert. (Aus: Toni* Nett, *Der Sprint, S. 63)*

Was sich der Nichtsporttreibende in bezug auf Streß und Leistungsdruck antut, unterscheidet sich vom sportlichen Streß (Übertraining) ein wenig in den Symptomen!

**Nichtsportler- und Streß-Symptome:** Erhöhter Blutfettspiegel, geringere Immunabwehr (Infekt- und Krebsgefahr erhöht), Verdauungsbeschwerden, Bluthochdruck, ständige Erregung der Nierenfunktion und dadurch verminderte Blutreinigung, Migräne, Übelkeit (...)

**Sportlicher Streß (Übertraining):** Lustlosigkeit, Depressionen, erhöhte Reizbarkeit, schlechter Schlaf, mangelnder Appetit, Koordinationsstörungen im Bewegungsablauf, Konzentrationsstörungen, trotz Training schlechtere Leistung und Erholung.

Der Sportler kann also durch Reduzierung der Trainingsintensität und des Trainingsumfangs oder einer Trainingspause seinen Streß bewältigen. Die Symptome weisen eindeutig auf ein Zuviel an Aktivität hin. Der Nichtsportler hat durch verminderte und einseitige Aktivität sowie falsche Lebens- und Ernährungsweise, seinen negativen Streß zu pathologischen Symptomen gebracht! Hier liegt der Unterschied zwischen Streß und Streß. Wissenschaftler vom Cleveland Psychiatric Institute konnten die gesunderhaltende Wirkung von positivem Streß im Tierversuch nachweisen. Sie hatten Mäuse einem häufigen Temperaturwechsel und leichten Stromstößen ausgesetzt. Sie bekamen also dosierten „Streß" angeboten. Das Ergebnis war: Diese Tiere blieben länger am Leben als die Mäuse, welche es bequem hatten und gleichmäßiger Temperatur ausgesetzt waren. Sie verkrafteten gesundheitliche Eingriffe besser und auch eine Dosis radioaktiver Strahlen! Auch weiß man ja von Naturvölkern, welche täglich 40–60 km auf Nahrungssuche gehen mußten und steinalt wurden.

# 2 Die physiologische Haltung

## Das muskuläre Gleichgewicht durch das Lot gekennzeichnet.

Mit dem Lot kann man die Haltung im Stand und bei einer Bewegung an einem Gerät oder der Hantel bestimmen. Im Stehen wird das ausgeglichene Verhältnis der Muskulatur gekennzeichnet, indem man ein Lot in gelenknahe Abschnitte zieht. Weicht das Lot sehr weit von den Gelenkpunkten ab, sieht man in welcher Weise nur ein Teil einer Muskelgruppe arbeitet, ohne von einer anderen unterstützt zu werden. In diesem Fall geht die größte Belastung dann zu- ungunsten der Gelenke, so daß die einwirkende Kraft über Bänder und Gelenkkörper getragen werden muß. Beim „normalen" Stehen unter eingenommener physiologischer Haltung von Halslordose, Brustkyphose und Lendenlordose verläuft das Lot vom Ohr an den Oberschenkelkopf der Hüfte zum Kniegelenk und weiter zum oberen Sprunggelenk (Abb. 3).
Wird die physiologische Haltung verlassen und das Lot bei einer Bewegung (Hochheben – Kasten) von den gelenknahen Abschnitten entfernt, kommt es an der Lendenwirbelsäule zu einer Überlastung. Der Distanzpunkt (DS) des Lotes wurde vor den Körper geschoben, anstatt in die Nähe der Gelenke. Der Drehpunkt (DR) der Lendenwirbelsäule ist durch mangelndes

muskuläres Gleichgewicht von DS entfernt worden. Der Krafthebel wurde ungleich größer, die Last wird von der LWS ohne Einsatz der Beine und des gesamten Rückens gehoben.
Die Last muß also durch ein gleichmäßiges Einsetzen des muskulären Mantels erfolgen, um die Gelenke zu schonen! (Abb. 5).

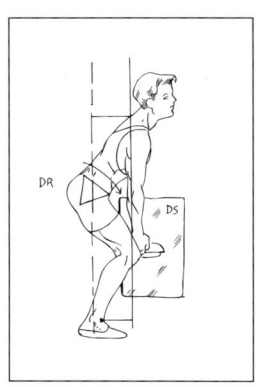

*Abb. 5*

Die Beine müssen bei der Beugung im Kniegelenk etwas gespreizt sein, um das Becken nach vorne kippen zu können, um die Last zwischen den Beinen zu haben. Nun kann sich mit der Kraft der Beine durch Streckung aufgerichtet werden, die Last bleibt am Körper und wird beim Aufrichten durch Schwung an den Körper gepreßt.
Das Lot verläuft beim Aufheben knie- und sprunggelenknah und der Rücken wird gerade gehalten. Die Arme bleiben gestreckt und erst in der Schwungphase bei Faststreckung wird die Last zum Körper gebracht.
Die Belastung der LWS beträgt bei Abb. 4: 750 kp, bei Abb. 5 hingegen nur 150 kp bei einer Last von 25 kg (GROSSER et al., Die Sportliche Bewegung, S. 113).
Die Belastung der Lendenwirbelsäule wird um das Fünffache erhöht, damit wird es verständlich, daß durch eine solche Dauerbelastung oder ruckartige Bewegungen in der unphysiologischen Stellung der Bandscheibenkern nach hinten gleitet (Bandscheibenvorfall).

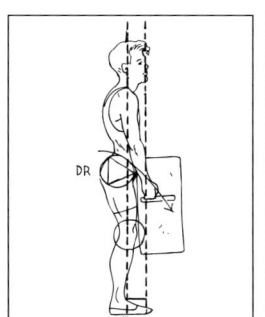

*Abb. 3*

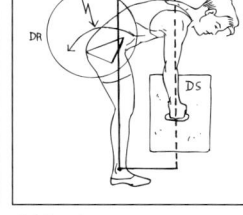

*Abb. 4*

# 3  Belastungen bei Haltungsfehlern unter Belastung

## Lotverlauf bei Kniebeugung verschiedener Haltungsfehler

Die Kniebeuge im Sport wird mit einer Hantelstange auf dem Rücken im Bereich des Trapezmuskels aufliegend ausgeführt. Der Haltungsfehler eines Rundrückens, Hohlrückens oder Flachrückens läßt das Lot jeweils differenziert verlaufen. Ausgangsbasis ist eine Beugung im Kniegelenk, so daß das Hüftgelenk parallel dazu steht. Die Beinstellung, d. h. der Fußabstand, ist etwas breiter als der Hüftkopf ("Mittelbreit").

Bis auf den Hohlrücken hat jeder der Haltungsfehler Mühe, in eine Lordose zu kommen, die nötig ist, um das Lot gelenknah verlaufen zu lassen. Der Rundrücken wird eher dazu neigen bei einer Beugung kyphotisch zu bleiben. Der Flachrücken nimmt eine Mittelstellung ein und hat die Tendenz mit dem Oberkörper nach vorne zu kippen. Der Hohlrücken wird sich bei sehr schwerem Gewicht noch mehr in die Lordose schieben. Während der Hohlrücken bei mittelbreiter Fußstellung gut beugen kann, muß der Rundrücken etwas breitbeiniger dastehen um eine Beckenkippung nach vorne zu bekommen (Beckenfreiheit). Er darf auch nicht so tief beugen. Der Flachrücken hat fast dieselben Probleme wie der Rundrücken bei Beugung, kann aber wahrscheinlich durch die veränderte Beinstellung doch etwas besser beugen, weil er im LWS-Bereich eine Mittelstellung des Beckens einnimmt. Mangelnde Hüftbeweglichkeit ist aber bei beiden gegeben. Bei einer physiologisch guten Hantelkniebeuge verläuft das Lot im vorderen Oberschenkelmuskel-Drittel sowie durch das Sprunggelenk. Eine erhebliche Abweichung von der LWS-Lordose in eine Kyphose bei der Beugung ruft einen Bandscheibenvorfall hervor! Ein optimales Verhältnis des Lotes und Rückenstellung bewirkt eine Beugung, wenn die Hantelstange frontal, d. h. vor dem Körper (auf den vorderen Schultermuskeln bei überkreuzten Armen) aufliegt. Hier muß die Wirbelsäule geradegehalten werden weil sie sonst vorne abfällt. Die Ausführung ist nicht leicht und kann bei schwerem Gewicht die Schleimbeutel der vorderen Schulterpartie reizen. Gewichtheber halten die Stange unter den Handgelenken und auf den vorderen Schultermuskeln, hier müssen die Ellenbogen dann nach oben gedrückt werden, dies gelingt einem Späteinsteiger kaum, da die Gelenke nicht mehr überdehnt werden können. Die Ausführung der Frontkniebeuge muß mit der freien Hantel erfolgen, da in der Maschine bei fixiertem Bewegungsablauf schwerer eine notwendige Beckenkippung gemacht werden kann, das Lot verläuft dann mehr durch den Hüftkopf und das Becken ist aufgerichtet und die Kniebeugung ist schwieriger.

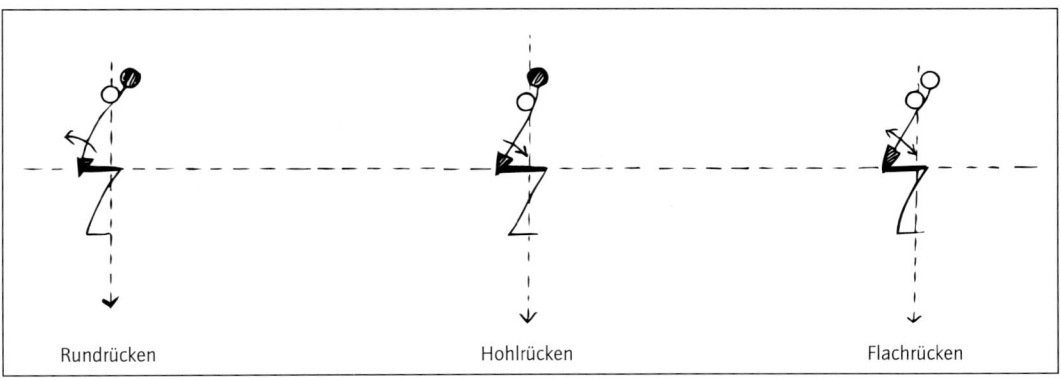

| Rundrücken | Hohlrücken | Flachrücken |

*Abb. 6*

## 3.1 Die größte und geringste Kraftleistung bei Beugung

Die größte Belastung für die Gelenke ergibt sich in der Hockstellung (a), da hier ein Umkehrpunkt und Weichteilstop (Muskel auf Muskel) entsteht. In der Waagerechten von Kniegelenk und Hüftkopf (b) ergibt sich ein sogenannter „Totpunkt", hier muß größtmögliche Muskelkraft eingesetzt werden. Die Messung im Kraftdreikampf ist deshalb nicht die Hocke bei der Teildisziplin der Kniebeuge, sondern diese Stellung der Waagerechten. Wenn sich der Athlet in die Hocke „fallenläßt", besteht die Gefahr des Vorne-Überkippens durch das Hochfedern und der Versuch ist ungültig. Bei „strengen" Kampfrichtern muß deutlich mit dem Hüftkopf unterhalb des Kniegelenkes gebeugt werden. Die langsamste Phase ist die, wenn der Hüftkopf oberhalb des Kniegelenks in die Streckung geschoben werden muß. Ist dieser Punkt überwunden, geht es wieder leichter (c).

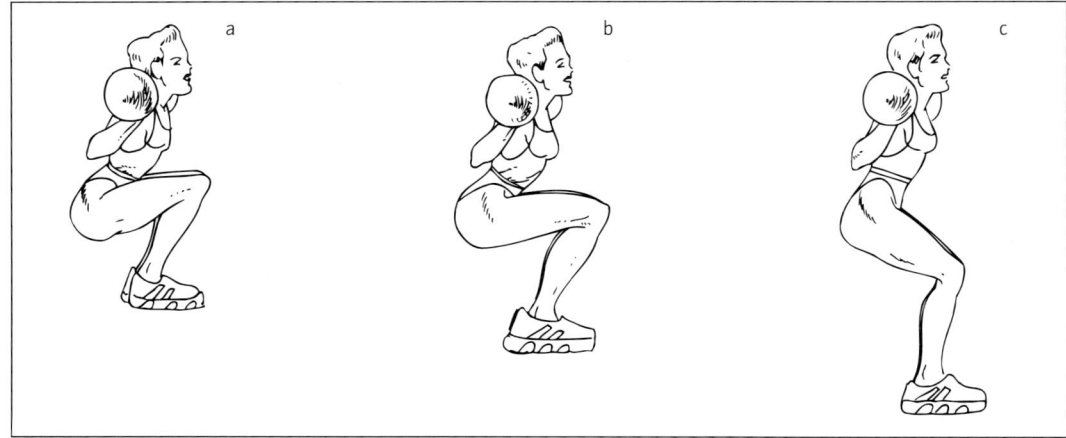

*Abb. 7*

# 4 Die Haltung am Gerät (und Lotverlauf) und deren Bedeutung

Die eingenommene Haltung des Trainierenden an einem Gerät ist einerseits vorgegeben, andererseits muß die richtige Haltung unter individuellen Gesichtspunkten berücksichtigt werden. Nicht immer ist eine Trainingsmaschine bei vorgegebenem Bewegungsweg besser als eine freie Hantel. Der Bewegungsweg muß und kann nicht seinen Bedürfnissen angepaßt sein. Manche Geräte geben einen nicht exakten physiologischen Weg an. Beispiel. Bankdrücken: Die Hantel wird von der Brust nach oben und im leichten Bogen nach hinten bewegt, im Gerät ist der Weg geradlinig. Gewisse Unterscheidungen sollen hierbei berücksichtigt werden.

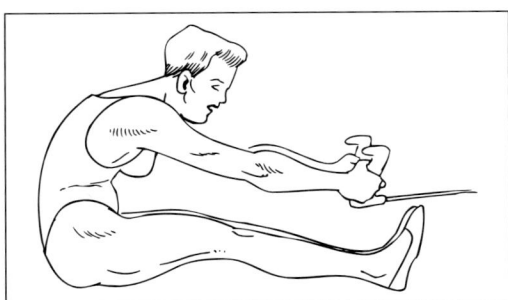

Abb. 8

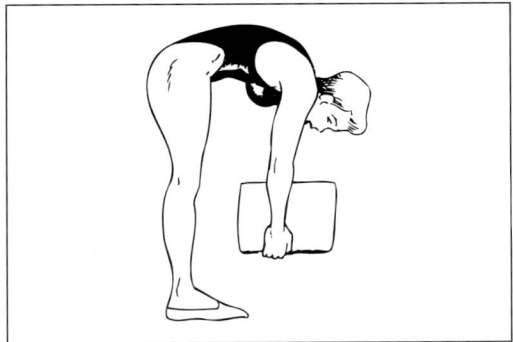

Abb. 9

## 4.1 Die Rückenzugmaschine – Latziehen Frontal

Um „scheinbar" den gesamten Rücken unter optimaler Vordehnung zu bringen, werden oft

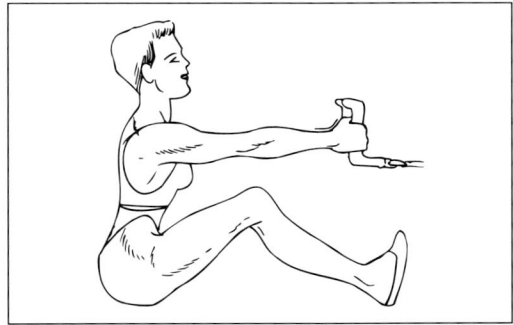

Abb. 10

die Beine gestreckt und sich nach vorne gebeugt, um aus dem „vollen" Bewegungsradius zu ziehen (Abb. 8).

Dies entspricht einer Haltung, indem man versucht eine Last (Abb. 9) mit gestreckten Beinen aufzuheben.

Die Lendenwirbelsäule wird überlastet, da hier durch die gestreckten Beine keine Beckenkippung zugelassen wird. Der Bandscheibenkern kann viel leichter nach hinten gleiten. Um nun in eine Lordose zu kommen um das Becken kippen zu können, müssen die Beine angewinkelt werden. Nun kann man mit einer Vordehnung und damit dynamischen Training (sowie des Rückenstreckers) des Latissimus beginnen. Das leichte nach Vorne-Mitgehen geschieht in physiologischer Haltung. Abb. 10 (vgl. Abb. 3–5, S. 18). Der Bandscheibenkern bleibt axial!

## 4.2 Die Hackenschmidtmaschine im Vergleich zur Beinpresse für den Quadrizeps

Bei der Hackenschmidtmaschine (Abb. 11a) ist der Weg der Beugung vorgegeben. Der Rücken bleibt gerade und das Becken aufgerichtet, dadurch wird der Lotverlauf gelenknah verhindert. Die einwirkende Kraft verläuft nicht durch den Oberschenkel und das Sprunggelenk, sondern durch den Hüftkopf. Nun wird die Hebelwirkung zum Kniegelenk zu groß. Beschwerden ergeben sich durch den entfernteren Drehpunkt vom Hüftgelenk aus. Die unterstützende Hüftbeugung wird ausgeschlossen. Physiologisch wäre hier eine Beugung der Hüfte nach vorne, da nun die hintere Oberschenkelmuskulatur vorgedehnt wird. Weiterhin ist eine leichtere Beugung im Kniegelenk möglich, da die hinteren Oberschenkel effizienter arbeiten als bei aufgerichteter Hüfte (etwa 20%). Eine aufgerichtete Hüfte verhindert eine Vordeh-

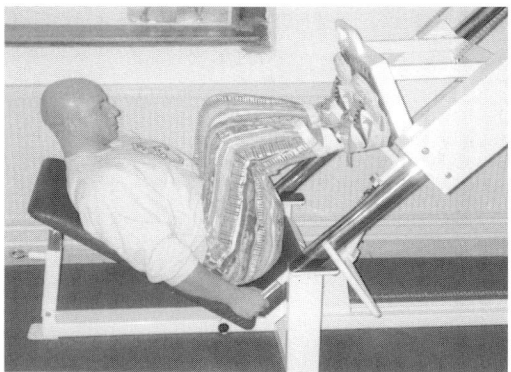

*Abb. 12: Beinpresse: auch Leg-press genannt (Foto: J. Buchbauer im Sportzentrum D. Berger, Nördlingen)*

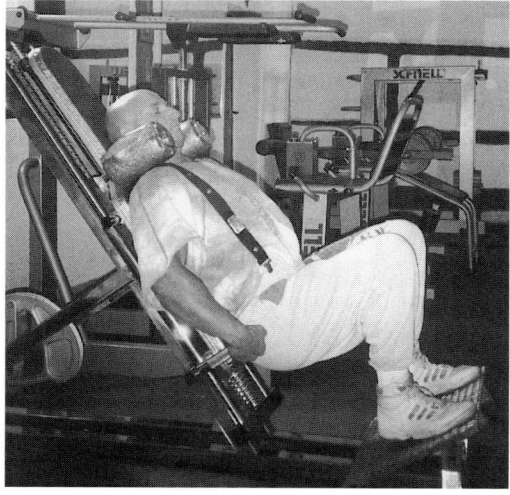

*Abb. 11 a: (Foto: J. Buchbauer im Sportzentrum D. Berger)*

nung der hinteren Oberschenkel und bewirkt einen kontraktären Zug auf das Kniegelenk. Bei der Hackenschmidtmaschine liegend muß also die Lehne hochgestellt werden um eine

Hüftbeugung zu ermöglichen (Abb. 11 b).
Die Beinpresse in der das Gewicht im 45-Grad-Winkel nach oben gedrückt wird, ermöglicht ein Oberschenkeltraining mit gelenknahem Lotverlauf (Abb. 12).
1. Der Lot läuft gelenknah.
2. Die Schultern bekommen keinen Druck durch die Auflagepolster.
3. Hüftbeugung besser, optimal in der Hackenschmidtmaschine liegend aber mit hochgestellter Lehne!
4. Durch Hüftkippung bessere Kniebeugung, sowie Vordehnung des hinteren Oberschenkel und bei 90-Grad-Beugung kniegelenkschonend!
5. Gleichmäßig verteilte Kräfte durch optimale Zusammenarbeit der vorderen und hinteren

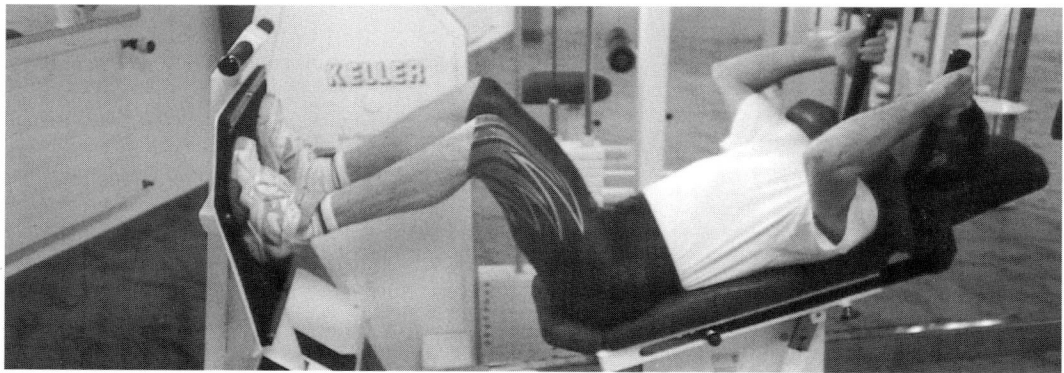

*Abb. 11 b: Hackenschmidtmaschine liegend (Foto: J. Buchbauer, aufgenommen in der Reha-Klinik Saulgau)*

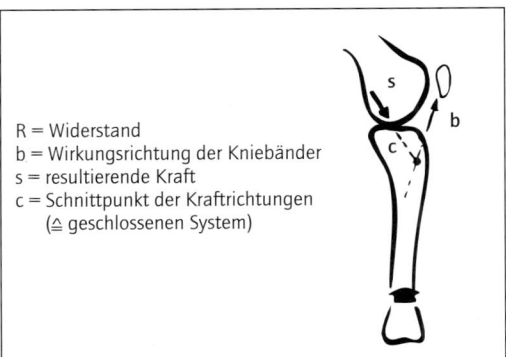

R = Widerstand
b = Wirkungsrichtung der Kniebänder
s = resultierende Kraft
c = Schnittpunkt der Kraftrichtungen
($\triangleq$ geschlossenen System)

*Abb. 12: Wirkt der Widerstand wie beim „Legpress", verändert sich die Kraftrichtung, was eine Schubkraftkomponente nach hinten bewirkt. Die vorderen Kreuzbänder sind weniger belastet (KNEBEL, Fußballfunktionsgymnastik, S. 89).*

Oberschenkelmuskeln. Schubladenkomponente wirkt geringer als bei der Beinstreckmaschine (= geschlossenes System).

## 4.3 Die Adduktorenmaschine und Gesäßtraining

Am Adduktorengerät kann man auch die Gesäßmuskeln trainieren. Es wird einbeinig gestanden und das andere Bein wird zurückgeführt, um die Gesäßmuskeln zu belasten. Wenn das Bein nach hinten geführt wird, findet im Standbein eine Gegenbewegung statt, die sich

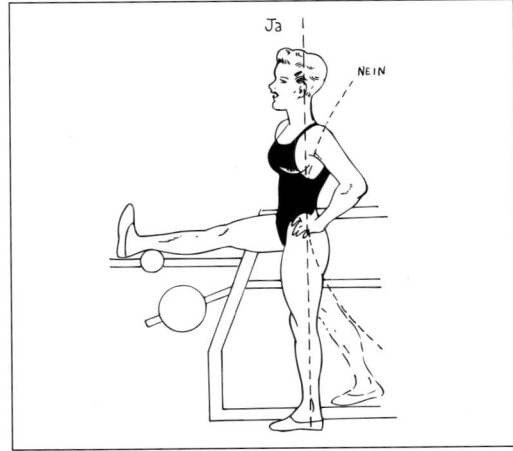

*Abb. 13*

auf den gesamten Rücken vollzieht, wenn das Bein weiter zurückgeführt wird als das Standbein. Die LWS ist überlastet, besonders bei Tendenz zu einem Hohlrücken, wenn außerdem der Bauchmuskel nicht angespannt wird. Wird das Bein nach vorne geführt und dabei zu weit nach oben, kann man die hinteren Oberschenkelmuskeln leicht verletzen. Einen Vorteil hat es in der Rehabilitation von Kniepatienten, es kann bei Beugeverbot die hintere Oberschenkelmuskulatur ohne Überlastung des Kniegelenks mittrainiert werden (vgl. STEININGER, BUCHBAUER und LENHART, SEIBERT 188). Die Adduktoren können durch breitere Beinstellung in der Beinpresse statisch als Synergisten durch das Oberschenkeltraining mittrainiert werden (siehe Beine von Gewichthebern).

## 4.4 Der Beinstrecker für die Quatrizeps – Nachteil

Der Beinstrecker als Trainingsgerät für die vorderen Oberschenkel ist bei genauer Betrachtung ungeeignet. Wird beispielsweise bei einem Kniegelenkstraining der Knöchel mit einem Gewicht belastet, so steigt die Gelenkbelastung im Knie um den Faktor **10** (PETERSON/RENSTRÖM, S. 99). Durch das Anspannen der vorderen Oberschenkelmuskulatur werden die hinteren Beinbeuger weitgehend entspannt. Beim sitzen auf dem Gerät wird der Antagonist durch die Streckbewegung ausgeschaltet, der Unterschenkel bewegt sich „unter" dem Oberschenkel – also ein nicht natürlicher Bewegungsablauf wie es an sich beim Treppensteigen, Gehen oder Laufen nicht der Fall ist. Hier stützt der Unterschenkel den Oberschenkel der sich „auf" diesen bewegt. Es kommt auf dem Beinstrecker in der exzentrischen Phase zu einem erhöhten Pattelardruck, dies bedeutet, die Kniescheibe wird gegen die Gelenkkapsel gedrückt und der Knorpel schneller abgenutzt. Durch das Sitzen auf dem Gerät geschieht kein funktionelles Zusammenspiel zwischen Agonist und Antagonist. Während des natürlichen Bewegungsablaufes, wie z. B. beim Gehen, Laufen oder Springen werden die Beinstrecker vor Beginn der Standphase innerviert, so daß das Aufsetzen des Fußes eine exzentrische Kontraktion hervorruft, die beim Abrollen und Übergang in die Schwungphase

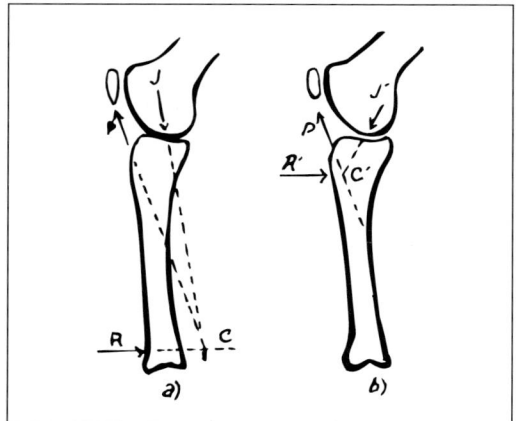

*Abb. 14: Zeichnung in Anlehung an Biedert 1987, 26 aus Freiwald, S. 79).*
*R = Widerstand am Schienbein*
*P = Kraft des Schienbeinbandes*
*C = Schnittpunkt der Kräfte*
*J = reaktive Kräfte*
    *(≙ offenes System)*

*Ein nah am Knöchel (Sprunggelenk, Anm. Verf.) befestigter Widerstand belastet bei Krafteinsatz das vordere Kreuzband durch ein Vorschieben des Unterschenkels, ein nah am Knie gelegener Kraftansatzpunkt verringert das Schubladenphänomen.*

von einer konzentrischen Kontraktion abgelöst wird (Mac Conaill M. A. M, Stoboy, H.). Die während der exzentrischen Phase durch die Dehnung der elastischen Elemente gespeicherte Energie kann während der konzentrischen Kontraktion ausgenutzt werden (Isokinetisches Muskeltraining in Sport u. Rehabilitation). Dasselbe geschieht bei der Bewegung des Beugens (exzentrische Phase) in der Beinpreßmaschine[2] oder einer Kniebeugung, die Gegenspieler halten sozusagen das Knie während der Roll-Gleit-

bewegung in ihrem natürlichen Bewegungsablauf.

Um nun im Beinstreckgerät größere Gewichtsbelastungen zu bekommen, wird der Einstellhebel kurz über dem Sprunggelenk angesetzt, dadurch wird der Hebel zum Kniegelenk zu groß (Abb. 14). Es erfolgt durch die Unterschenkelstreckung eine Schublade im Kniegelenk und überlastet somit die Kreuzbänder. Bei einer Schublade bewegt sich der Unterschenkel gegen den Oberschenkel nach hinten (bei Beugung) oder nach vorne (bei Streckung). Wenn die Schublade verringert werden soll, muß der Einstellhebel so nah wie möglich am Kniegelenk sein. Bei Beugung[1] ist eine Schublade durch die Quatrizepsehne und Patella zusätzlich mit dem Kreuzband stabilisiert, das Kreuzband scheint nicht so sehr belastet zu sein. Bei der Streckung ist durch den physiologisch kräftigeren Oberschenkel das Kreuzband mehr belastet.

Die Bewegung des Unterschenkelstreckens kommt vor beim Fußball (Schuß, Paß) mit aktivem Krafteinsatz. Eine Fast-Streckung der Unterschenkel erfolgt beim Sprint durch eine aktive Hüftstreckung der Unterschenkel wird aber dann „passiv" durch den Schwung gestreckt. Ansonsten wird der Oberschenkel auf dem Unterschenkel beim Sprung oder durch Kniebeugen zur Streckung gebracht. Koordinativ und funktioneller und ohne großes Schubladenphänomen! Aus dem vorhergenannten zeigt sich das Beinpressen und Kniebeugen funktioneller. Kniegelenkentlastender sind bei korrekter 90-Grad-Einstellung, bei der Beugung und der Streckung im Vergleich zum Beinstrecken!

---

1   Gemeint ist die Beugung auf der Beinbeugemaschine.
2   In der Beinpresse wirkt die Kraft von vorne und verhindert eine zu große vordere Schublade im Vergleich zum Beinstrecker. Es kommt eher zu einer Schublade nach hinten (vgl. Knebel), also funktionell ausgeglichen (siehe S. 22).

# 5 Die Beugung und Streckung auf dem Cybexgerät – Isokinetisches Training

Isokinetik bedeutet, daß bei der Beugung und Streckung bei gleichbleibender Geschwindigkeit am Computergerät Widerstand gegeben wird. Die exzentrische Phase entfällt. Es wird nur die konzentrische Kontraktion ausgeführt. Das Gerät paßt sich in jeder Phase der Bewegung der Kraft des Übenden an, jeder Bewegungswinkel hat einen konstant gleichbleibenden Widerstand. Die Winkelgeschwindigkeit ist gleichförmig. Beim „normalen" dynamischen Beinstrecktraining hat man nun eine größer belastende exzentrische Phase, bei der Isokinetik nicht. Im dynamischen Training mit Gewichten kann eine maximale Gelenkbelastung immer nur während eines bestimmten Sektors des gesamten Bewegungsausmaßes erreicht werden. Hierin liegt die Gefahr einer Überlastung des Gelenks in seinen schwächeren Anteil begründet (PETERSON/RENSTRÖM, S. 99). Der Vorteil der Isokinetik liegt also darin, daß nach Verletzungen eine gewisse Sicherheit gegeben ist, daß Patienten keine übermäßigen Beschleunigungskräfte auslösen und somit das Kniegelenk überlasten. Die Winkelgeschwindigkeit, das Drehmoment und die Bewegungsgeschwindigkeit können optimal eingestellt werden, der Bildschirm zeigt direkte Rückmeldung. Kraftkurven zeigen, bei welcher Bewegung der betroffene Muskel schwach ist, im Vergleich zum gesunden Bein. Das Schubladenphänomen bleibt aber bei der Streckung bestehen! Durch Widerstand bei Beugung hat man den Vorteil, keinen Muskelkater zu bekommen, der Antagonist wird gleichzeitig gedehnt. Ein natürlicher Bewegungsablauf der Beinmuskeln ist auch hier nicht gegeben. Als Testprogramm ist die Isokinetik/Cybex geeignet, ein Trainingsprogramm ist aber wegen der nicht sportfunktionellen Bewegnungen abzulehnen. H. STOBOY berichtet, daß in keiner Veröffentlichung für gesunde Probanden bewiesen werden konnte, daß isokinetisches Training hinsichtlich des Trainingseffektes anderen überlegen ist. Gerade die exzentrische Phase ruft ja einen

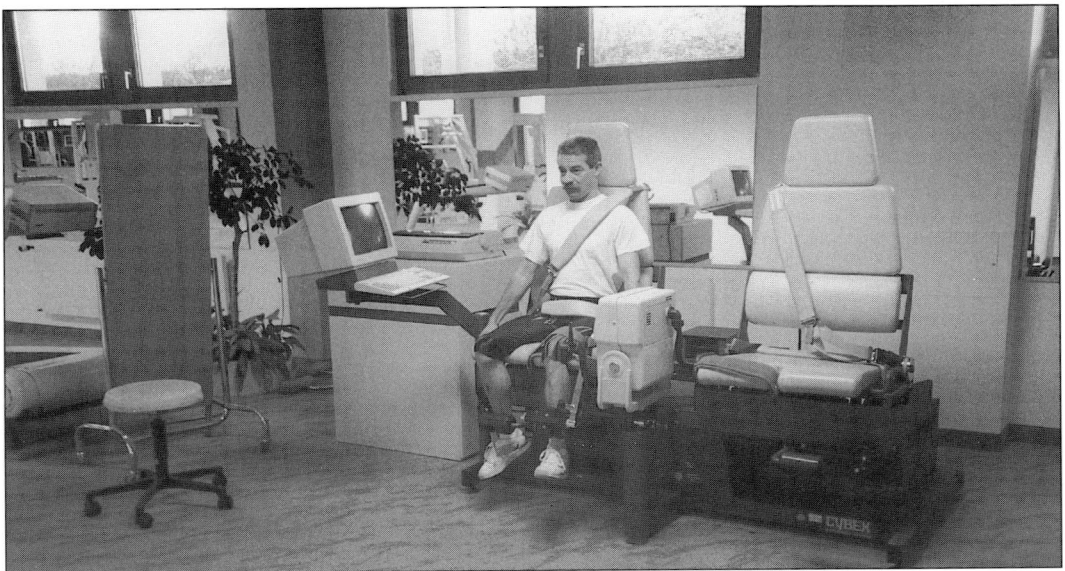

*Abb. 15: Das Cybexgerät/Isokinetik/(≙offenes System) (Foto: J. Buchbauer, aufgenommen in der Reha-Klinik Saulgau.)*

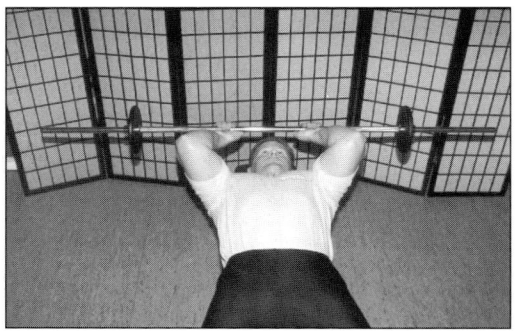

*Abb. 16 a*

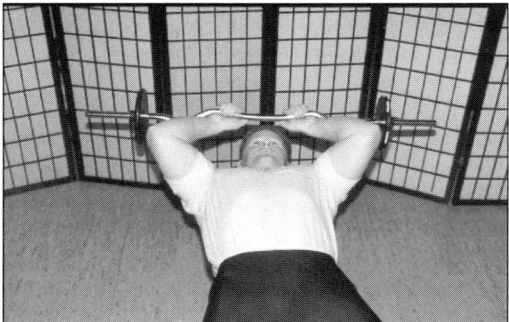

*Abb. 16 b*

entscheidenden Trainingseffekt aus, die ist ja aus der Praxis bekannt. Nach Bandverletzungen darf nicht zu früh mit der Isokinetik gearbeitet werden, da das Risiko von Rupturen zu groß ist (Paulus L. F. J. Noyes, L. Allmann). Durch die nur konzentrische Phase bleibt aber der Pattelardruck im Vergleich zum Beinstreckgerät reduzierter. Ein Ausdauertraining lokal am Cybex ist für die Knorpelernährung und der nur konzentrischen Phase günstig. Durch rhythmisch wechselnden Muskelzug erfährt der Knorpel eine Walkung, die gut dosiert vorteilhaft ist (D. Eggli). Bei raschen Bewegungen gegen kontinuierlichen Widerstand ist die muskuläre Belastung sehr hoch (G. J. Davies). Im Gegenteil dazu sinkt aber der Gelenkdruck durch die rasche Verschiebung zweier getrennter Körper (Bernoulli-Gesetz, bekannt als „Aquaplaning"). Ein Ausdauerprogramm für die Gelenkernährung durch „Knorpelwalking" am Cybex vor einem funktionellen Schwerpunkttraining ist aus dem oben Aufgeführten also kein Nachteil.

Die Austestung eines der Extremitäten am Cybex erfolgt einbeinig im Wechsel. Für ein Maximalkrafttraining einer Extremität hat Schnell folgendes feststellen können: Durch ein speziell entwickeltes Computergerät konnte er bei einer Einbeinstreckung eine doppelt hohe Gelenkbelastung im Vergleich zur Zweibeinstreckung nachweisen. Die hundert Prozent der Zweibeinstreckung halbiert sich nicht auf fünfzig Prozent mit einem Bein – sie verdoppelt sich also auf zweihundert Prozent. Deshalb sollte man eine Extremität nicht „alleine" trainieren, vor allem nicht im offenen

System. Die neuen Cybexgeräte arbeiten mit dem geschlossenen System – wie die Legpress oder Beinpresse, sie sind deshalb vorzuziehen.

## 5.1 Obere Extremität

### Das Trizepsdrücken

Was für die besonderen Beschränkungen beim Training der Beine gilt, ist auch bei Armübungen angezeigt. Das Trizepsdrücken im Liegen auf einer Bank kann (Abb. 16 a) mit gerader Hantelstange und (Abb. 16 b) mit einer Sz.-Stange ausgeführt werden.

Bei der Langhantel werden durch die gerade Stange die Ellenbogen fast parallel gehalten. Dadurch ist der Abstand bzw. der Hebel zwischen Handgelenk und Ellenbogen zu groß. Die Trizepsansatzsehne und dadurch der Schleimbeutel wird schneller überlastet. Bei einer Sz-Stange verkürzt sich der Hebel, weil die Ellenbogen etwas nach außen gedreht werden können und dadurch die Handgelenke entlastet werden. Beim Bizepstraining wird eine Sz-Stange die Handgelenke ebenfalls entlasten.

Die Trizeps können auch durch enges Bankdrücken mit einer Sz-Stange gut trainiert werden. Beide Varianten belasten einen anderen Kopf des Trizeps, beide Übungen vermeiden Einseitigkeit. Den langen Kopf des Trizeps wird durch das liegende Trizepsdrücken trainiert, der kurze Kopf dagegen durch enges Bankdrücken. Beim engen Bankdrücken hat man synergistisch wirkend Schulter- und Brustmuskeln mit dabei (Abb. 17 a/b).

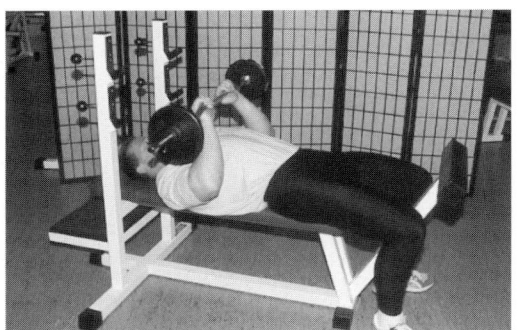

*Abb. 17 a: Enges Bankdrücken*

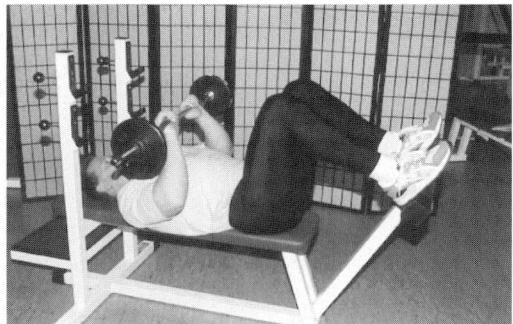

*Abb. 17 b*

## 5.2 Optimale Belastung der Lendenwirbelsäule beim Trainieren

Weil der Bereich der Lendenwirbelsäule bei den meisten Beschwerden (Bandscheibenvor-

*Abb. A4: Beckenfixation in MedX-LWS-System* →

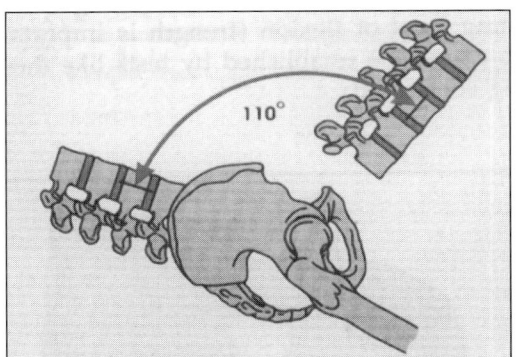

*Abb. A1: Beckenkippung ohne Mitbewegung der Lendenwirbelsäule (110°)*

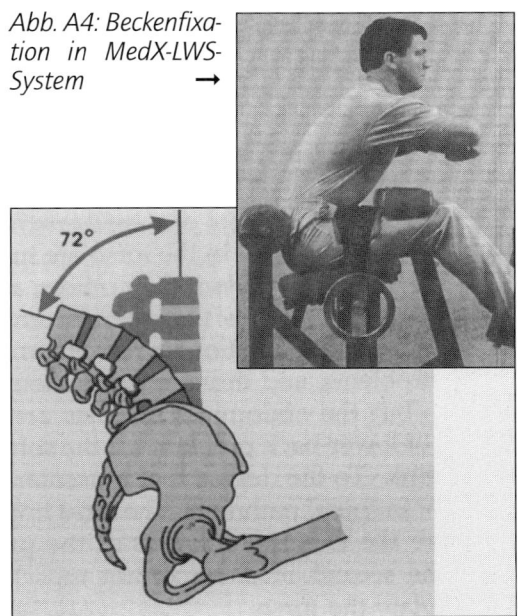

*Abb. A3: Isolierte LWS-Extension (72°) bei Beckenfixation*

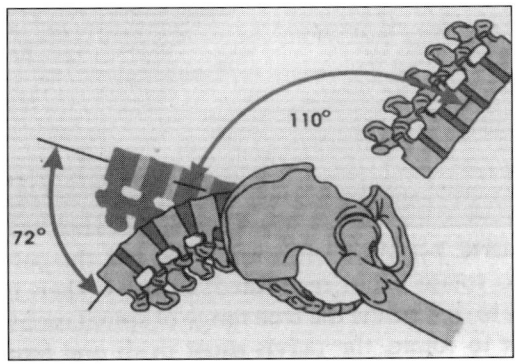

*Abb. A2: Komplexbewegung Beckenkippung (110°) und Extension der LWS (72°)*

fälle ...) die „schwächste" Stelle der Wirbelsäule ist, muß man das Training in diesem Bereich besonders beachten. Die Schwierigkeit liegt darin, den Bereich der lumbalen Extensoren „isoliert" trainieren zu können. Die Gesäß- und ischiocruale Muskulatur richten das Becken auf – der gesamte Umfang der Bewegung beträgt 182 Grad. Abb. A1 zeigt die Beckenkippung ohne Mitbewegung der Lendenwirbelsäule, die entspricht 110 Grad, bei einer Komplexbewegung der Beckenkippung (110 Grad) und Extension der LWS kommt man auf 182 Grad (Abb. A2).

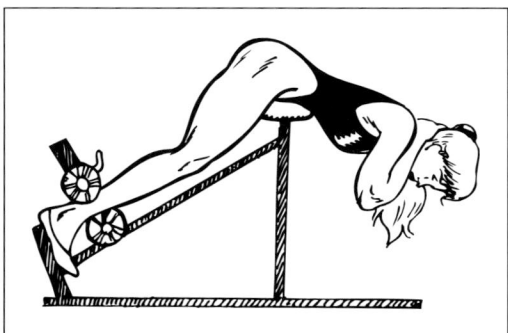

*Abb. A5: Optimale herkömmliche Einstellung*
- *Flexion der Hüfte*
- *Anpressen der Oberschenkel mit Knieflexion*
- *Fixieren des Beckens*
- *Aufrollen nur über die LWS*

Die Bewegung zum endgradigen Teil beträgt 72 Grad (110 + 72 = 182 Grad), dabei werden die Extensoren erst optimal kontrahiert. Um nun diesen Bereich der LWS trainieren zu können muß das Becken und die Beine fixiert werden (Abb. A3 + A4). Bisher ist dies nur an bestimmten Geräten möglich (die Firma Medx bietet computergesteuerte Systeme für das Training der LWS), die bisherige Bewegung am Extensionsgerät erlaubt keine „Ausschaltung" der ischiocrualen- und Gesäßmuskulatur (Abb. A5). Allerdings ist bei bestimmten Haltungsfehlern (Hohlrücken) der Einsatz dieser Muskeln vonnöten, je nach Schwerpunktsetzung wird das Training gestaltet (vgl. Skript Dr. NEEF, Ulm Abb. 1–4, 1995, mit freundlicher persönlicher Genehmigung der Fa. Medx und Dr. Neef).

# 6 Physiologische Eigenschaften eines Muskels

Man unterscheidet die Energiebereitstellung und Umsetzung sowie die Faserzusammensetzung. Der Muskel kann zwei Arten der Energiebereitstellung umsetzen, die aerobe und anaerobe Art. Die aeroben Abläufe geschehen in einem „Fließgleichgewicht" von Sauerstoffzufuhr und -verbrauch. Es ist immer soviel Energie für eine bestimmte Zeit da, wie verbraucht wird. Der Langstreckenläufer der mit einem Puls von 130/140 Schlägen pro Minute dahintrabt, erfüllt die Voraussetzung. Bei der anaeroben Energiebereitstellung handelt es sich um ein Ungleichgewicht von Sauerstoffzufuhr und -verbrauch. Der Muskel geht hier eine Sauerstoffschuld ein und verbrennt Energie ohne zuführenden Sauerstoff, es entfällt als Abfallprodukt Milchsäure. Diese Milchsäure kann nicht mehr vom Skelettmuskel abgebaut werden, die Verwertung geht über den Herzmuskel, Leber und Niere. Der 400-m-Läufer kann nur auf so hohe Geschwindigkeiten kommen, wenn er eine Milchsäurebildung zuläßt, das heißt, die maximalsten gemessenen Lactatwerte fallen in der Zeit bis 60 sec an – dann muß die Bewegung wegen Erschöpfung abgebrochen werden. Der Puls der Läufer beträgt dann bis zu 200 Schlägen/Minute. Die Grenze zwischen aeroben und anaeroben Bereich liegt je nach Trainingszustand bei 140–160 Schlägen, wobei der Untrainierte die Grenze bereits bei 140 erreicht.

### Richtwerte für den aeroben Bereich sind:
200–Lebensalter → davon 70% Belastung

Der gemessene Wert im Blut liegt bei 4 mml, auch anaerobe Schwelle genannt. Anfänger sollten deshalb den Puls auch während des Laufens messen, um im aeroben Bereich zu bleiben, bei Ausdauerläufen. Hier liegt der Wert bei 2 mml Lactat, der Körper kann dies locker abbauen. Das Aufgeben vieler Laufanfänger liegt darin, daß sie zu schnell in den anaeroben Bereich kommen und „übersäuern", beim obengenannten 400-m-Lauf ist es im Gegensatz dazu Bedingung.
Bei Sportarten wo mehr als ⅙ der Körpermasse bewegt wird, spricht man von allgemeiner aerober oder anaerober Ausdauer. Bis zu ⅙ der beanspruchten Muskulatur, z. B. der Oberarm oder ein Bein, man spricht von lokaler aerober oder anaerober Ausdauer, vorwiegend in den Bereichen des Bodybuilding, Gewichtheben und Turnen zu finden. Hier ist der lokale Anteil enorm hoch, der allgemeine eher unzureichend! Weiterhin unterscheidet man die Muskelzusammensetzung, rote und weiße Fasern sowie ihre Energiebereitstellung. Die roten Fasern kontrahieren langsam und sind vorwiegend für die Ausdauer bestimmt – genannt ST-Slow-Twitsch-Fasern. Die Farbe entspricht dem Myoglobingehalt des Blutes. Die weißen Fasern kontrahieren schnell und sind schnellkräftige Muskeln – genannt FT-Fast-Twitsch-Fasern, die einen Sprinter ausmachen. Die FT-Fasern werden noch in Typ II und die ST-Fasern in Typ I unterteilt. Die FT-Typ-II-Fasern unterteilt man wegen ihrer unterschiedlichen Energiegewinnung nochmals in Typ II a und Typ II b. Bei Typ II a sowie den FT-Fasern erfolgt die Energieumwandlung vorwiegend mit Sauerstoff, also oxidativ mit den Energiestoffträgern Glukose + Fettsäuren. Sie ermüden daher nicht so schnell. Die Typ-II-b-Fasern haben vorrangig glygolitschen Energieumsatz, d. h. ohne Sauerstoff werden die Lieferanten zum Laktat abgebaut. Sie ermüden schneller. Die roten ST-Fasern leisten am Körper mehr Haltearbeit (statisch), die weißen ST-Fasern haben überwiegende dynamische Funktion. Jeder Fasertyp wird anders trainiert und bewirkt bei Nicht-Belastung oder Ruhigstellung bei Gips ein Athrophieren der Fasern. T. Haggmark stellte fest, daß bei immobilisationsbedingten Schädigungen in erster Linie Muskelfasern vom Typ I = ST-Faser betroffen werden. Die weißen Typ-II-Fasern weisen auch nach 90tägiger Immobilisation keine ultrastrukturellen Veränderungen auf, so COOPER und TOMACH et al. Früher sprach man den schnellkräftigen Fasern schnellere Athrophie zu. Sichtbar ist, daß nach längerer Ruhigstellung der gesamte Muskel und damit alle Fasern athrophieren. Die obigen Angaben könnten sich dadurch bestätigen, daß nach Ruhigstellung ja noch kurzzeitige Kontraktionen gemacht werden können und dies dann von den

weißen Fasern gemacht wird, sie können ja ohne große Sauerstoffzufuhr arbeiten. Beim „Training" im Gips werden durch statische Spannungsübungen dann erst die roten Fasern trainiert, da der Wert mehr auf lokale Ausdauer gelegt wird. Wird dann nach Gipsabnahme dynamisch trainiert, werden auch die weißen Fasern vermehrt beansprucht. Je nach Training überwiegt dann die Faserzahl, welche spezifisch trainiert wurde.

H. P. Scharf und W. Noack zeigten bei isokinetischen Testreihen bei langsamer Untersuchungsgeschwindigkeit der höhere Einsatz von Typ-I-ST-Fasern. Ursache dieses Phänomens sind die unterschiedlichen Zeiträume für die Rekrutierung (intramuskuläre Koordination) und maximalen Zuckungsgipfel (Isok. Muskeltraining, S. 73).

H. Hoppeler wies nach, daß eine Umwandlung von weißen zu roten Fasern ist, durch Dauerbelastungen möglich, aber nicht umgekehrt. Untersuchungen im Rahmen einer Doktorarbeit bei Ratten zeigen aber, daß durch genügend lange Elektrostimulation dies doch möglich ist. Dies zeigt für die Praxis, daß Sprinter sozusagen „geboren" werden und Ausdauerläufer „gemacht" werden. Die trainingsbedingte Steigerung von Schnelligkeit liegt bei 20% gegenüber der Ausdauer von 80%. Unterschiede von Schnelligkeitsfasern gegenüber Ausdauerfasern ergeben sich auch innerhalb einer Muskelgruppe oder Muskels. Haltearbeit leistet beispielsweise der Rückenstrecker, die Vastigruppe der vorderen Oberschenkel beim Laufen während der Endstreckung. Der mittlere M. rectus femoris des Oberschenkels hat mehr schnelle Fasern. Das Verhältnis von FT-Fasern des Rectus femoris zu den inneren und äußeren Vastigruppen beträgt 83% : 16%, dies zeigt, daß die Vastis mehr ST-Fasern haben müssen, da viel Haltearbeit geleistet werden muß (Grosser, Zintl u. a., Die sportl. Bewegung). Insgesamt betrachtet ist die Faserverteilung anlagebedingt (genetisch angeboren), der Durchschnittsmensch hat eine Verteilung von ca. 50% : 50% von FT- zu ST-Fasern. Es wurden nach Costill und Saltin unterschiedliche Zusammensetzungen einzelner Muskeln gemessen. Der Bizeps des Oberarms weist bei untrainierten Personen ein Verhältnis von 50% : 50% auf, während der Trizeps als Strecker und Antagonist 66% : 34% mehr FT-Fasern besitzt. Zu berücksichtigen wäre insgesamt, daß die Haltemuskulatur gemischte Fasern aufweist, ein überwiegen der ST-Fasern wurde nicht festgestellt (Hanson 1974, aus Hollmann/Hettinger, S. 41). Bei diesen ganzen Angaben der Untersuchungen der Faserstrukturen geht nicht hervor, wo die Biopsienadel eingestochen wurde und wieviel, somit können die Faserverläufe verschieden sein, innerhalb eines Gebietes. Typische Sprinter der Weltklasse haben bis zu 90% weiße Faseranteile, Langstreckler können bis zu 90% ST-Fasern haben. Wahrscheinlich besitzen sie auch ein angeborenes Potential von ca. 70% ohne Berücksichtigung des Herz-Kreislaufsystems. Die Sauerstoffverteilung der Langstreckler auf die roten Blutkörperchen ist dementsprechend hoch trainierbar.

Es ist also schwer, bei einer Muskelgruppe Berücksichtigung roter und weißer Fasern Schwerpunkte unterzulegen. Man hat festgestellt, daß Bodybuilder bis zu 80% langsame Fasern trainingsbedingt aufweisen können (Hintermann 1984). Hieraus resultiert das hohe Arbeitsvermögen einer Muskelgruppe. Annahmen der Querschnittsvergrößerung werden durch die ATP-Mangeltheorie gemacht. Bei Maximalkrafttraining vergrößert sich innerhalb des Muskelquerschnitts die weiße Muskulatur schneller, deshalb auch die Schnelligkeit bei den Gewichthebern der relativ niedrigen Klassen. Die Verbesserung resultiert hier aus dem intramuskulären Zusammenspiel der einzelnen Fasern und Nerven. Der Bodybuilder kann also mit dem Gewichtsvolumen von 70–80% der Maximalleistung mehr Wiederholungen machen, während sich der Gewichtheber im Maximalbereich mehr steigern kann. Er hat einfach gelernt, mehr Muskelfasern zu aktivieren! Gewichtheber trainieren mit **höchsten Lasten** bei hoher Anspannungsgeschwindigkeit die FT-Fasern, während Bodybuilder bei **hohen Lasten** und mittlerer Bewegungsgeschwindigkeit sowohl FT- als auch ST-Fasern gleichermaßen zum Einsatz bringen. Da Bodybuilder überwiegend mit langsamerer Geschwindigkeit trainieren, überwiegt der Anteil der ST-Fasern im lokalen Bereich. Die Querschnittszunahme liegt bei

FT-Fasern um 1% höher gegenüber den ST-Fasern bei dynamischen Training. Werden Muskeln eines Bodybuilders weiterhin vergrößert durch Training (Doping) kann die Muskelkraft im **Verhältnis zur Größe** sogar kleiner sein.
Bei einem spindelförmig aussehenden Muskel (Abb. 18) kommt es bei übermäßiger Hyperthropie zur inneren Reibung des Sarkomers der Fasern, diese reiben sich dann gegenseitig, so

daß der Widerstand zu groß wird. Die Faseranordnung zeigt auch, daß die mittleren Fasern gegenüber den äußeren optimal ziehen können. Die äußeren Fasern kommen durch den längeren Weg gar nicht zum „Zug" und behindern eher durch ein Dagegenarbeiten. Sie liegen quasi nicht in „Zugrichtung" (Abb. 19).
Der Muskel des vorderen Oberschenkels Vastus medialist et lateralis ist doppelt gefiedert

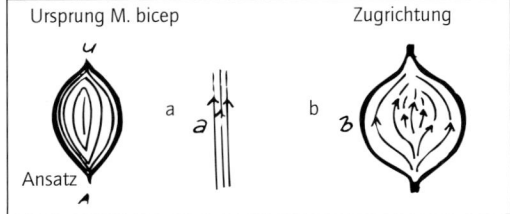

*Abb. 18: Spindelförmiger Muskel*

*Die Fasern des spindelförmigen Muskels sind der Länge nach zwischen Ursprung und Ansatz angeordnet.*

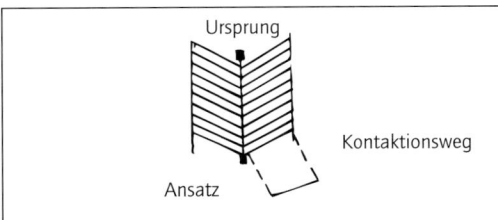

*Abb. 18a: Gefiederter Muskel*

*Bei Muskelgruppen, die überwiegend große Haltearbeit leisten müssen, sind die Fasern quer angeordnet. Diese Anordnung nennt man gefiedert. Dadurch ist biomechanisch gesehen der Kontraktionsweg viel kürzer und kann schneller funktionieren.*

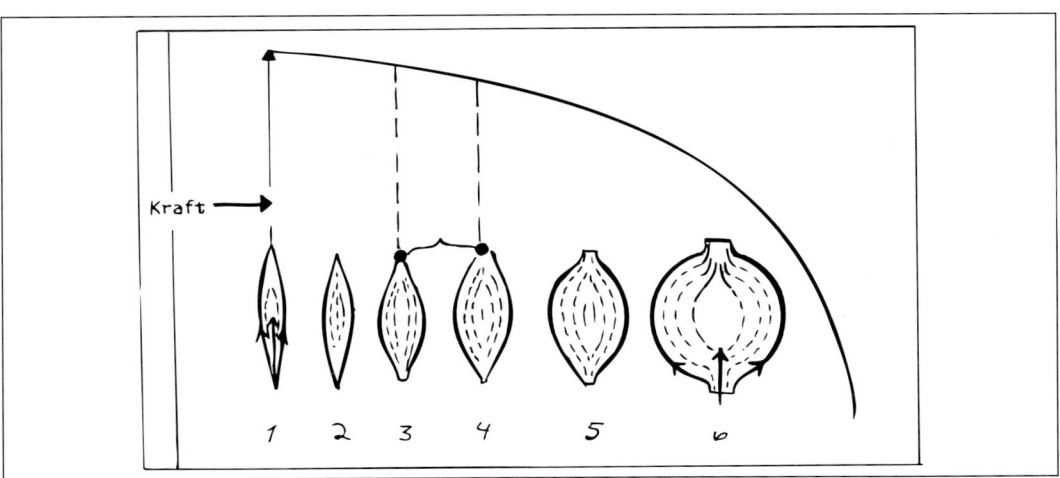

*Abb. 19: R. FONTNER, Seminar SCHNELL (Peutenhausen)*
*Zu. 1.: Kaum abnehmende Kraft bis zu 3 + 4, jedoch starke Zunahme der lokalen Ausdauer und weiterer positiver Eigenschaften. Stark abnehmende Kraft ab 4., kaum Zunahme von positiven Eigenschaften*

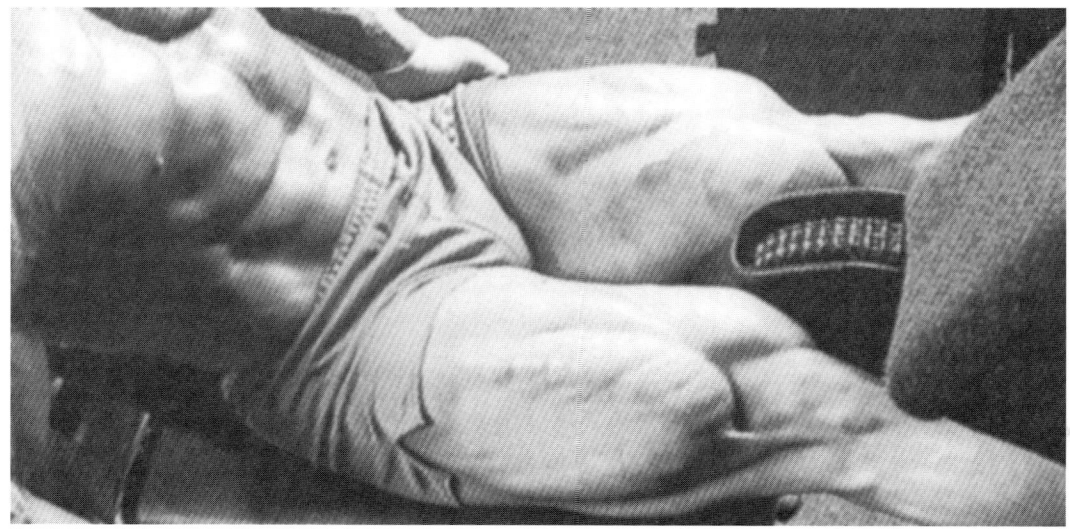

*Abb. 20: Abbildung eines hypertrophierten Bodybuilder-Oberschenkels*

und leistet bei günstigeren physiologischer Winkelstellung der Fasern viel höhere Kräfte auf. Einfach und doppelt gefiederte Muskeln würden im Verhältnis bei gleichen Volumen im Gegensatz zu spindelförmigen parallelfaserigen Anordnung, viel größere Kräfte umsetzen können. Es kommt also nicht so sehr auf den anatomischen Querschnitt eines Muskels an, sondern auf den physiologischen. Deshalb reagieren Muskeln auf verschiedene Trainingsarten und sprechen erst richtig an, wenn man ihre inneren Strukturen mit berücksichtigt.

Große Muskeldicke ist nicht gleich große Kraft, günstigere Winkelstellung ist nicht gleich großer Muskel. Abbildung 19 schematisiert das Verhältnis von Muskeldicke und Kraft und gibt etwa eine optimale Muskeldicke plus den physiologischen Eigenschaften mit an.

Dieser Umfang des Quatrizep (Abb. 20) dürfte der Abb. 19, sechstens entsprechen. Dieser Muskel ist nicht mehr physiologisch funktionsfähig und braucht deshalb bei gleichen Blutvolumen mehr Sauerstoff zur Muskelversorgung. Dies dürfte beim Dauerlaufen gewährleistet sein – das Minimalprogramm (siehe Kap. Laufen etc.) sollte zugunsten eines kleineren Umfangs mit in das Muskeltraining des Bodybuilders aufgenommen werden. Ein Kräfteverlust kann ausgeschlossen werden.

## 6.1 Die Muskelhärte und ihre physiologische Bedeutung

Die Muskelhärte hat ihre Bedeutung innerhalb sportlicher Bewegungsabläufe für die Speicherung elastischer Energie und ihrer Wiederverwendung. Die Muskelgewebehärte soll die Eigenschaft aufweisen, angelegten dehnenden Kräften einen Widerstand entgegenzusetzen. Verschiedene Faktoren haben einen Einfluß auf die Härte des Muskels. SAZIOVSKI et al. 1984 (106) hat verschiedene Gesichtspunkte untersucht und kam zu folgenden Ergebnissen:

1. Der aktive Muskel ist 4- bis 5mal härter als der passive, dadurch, daß er gegenüber dem passiven Muskel einen Widerstand entgegensetzt. Beim aktiven Muskel kommt es durch neurologische Abläufe zur Vorinnervation und Reflexinnervation. Mit dieser Vorinnervation (Muskelaktivierung) kommt es zur angepaßten Härte, die auch während der Bewegung mit Hilfe der Reflexinnervation aufrechterhalten wird.

2. Die Härte steigt mit zunehmender Kraft (ansteigender Spannung). Anfangs wird eine größere Härte entwickelt als am Ende der Phase.

3. Zu Beginn einer Dehnung (d. h. exzentrischen Phase) findet eine überhöhte Härte-

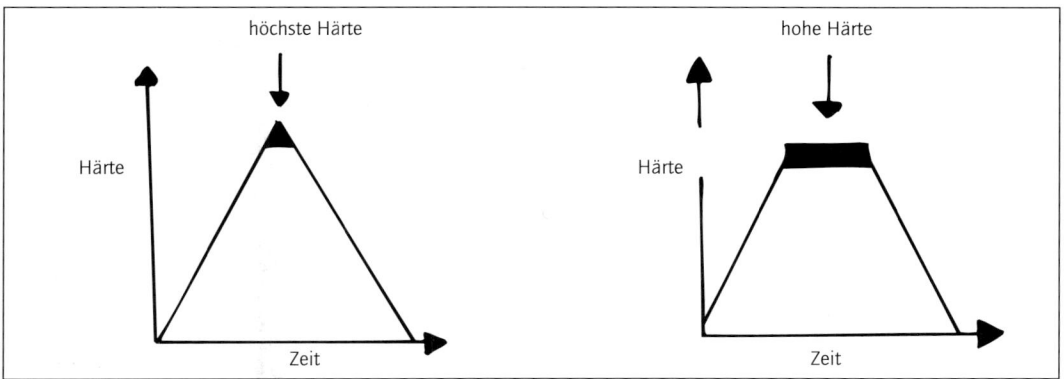

*Abb. 21: Schematische Gegenüberstellung Muskelhärte*

entwicklung statt, wobei wie bei 2. am Ende sich ein Härteverlust einstellt.

4. Je schneller gedehnt wird, desto höhere Härten können erzeugt werden (d. h. je höher die Vorspannung ist), durch die hohe Zahl der Brückenschläge (Myosin-Köpfchen zu Aktin-Filamenten). Bei fortdauernder Bewegung verringert sich die Härte wieder, durch Abnehmen der Brückenschläge im Muskel. Durch Bodenkontaktzeiten von 0,2 sec bei Tief-Hoch-Sprüngen erklärt sich die höhere Effektivität gegenüber 0,6 sec bei einfachen Strecksprüngen. Für das Krafttraining an Geräten oder der freien Hantel bedeutet dies nicht, daß man in der exzentrischen Phase locker läßt und dadurch die Eigengeschwindigkeit des Gerätes nutzt, um die Phase zu beschleunigen, hier wird sonst durch unkontrolliertes Verhalten eine hohe Verletzungsanfälligkeit provoziert. Durch den Einsatz vieler Brückenschläge kommt es doch nur zu kurzzeitigen (0,2 sec) **höchsten Härten,** dies ist das Prinzip der Schnellkraft. Für ein Muskeltraining sollen von Anfang bis Ende hohe Spannungszustände herrschen, d. h. auch am Ende der Bewegung soll die Spannung nicht abnehmen, dies ist das Prinzip des Muskelaufbautrainings (Abb. 21).

5. Abhängig von der Muskelhärte ist die sportliche Bewegung (Spezialisierung), unabhängig auf die Härte ist die Ausgangslänge des Muskels.

## Muskelarbeit und Erwärmungsgrade

Das Aufwärmen muß dem Muskel eine bestimmte Temperatur gewährleisten, damit er gut funktioniert, er muß einen günstigen Erwärmungsgrad aufweisen. Ein kalter Muskel hat zwar noch die volle Energie zur Verfügung, so wie beim Auto der volle Tank – aber eine Elastizität und eine Innervationsübertragung in optimaler Form besitzt er nur, wenn er erwärmt ist. In Ruhe verbraucht der Muskel schon Energie, welche bei 37 °C 0,0079 Kcal pro 1 kg Muskel beträgt. Fängt man an den Muskel zu dehnen, steigert sich der Verbrauch auf das durchschnittlich 4fache der Ausgangsleistung. Die nächst höhere Stufe um weiter den Energieverbrauch anzutreiben bekommt man, indem der Muskel zur Kontraktion gebracht wird. Diese Kontraktion besteht aus zwei Schüben, einerseits die Aktivierungswärme vor dem Eintreten der mechanischen Reaktion und die Kontraktionswärme, welche aus der Phosphatspaltung hervorgeht. Andererseits findet der zweite Schub als verzögerte Wärmebildung nach der Kontraktion durch Umsetzung von glykolitischen und oxidativen Stoffwechselvorgängen seine Bedeutung als Erholungswärmebildung. Daraus geht hervor, warum der Erwärmungsgrad in der Muskulatur gesteigert werden muß, nicht nur um mehr Kalorien zu verbrauchen, sondern um durch die Stoffwechselsteigerung die Gelenkversorgung (durch Diffusion) optimal zu gewährleisten. Durch die Aktivierung des Muskels wird automatisch das Gelenk mit versorgt, d. h. die Gelenkflüssigkeit besitzt dann ebenfalls seinen Erwärmungsgrad, welcher vor Verletzungen schützt. Dadurch daß das Gelenk nicht direkt vom Blutkreislauf versorgt wird, im Gegensatz zur Muskulatur, entstehen Verletzungen sehr schnell, wenn zu kurz erwärmt wird. Die Beschleunigung der Diffusionsvorgänge dauern länger als die Muskelkontraktionen.

## 6.2 Das Aufwärmen und „Wichtigkeit" für die Gelenkstrukturen

Der Erwärmungsgrad der Muskulatur wird also nur über das Aufwärmen, in allgemeiner oder spezieller Form, erreicht. Das allgemeine Aufwärmen ist z. B. das Fahren auf dem Ergometer oder der Dauerlauf, um das Herz-Kreislaufsystem in Schwung zu bringen. Das spezielle Aufwärmen dient dazu, sich auf die Hauptbewegung eines Trainings einzustellen und kommt **immer nach** dem allgemeinen Aufwärmen. Die Muskelpartien werden auf die kommende Belastung im Bewegungsablauf und der erhöhten Muskelspannung vorbereitet. Ein Sprinter würde nach dem Einlaufen spezielle Steigerungsläufe, Koordinationsläufe und Antritte (volles Tempo) durchführen und dann mit dem Haupttraining beginnen zu können. Ein Sportler beim Muskeltraining würde nach dem Ergometerfahren und Dehnungen in leichter Form, im Anschluß an das geeignete Gerät gehen und sich langsam zur Trainingsbelastung hocharbeiten. Ein Gelenk muß mindestens 5 Minuten bewegt werden, damit vermehrt Gelenkflüssigkeit gebildet wird und der Knorpel ernährt werden kann. Damit ist gewährleistet, daß die Verletzungsgefahr beschränkt bleibt, und Sehnen sowie Bänder auf die kommende Belastung vorbereitet sind. Bei einer Körpertemperatur von 39–40 °C ist eine optimale Zunahme der Elastizität und Plastizität der kollagenen Fasern vorhanden (PETERSEN/RENSTRÖM, vgl. FREIWALD).

> Grundsatz:
> Allgemeines AW + Beweglichkeit →
> spezielles AW + Koordination
> ergibt eine fast auszuschließende Verletzungsanfälligkeit

Dadurch, daß Sehnen und Bänder für die Festigkeit und damit für den Zusammenhalt des aktiven wie passiven Bewegungsapparates zuständig sind, damit die Gelenke nicht subluxieren (oder luxieren) müssen sie auch weniger elastisch, d. h. begrenzt dehnbar sein. Das Muskelgewebe ist nach Angabe von VIDIK 1980, KRAHL 1982 und SAZIORSKI 1984 um bis zu 50% der Ausgangslänge dehnbar, hingegen die Sehnen um 2–5%, die Bänder um 25–30%. Jetzt wird deutlich durch den Vorteil der direkten Blutversorgung und damit Erwärmung plus der besseren Dehnbarkeit des Muskels, weshalb Gelenke und Bänder anfälliger auf Verletzungen reagieren. Die Wichtigkeit des Aufwärmens im Gelenkbereich wird deutlicher, wenn man begreift, daß dadurch die Flexibilität erhöht wird, als Folge einer Verringerung der Viskosität (Zähflüssigkeit des Materials). Durch 30 Minuten Laufen kann die Gelenktemperatur (und damit die Gelenkflüssigkeit) um 2–3 Grad erhöht werden. 10minütiges Aufwärmen erhöht die Flüssigkeitsaufnahme des Knorpels durch Dickenzunahme, es kommt zur verbesserten Pufferfunktion im Kniegelenk durch die verbesserte Elastizität. Eine erhöhte Körpertemperatur setzt die Empfindlichkeit der Sinnesrezeptoren für Schmerzen herab, dadurch daß die Nervenleitgeschwindigkeit erhöht wird. Es kann also eine motorische Bewegung genauer ausgeführt werden, weil auch die Sinneswahrnehmung erhöht ist. Besonders bedeutsam ist dies in den technischen Disziplinen, hier wirken sich schlechte koordinative Abläufe auf die Leistung sofort aus.

### Wirkungen des speziellen Aufwärmens

Das spezielle Aufwärmen dient u. a. zur Feinkoordinierung der Bewegung, aber auch die Muskulatur selbst erfährt einen positiven Effekt. Dieser Effekt ist die Tonisierung des Muskels, er erhöht seine Spannung und ist dadurch auf die Belastung vorbereitet. Der Vorteil liegt darin, daß durch das spezielle Aufwärmen der Muskel schneller kontrahieren kann und damit Gelenke vor einer verletzungsanfälligen Bewegung schützt. Wird der Muskel ohne allgemeines Aufwärmen nur gedehnt, ist die Verletzungsanfälligkeit dadurch erhöht, daß Muskel- und Sehnenreflexe nicht zum tragen kommen, welche sich in abrupten Bewegungen in Sport und Spiel äußern. Besonders der ältere Sportler, der durch die geringere Stoffwechselproduktivität länger zum „Anlaufen" braucht, muß dies beachten.

### Wirkungen des Aufwärmens auf Herz-Kreislauf

Wichtig für das Herz ist das allgemeine Aufwärmen, indem es für eine gesteigerte Blutumverteilung auf die Gefäße vorbereitet wird. Es wird den Nervenrezeptoren der Befehl gegeben, die Gefäße zu weiten und in die umgebende Muskulatur (durch vermehrtes Herzminutenvolumen) mehr Blut zu pumpen. Hormonelle wichtige Stoffwechselvorgänge werden dadurch ausgelöst (Ausschüttung von Adrenalin, Noradrenalin etc.). Da die normale Körpertemperatur ca. 37 °C besitzt, muß durch sportliche Tätigkeit diese erhöht werden, um Stoffwechselprodukte für höhere Belastungen anzuregen. Bei 38,5 °C haben die Stoffwechselenzyme (Eiweiße) eine optimale Temperatur für den Ablauf als in Ruhe. Mit jedem Grad der Temperaturerhöhung ist ein Anstieg der Stoffwechselvorgänge um 13% festzustellen (LULLIAS 1973, aus WEINECK 1988). Die Körpertemperatur wird ebenfalls verringert, da das Blut peripher im Muskel gebraucht wird. Deshalb sollte man auch nicht mit vollem Magen trainieren, da die Organe (Körperkern) das Blut für die Verdauung brauchen. Der aufgewärmte Organismus kommt auch nicht so schnell in eine Übersäuerung (Laktatbildung) und muß die Tätigkeit abbrechen, sondern durch die weitgestellten Gefäße ist die Sauerstoffzufuhr und -abgabe ausgeglichen u. a. durch die angepaßte Atemtätigkeit. Durch ein Aufwärmen wird der Reibungswiderstand in den Muskelfibrillen herabgesetzt, dies ist wichtig, wenn man bedenkt, daß schon durch schnelles Treppensteigen der „kalte" Muskel ermüdet, der erwärmte dagegen nicht.

### Das Verhältnis von Aufwärmen und Abwärmen

Nach dem Training sollte eine Abwärmphase eingelegt werden, um den Körper zu beruhigen, damit Stoffwechselprodukte wie Laktat, welches besonders im anaeroben Training (Muskelaufbau) anfällt, abgebaut wird. Bei Krafteinsätzen wird der erhöhte Spannungszustand herabgesetzt. Der Langstreckenläufer sollte lockere Dehnübungen am Ende der Laufeinheit machen, der Sprinter läuft sich „aus", der Kraftsportler fährt evtl. auf dem Ergometer. Dies bedeutet für die Praxis: Nach dem Training ist vor dem Training.

Im Leistungssport werden nicht umsonst auch passive Maßnahmen wie Massagen und Bäder angewandt, um die Erholung zu beschleunigen. Die **Dosierung** des **Abwärmens** ist bei aktiven Maßnahmen sehr wichtig.

J. FREIWALD konnte durch eigene Untersuchungen feststellen, daß das Abwärmen niedriger dosiert werden muß als das Aufwärmen (Univ.-Arbeit 1990, aus FREIWALD, Aufwärmen im Sport S. 49–52). Wenn sich ein Sportler mit einer Geschwindigkeit von 10 km/h auf dem Laufband einläuft, hat er einen individuellen Puls von 140–150 Schlägen in der Minute. Dann erfolgt ein 30minütiges Kraftausdauerprogramm (im Versuch, Anm. d. Verf.). Am Ende wählte J. FREIWALD für den Sportler die gleiche Geschwindigkeit von 10 km/h, nun war aber der Puls bei ca. 160 Schlägen, also erheblich höher als beim Aufwärmen. Der Belastungshauptteil erhöhte die Pulsfrequenz und damit die metabolischen Verarbeitungskapazitäten. Dies zeigt, daß das Abwärmen sehr niedrig dosiert werden muß, d. h. „ohne Anstrengung" gemacht ist, dies kein überflüssiger, sondern notwendiger Bestandteil eines Trainings.

## 6.3 Aufwärmen und Dehnen, Stretchen, Abwärmen

Nach dem allgemeinen Aufwärmen erfolgt ein Dehnen und Beweglichmachen der Muskulatur

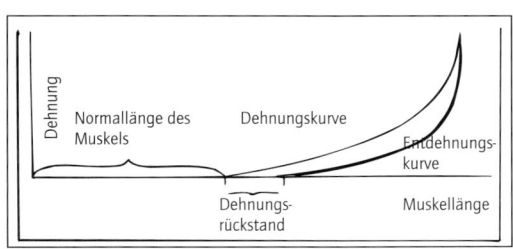

*Abb. 22 KNEBEL 1988, S. 73*

in Verbindung mit spez. Bewegungsabläufen der gewählten Sportart. Unterschiedliche Dehntechniken führen zu unterschiedlichen Ergebnissen, somit ist nicht jede Technik für alle Sportarten und Belastungsstufen geeignet. Dies zu wissen führt wiederum zu einem geringeren Verletzungsrisiko.

> **Das Dehnungsverhalten eines Muskels sieht wie folgt aus:**
>
> *Wird ein Muskel gedehnt, setzt er dem Dehnungsreiz eine immer größer werdende Spannung entgegen (s. Verlauf Dehnungskurve). Aufgrund seiner plastischen Eigenschaften und neuronaler Regelmechanismen kehrt er nach Absetzen der Dehnung nicht auf seine ursprüngliche Länge zurück (Entdehnungskurve). Der Muskel behält einen Dehnungsrückstand (Abb. 22).*

Durch das Dehnen wird der Muskeltonus herabgesetzt, soweit es sich um ein Dauerdehnen handelt in der Art des Stretchings. Je länger man dehnt desto größer der Dehnungsrückstand, d. h. der Muskel kehrt nicht vollständig in Ausgangslage zurück. Umgekehrt gilt, wenn man ein einseitiges Krafttraining macht und überhaupt keine Dehnungen als Ausgleich macht, bleibt ein Kontraktionsrückstand zurück. Dies führt auf lange Sicht zu Muskelverletzungen. Da man im Krafttraining und Schnellkraftsportarten eine Vorspannung braucht um eine optimale Kontraktion zu bekommen, sollte man ein intensives Dehnen vermeiden. Ebenso muß im Abwärmprogramm dosiert gerarbeitet werden. Beim Stretching wird versucht, die Endstellung zu halten (20–30 sec) und dann evtl. ein Stück weitergedehnt. Diese Form des Dehnens ist eine passive, im Gegensatz zum aktiven Dehnen, das dynamisch ausgeführt wird. Mehrere Wiederholungen in sehr leichter federnder Weise plus einem kurzen Anhalten am Ende der Bewegung. Diese Form bewährt sich gut um den Antagonisten zu dehnen, da er bei der Bewegung als Gegenspieler

arbeitet und bei Verspannungen oder Muskelkater eher behindert; Bsp.: Muskelkater in der Brustmuskulatur beim Rückentraining. Die Brustmuskulatur muß beim Rückentraining bei der Gegenbewegung (exzentrisch) bremsend arbeiten, beim Muskelkater verspannt man dann zusätzlich und die Bewegung (damit die Trainingsintensität) fällt schwerer als sonst, die Belastung muß oft gesenkt werden.

Eine gute Dehnmethode ist die Anspann-Entspann-Dehnung (AED), genannt postisometrische Relaxation. Man spannt in einer leicht vorgedehnten Stellung den Muskel an (isometrisch), wartet dann 3 sec und dehnt dann bis zur schmerzerträglichen Endstellung und verharrt ca. 30 sec. Diese Form wählt man wenn ein „reines" Dehnprogramm durchgeführt wird. Zu Beginn einer Trainingseinheit müßte man die Dehnungszeit erheblich kürzen um den Muskeltonus nicht zu senken. Da durch das Anspannen die Blutgefäße mit kontrahiert werden und der Blutfluß durch die Isometrie eingeschränkt wird, empfiehlt es sich, dies nicht beim Abwärmen zu machen. Das Dauerdehnen hat beim Abwärmen denselben Effekt! Da aktive Dehnungen durch Hemmung des Antagonisten begrenzt wird, kann durch vorheriges Dehnen des Gegenspielers der Agonist besser gedehnt werden, dies kann beim Muskelkater bedacht werden. Ein Ausschalten des Gegenspielers kann auch durch kurzes Anspannen geschehen (Hemmung bestimmter Nozirezeptoren des Nerven dieses Muskels), um dann den Agonisten besser dehnen zu können – es gibt einige Möglichkeiten, um die für die Hemmung zuständigen Rezeptoren auszuschalten. Spannung und Entspannung fördert die Regeneration der Muskulatur (SCHOBER, H. et al., 1990) und senkt den Tonus. D. h. wiederholtes Dehnen über einen kürzeren Zeitraum gelten beim Abwärmen. Dauerdehnen in der Art des Stretchings gelten beim reinen Dehnungsprogramm, sowie die AEP-Methode. Leichtes federndes Dehnen mit kurzer Endverharrung gelten beim Aufwärmen in spezifischer Form nach dem allgemeinen!

# 7 Definitionen und Trainingsmethoden des Muskeltrainings in seinen verschiedenen Formen

Muskelkrafttraining und Muskelaufbautraining unterscheiden sich hinsichtlich der Trainingsform, ebenso wie sportliches Training im Vergleich zum therapeutischen Training. Letzteres dient nur zum Hinführen an ein Ausgangsniveau bei Sportlern. Hier fehlt aber oft bei Therapeuten die Grundlage der Trainingslehre, für den Sportler oft nicht optimal erfolgreich. Die Arbeitsweisen eines Muskeltrainings wird in statischer und dynamischer Form unterteilt, die wichtigsten grundlegenden Unterteilungen, welche dauernd zur Anwendung kommen. Die Sportwissenschaft unterteilt weiterhin den Bewegungsablauf einer Bewegung (Biomechanik) und die physiologischen Abläufe verschiedener Trainingsformen (Energiebereitstellung, Muskel-Nerv-Zusammenspiel). Die gebräuchlichsten Formen für ein Muskeltraining werden im folgenden skizziert. Als Grundlage gilt der Begriff Kraft im Zusammenhang mit einem Training, denn in physikalischer Hinsicht gibt es eigentlich keine eindeutige Definition, sondern nur in Relation verschiedener Erscheinungsweisen (Schwerkraft, Anziehungskraft etc.). In der Trainingslehre bedient man sich der Definition Kraft, als die Fähigkeit eines Menschen eine Masse zu bewegen, einen Widerstand zu überwinden oder entgegenzuwirken. Da der Mensch dahintersteht, darf man Kraft nicht nur physikalisch als Produkt von Masse mal Beschleunigung betrachten, sondern *immer* im Zusammenhang mit Stoffwechselabläufen (aerob/anaerob) und koordinativen Nerv-Muskelabläufen plus der individuellen Konditon.

Die Unterteilung der Krafteigenschaft hat folgende Arbeitsweisen:
a) Die Maximalkraft – statisch/dynamisch
b) Kraftausdauer – statisch/dynamisch
c) Muskelaufbau – (statisch)/dynamisch Hypertrophie
d) Schnellkraft – dynamisch

Innerhalb dieser Arbeitsweisen finden noch Unterscheidungen statt, welche aber nicht mehr zum Verständnis, sondern eher zum Studium beitragen. Bei einem Anfänger wie auch bei therapeutischem Training fallen die Arbeitsweisen Maximalkraft und Schnellkraft primär weg. Die Unterscheidung von statisch, dynamisch bedeutet: Die statische Form ist reine Haltearbeit, der Muskel wird angespannt ohne eine Bewegung zu vollziehen – je nach Motivation und Beanspruchung ändert sich die Spannung. Bei der dynamischen Bewegung nähert sich der Ansatz dem Ursprung durch Muskelverkürzung (Kontraktion), die Spannung bleibt während der Bewegung nahezu konstant – je nach Schwere des Belastungsgrades. Die statische Form braucht man hauptsächlich bei Bewegungseinschränkung bsp. durch Gips, wenn das Gelenk nicht bewegt werden darf. Danach geht man zur Dynamik über, hier wird dann die Koordination geschult und der Blutfluß vermehrt angeregt.
Bei der Statik kommt es eher zu einem größeren Druck auf die Gefäße und die Koordination wird überhaupt nicht geschult. Je nach Bedingung überlappen sich beide Formen. Innerhalb des dynamischen Bewegungszyklus gilt das als

| Krafteigenschaft: | | | |
|---|---|---|---|
| Energieform + | Nervenimpuls + | Koordination + | Kondition |
| aerob | Gehirn | Nerv-Muskel- | Kraftausdauer lokal |
| anaerob | | Zusammenspiel | Maximalkraft, Schnellkraft |
| Alaktazit | | | Allgemeine Ausdauer |
| Laktazit | | | |

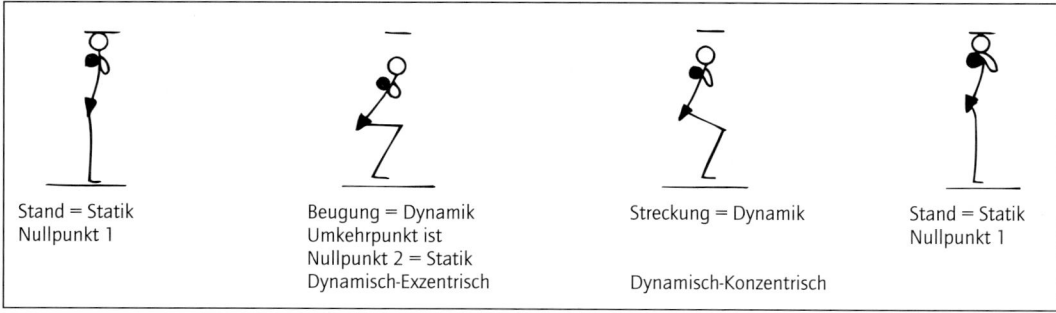

| Stand = Statik<br>Nullpunkt 1 | Beugung = Dynamik<br>Umkehrpunkt ist<br>Nullpunkt 2 = Statik<br>Dynamisch-Exzentrisch | Streckung = Dynamik<br><br>Dynamisch-Konzentrisch | Stand = Statik<br>Nullpunkt 1 |

*Abb. 23*

Grundlage die statische Kraft fungiert, z. B. beim Umkehrpunkt einer Bewegung und der Ausgangsstellung tritt ein „Nullpunkt" auf, der statisch gehalten werden muß (Abb. 23). Beim Übergang von der exzentrischen Phase zur konzentrischen, sprich Beugung und Streckung, kommt die Statik zur Geltung. Bsp.: Ein Athlet geht mit einer Hantel in die Kniebeuge und richtet sich aus der Waagerechten wieder auf.

## 7.1 Die Maximalkraft

Die Maximalkraft in dynamischer Form ist die höchste Kraft, welche das Nerv-Muskelsystem bei willkürlicher Kontraktion innerhalb eines Bewegungsablaufes zu realisieren vermag (Bsp.: Kniebeuge), in statischer Form ist es die höchste Kraft bei willkürlicher Kontraktion des Nerv-Muskelsystems gegen einen unüberwindlichen Widerstand (vgl. *Harre, Jonath, Letzelter*). Dies bedeutet eine 100%ige willkürliche bewußte Ausnutzung seiner Leistungsfähigkeit, wobei die absolute Maximalkraft bewußt nicht erreicht wird. Beim Training geht man deshalb von einer hundertprozentigen Ausgangsbasis (Trainingszustand) aus. Die absolute Kraft schließt die unbewußten Energiereserven mit ein, die nur in Todesangst (teilweise durch Doping) freiwerden! Die Trainingsform der Maximalkraft läuft auf die Reaktion des Nerv-Muskelsystems hinaus, innerhalb kürzester Zeit so viele Muskelfasern zu aktivieren wie möglich, um einen Widerstand zu überwinden. Man nennt dies ein optimales intramuskuläres Zusammenspiel, welches durch die vielen „Funkenausschläge" (Brückenschläge innerhalb des Muskels) von der **Schnellkraft abhängig** ist. Je

schneller ein Gewicht bewegt werden kann, desto leichter fällt es einem. Hierbei ist die Verletzungsanfälligkeit groß, weil immer bis maximal zum Limit gegangen werden muß, d. h. 90–95% der Belastung (siehe Gewichtheben). Die Wiederholungszahlen sind dementsprechend niedrig, sie liegen zwischen 1–3 Wh. Die Hormonausschüttung und dadurch der Streß (übermäßiger Adrenalinausstoß) ist sehr hoch, deshalb gilt für den Sportler diese Trainingsform nicht ausschließlich zu verwenden, um einen Übertrainingszustand zu vermeiden. Für den Trainierenden kann innerhalb einer Serie ein Leistungssatz genügen, der Rest der Sätze wird dann mit 80% bei ca. 5–8 Wh. trainiert – unterschreitet man die 5 sollte Gewicht reduziert werden, um nicht wieder eine maximale Intensität sondern eine submaximale zu haben. Im Hochleistungssport wird dieser Vorgang umgangen, indem durch Doping der Athlet schneller erholt ist, dadurch werden die verbrauchten Streßhormone schneller wieder aufgebaut (abgebaut). Dies ist der Grund, warum Serien von bis zu 10 × 3 Wh. und mehr im maximalen Bereich gemacht werden können und dann erst eine Ermüdung eintritt. Die Pausen sind dementsprechend groß und liegen zwischen 5–8 Minuten um wieder voll konzentriert an die Hantel gehen zu können. Allerdings muß der Sportler wieder voll motiviert sein, weil sonst keine maximalen Muskelfasern aktiviert werden. Meistens hilft ein Trainingspartner beim „Aufputschen", um die Bewegung explosiv zu vollziehen. Da der Testosteronspiegel nur ½ Std. aufrechterhalten werden kann, werden die Trainingseinheiten auf den Tag verteilt. (Vgl. *V. M. Zatsiovsky*, 1996).

Bei der statischen Arbeitsweise muß immer voll angespannt werden, um die größtmögliche Ausnutzung der Muskelfasern zu nutzen. Es gibt Untersuchungen, wobei festgestellt wurde, daß dabei nur die langsamen Fasern (Slow-Twitsch, Roten) trainiert werden – einem Sprinter und Gewichtheber würde dies überhaupt nichts nutzen. Für den Alltag und dem Training (außer bei Verletzungen) bringt die „rein" statische Methode ebenso nicht viel, weil doch überwiegend dynamisch gearbeitet wird. Selbst im Sitzen muß sich bewegt werden, um den Muskel durch Blutzirkulation zur „Entspannung" zu bringen. Im dynamischen Maximalkrafttraining kommt die Statik aber am Umkehrpunkt (Bankdrücken – Hantelstange nahe am Brustmuskel) und am Anfang der Bewegung (Herausnehmen aus der Ablage und Fixieren) voll zur Geltung. Im Leistungsbereich wird oft ein schweres Gewicht am Anfang der Bewegung ein paar Zentimeter vom Boden wegbewegt, um dann mit dem eigentlichen Trainingsgewicht über den gesamten Bewegungsradius schneller zu sein – Ziel ist eine Gewichtssteigerung. Am Beispiel des Gewichthebens wird dies deutlich. Hebt ein Athlet vom Boden bis über dem Kopf (Stoßen) 200 kg, so kann er am Anfang viel mehr heben, weil das Umsetzen das Schwierigste ist. Also versucht er mit 250 kg die Bewegung im unteren Bewegungsradius zu vollziehen, d. h. er hebt das Gewicht bis in Kniehöhe bei korrekter Haltung. Der nächste Schritt macht er nun mit einer leichteren Hantel von Knie bis zur Brust, er versucht diese so schnell wie möglich dorthin zu bringen. Diese Aufteilung der Gesamtbewegung erlaubt ihm im Laufe der Trainingsperioden im Wettkampf 205–210 kg über den gesamten Bewegungsradius zu heben. Die russischen Gewichtheber hatten damit angefangen die Bewegungszeiten zu messen und erhöhten erst dann die Gewichtsbelastung im Training, wenn keine schnellere Bewegung mehr möglich war – hiermit ist die entscheidende Explosivität mitberücksichtigt worden. Solche Methoden helfen über eine Stagnation der Trainingsleistungen auch im Bodybuildingtraining! Am Beispiel des Gewichthebens erkennt man, inwieweit Schnellkraft leistungsbegrenzend ist für die Maximalkraft. Im Superschwergewicht

sind deshalb so große Körpergewichte nötig, um wenigstens noch eine Masse relativ zum Heben des Gewichts entgegenzusetzen. Wiederum verlangsamt ein hohes Körpergewicht die Bewegungsschnelligkeit, so daß man eigentlich schon längst die Leistungsgrenze erreicht hat!

Differenziert werden muß noch von der konzentrischen Maximalkraft, bei der 100% bewegt werden, im Vergleich zur exzentrischen Kraft, die mehr als hundert Prozent beträgt. Dadurch, daß bei der exzentrischen Phase eine geringere Reibung innerhalb einzelner Muskelfasern entstehen und weniger Energie verbraucht wird, können locker 130% bewegt werden. Diese Trainingsform ist noch streßanfälliger, so daß sie nur selten zum Tragen kommt – außerdem wird ein sehr schmerzhafter Muskelkater erzeugt. Wenn ein Athlet 100 kg auf der Bank konzentrisch drückt (positive Bewegung), so kann er bei der exzentrischen (negativen) Bewegung 130 kg verwenden – allerdings nur mit Hilfestellung von 2 Trainingspartnern, die das Gewicht wieder nach oben bringen. Die Verletzungsgefahr für Sehnen und Bänder ist dementsprechend hoch! Festgestellt wurde, daß diese Trainingsform wie auch das statische Krafttraining nur die langsamen Fasern zum Einsatz bringt. Ein Vorteil bringt diese Trainingsform, man gewöhnt sich an höhere Belastungen, wenn man dies ab und zu probiert.

## 7.2 Die Kraftausdauer

Die Kraftausdauer ist die Ermüdungswiderstandsfähigkeit bei langandauernden Kraftleistungen in statischer und dynamischer Form. Als Grundlage für ein Maximalkraft- oder Muskelaufbautraining ebenso eines Schnellkrafttrainings dient die Kraftausdauer als Basis. Ohne Basis keine Spitze, denn die Wiederholungszahlen und Trainingsumfänge können ohne Ausdauer nicht durchgehalten werden. Für die Erholungsfähigkeit ist sie entscheidend. Im Bereich des Geräte- und Hanteltrainings, wobei nur 1/3 der gesamten Muskulatur pro Übung trainiert wird, spricht man dann von lokaler aerober Kraftausdauer im Gegensatz zur allgemeinen Kraftausdauer bei einem Schwimmer. Das Maximalkraft-training wird im Vergleich zum Kraftausdauer-training anaerob (ohne Sauerstoff) gestaltet, hieraus ergibt sich die Grundlage der Kraft-ausdauer um viele Serien mit relativ viel Ge-wicht machen zu können, ohne frühzeitig zu ermüden.

Abhängig ist die Kraftausdauer nur dann von der Maximalkraft, wenn mehr als 30% verwen-det wird. Je höher die anaerobe Ausdauer, de-sto größer wird auch die aerobe sein. Die Wie-derholungszahlen bewegen sich **ab** 20 pro Se-rie mit einer Belastungsintensität von 30–50% der Maximalleistung, je nachdem ob man die anaerobe lokale Schwelle verbessern will (50%) oder ob man hauptsächlich im aeroben arbeitet zur Verbesserung der Stoffwechsel-kapazität wie verbesserte Kapillarisierung, Sau-erstoffaufnahme in der Zelle, höherer Myoglo-bingehalt oder eben rein zur Entmüdung um auch den Muskeltonus zu senken. Hierbei ar-beitet man hauptsächlich mit 30% bei 50 Wie-derholungen.

Die Trainingsform der Kraftausdauer wird bei Anfängern als Grundlage gewählt, damit sich Sehnen und Gelenke sowie Bänder an die Be-lastung gewöhnen, die Koordination, welche bei der Kraftausdauer geschult wird, schützt später bei höherer Belastung vor Verletzungen. Das Training kann so gestaltet werden, daß eine Gewichtsbelastung innerhalb einer Zeit-einheit durchgehalten werden muß und mit der Verbesserung der Leistung dann die Be-lastung erhöht wird. Die Wiederholungszah-len sollen bei vorgegebenen Anzahlen im letzten Drittel zur Ermüdung führen um einen Trainingseffekt zu erreichen. Die Bewegungs-geschwindigkeit muß gleichmäßig sein, un-kontrollierte Bewegungen müssen vermieden werden. Im Maximalkrafttraining soll die ex-zentrische Phase etwas langsamer sein, um eine größtmögliche Vorspannung zu errei-chen, die konzentrische Phase ist dann explosiv – dies fällt beim Kraftausdauertraining weg. Das „Spüren" der Bewegung und damit den zu trainierenden Muskel steht immer im Vorder-grund bei kontrolliertem Bewegungsablauf. Wenn man dies beherrscht, kann man zu einem Muskelaufbautraining übergehen, wel-ches wiederum Grundlage des Maximalkraft-

trainings (im Gewichtheben) ist. Der Muskel schützt das Gelenk bei richtigem Aufbau eines Trainings.

## 7.3 Das Muskelaufbau-Hypertrophietraining

Hoher Widerstand und niedrige Bewegungsge-schwindigkeit bringen alle Muskelfasertypen zum Einsatz. Bodybuilder können bis zu 80% langsame auftrainierte Muskelfasern aufweisen, durch die auf lange Zeit beruhende Trainings-form von hohen Widerständen und langsamer Anspannungsgeschwindigkeit (vgl. GROSSER, TU-SKER, ZINTL). Das Training der Vergrößerung des Muskelquerschnitts wird als Hypertrophie be-zeichnet, die Muskelfasern verdicken sich und damit der Muskelumfang. Dies ist in statischer und dynamischer Form realisierbar, wobei die Nachteile der Statik erörtert wurden. Es gibt Versuche bei Ratten, durch Elektrostimulation wurde eine Spaltung der Fasern bewirkt und je-de könnte dann für sich verdickt werden. Dies zu beweisen, versuchte man durch Gewebepro-ben bei Hochleistungsbodybuildern, was aber nicht gelang! (physiologisch wahrscheinlich nicht sinnvoll, Anm. d. Verf.). Eine weitere prak-tische Versuchsreihe legt den Verdacht nahe, daß durch ATP-Mangel bei völliger Erschöp-fung durch Enzymmangel eine Vergrößerung auftritt. Durch diesen Reiz im anaeroben Be-reich soll durch Stoffwechselprodukte ein En-zym freigesetzt werden, welches die Hypertro-phie einleitet. Andererseits weißt ein übersäu-erter Muskel keinen Mangel an ATP auf (T. EIN-SINGBACH, S. 47).

Voraussetzung ist für eine „Ausschöpfung" eine optimale Ernährung von Eiweißen, Kohlen-hydraten und Fetten abgestimmt auf ein mus-kuläres Training.

Ein genauer Befund über die Hypertrophie eines Muskels liegt also nicht vor!

Eins ist sicher, daß durch lokales einseitiges Muskelaufbautraining die Sauerstoffatmung zellulär auf den Organismus ungünstig ist. Ebenso geschieht dies durch nur anaerobes Ausdauertraining im Bereich des Sprints. Die allgemeine aerobe Ausdauer nimmt ab. Des-halb schadet ein zusätzliches Ausdauertraining im aeroben Bereich der Muskulatur während der Muskelaufbauphase nicht, sondern fördert die Trainingsintensität und sorgt für eine schnellere Erholung! Die Muskelfasertypen reagieren auf spez. Belastungsreize und lassen die Vor- und Nachteile im Vergleich zu aerob:anaerob erkennen.

Bei einem Training von Schnelligkeit, Schnellkraft und Maximalkraft kommt es zur Flächenvergrößerung der FT-Fasern wegen der Vermehrung der kontraktilen Elemente. Weiterhin zur Vermehrung des anaeroben Enzyme im Zellplasma und Glykogenvermehrung der FT-Fasern. Der Nachteil ist, daß die Kapillarisierung rückgänig ist (Kapillarenzahl pro Faser) und die Mitochondrien (Energieträger d. Zelle) abnehmen. Durch Zunahme der Diffusionsstrecke bei der Hypertrophie kommt es zum verlangsamten Sauerstoffaustausch und daher zur Abnahme der aeroben Ausdauer. Bei einem Training von Kraftausdauer und Ausdauer kommt es zur Flächenvergrößerung der ST-Fasern wegen der Vergrößerung und Vermehrung der Mitochondrien durch die aerobe Enzymvermehrung in den Mitochondrien. Vergrößert wird die Aufnahme vom Myoglobin (Sauerstoffträger) und Glykogen (Energiespender). Die Kapillarwand der Zelle wird durchlässiger, so daß sich die Diffusionsstrecke für den Sauerstofftransport verkürzt. Nachteilig ist der Rückgang der Schnelligkeit und Schnellkraft sowie Maximalkraft, allerdings erst bei hohem Leistungsniveau und spez. Training (vgl. Zintl, Ausdauertraining).

Das Training für den Muskelaufbau liegt im Bereich von 70–80% der Maximalleistung und Serien von 5–10 mit einer Wiederholungszahl zwischen 6–12. Leistungsbodybuilder werden ca. 2–3 Übungen einer Muskelgruppe in Anspruch nehmen, wobei pro Einheit 2 Muskelgruppen zusammengefaßt werden, wenn es große sind. Brust – Rücken, Brust – Schulter, Brust – Arme oder nur Beine und Waden. Anfänger trainieren mit max. 5 Serien und nur einer Übung pro Muskelgruppe, nachdem ein Kraftausdauertraining vorangegangen ist. Da die Maximalkraft auch wichtig ist, werden Perioden des Maximalkrafttrainings eingebaut, um auch den „Totpunkt" bei längerem Training zu überwinden. Dadurch das mit hohen Lasten und nicht immer mit höchsten Lasten (wie Ge-

wichtheber) trainiert wird, ist die Schnellkraftfähigkeit nicht entscheidend. Entscheidend ist, daß der submaximale Bereich von 70–80% (85–90%) der maximalen Leistungsfähigkeit bis zur letzten Wiederholungszahl ausgeschöpft wird, um in den „ATP-Mangel" zu kommen. Um nicht Überzutrainieren wird nicht bei jedem Training bis zur „Erschöpfung" pro Serie trainiert, sondern Schwerpunkte gesetzt. Wichtig sei noch die Übungsreihenfolge und die zusammenwirkenden Muskelgruppen. Bsp. Bankdrücken für die Brustmuskeln: Mit dabei, vordere Schulterpartie und Trizeps sowie als „Schubhilfe" der Rückenmuskel. Reihenfolge also: Brust, dann Schulter und zuletzt der Trizeps sind Druckübungen. Würde ich den Trizeps des Armes zuerst trainieren wäre die Wirkung (Kraft) für das Bankdrücken vermindert, da er als Synergist arbeiten muß. Hat ein Sportler sehr starke Brustmuskeln aber schwache Trizeps hätte es durchaus einen Sinn, diese zuerst zu trainieren, damit durch die Vorermüdung der Trizeps beim Bankdrücken voll ausgelastet wird. Umgekehrt trägt der eh schon starke Brustmuskel die Last, weil er kräftiger ist. Hier gilt es immer Schwerpunkte zu setzen. Hat man am ersten Trainingstag Druckübungen gemacht, folgen am zweiten Tag sog. Zugübungen. Bsp. Rücken und Bizeps sowie hintere Schulterpartie. Die Bauchmuskeln können immer zum Schluß einer Einheit oder mit beim Aufwärmen bei einem speziellen Aufwärmzirkel (siehe Haltungsfehler) mittrainiert werden. Der dritte Tag ist dann den Beinen vorne und hinten sowie den Waden gewidmet. Bei „reinen" Bodybuildern folgt nach dem dritten Tag ein Tag Pause und dann beginnt man wieder von vorn. Werden Druck- und Zugübungen in einer Einheit trainiert, bsp. Brust – Rücken oder Schulter – Arme, folgt man dem Prinzip des Agonist und Antagonist. z. B. erster Tag Brust – Rücken – Trizeps, zweiter Tag Schulter – Arme – Bauch, dritter Tag Beine (Waden). Möchte man zusätzlich ein Lauftraining (lockerer Dauerlauf) zum Muskeltraining machen, könnte man nur zweimal pro Woche trainieren und man müßte zusammenfassen: Erster Tag: Brust – Arme – hinterer Oberschenkel – Bauch. Zweiter Tag: Brust – Rücken – vorderer Oberschenkel – Bauch. Also Montag und Donnerstag, Dienstag und Freitag Laufen. Schwerpunkt sind Grundübungen, Bankdrücken für Brust, Schulter und Trizeps (2×), Beine aufgeteilt plus Laufen. Rücken 1×, da er als Schubhilfe beim Brusttraining dabei ist. Arme 1× allein, 1× als Synergisten bei den Grundübungen.

Bei einem gezielten Training werden natürlich Schwerpunkte gesetzt, so würde ein Turner oder Schwimmer nach seiner aktiven Laufbahn ein Beintraining vermehrt machen müssen, diese dürften für die Proportionsverhältnisse „zurückgeblieben" sein. Ganz klar, am Reck oder im Wasser wäre zusätzliche Muskelmasse in diesem Bereich leistungsmindernd gewesen. Weiterhin berücksichtigt man die individuelle Haltung des Trainierenden, Beruf und Arbeitsplatz. So wird ersichtlich, daß ein Totalrundrücken andere Schwerpunkte setzt als ein Hohlrücken, das Prinzip eines Schwerpunkttrainings unter Berücksichtigung der Haltungsfehler ist nichts anderes als ein Training eines Sportlers (nur vermindert), welcher für seine Sportart die notwendig beanspruchten Muskelgruppen auftrainiert. Andere Schwerpunkte für jedes Prinzip!

1. Erzwungene Wiederholungen
2. Negative Wiederholungen
3. Superserien
4. Wiederholungen im nichtmaximalen Belastungsbereich
5. Wiederholungen nach Vorermüdung
6. Mogelnde Wiederholungen

(vgl. Aufteilung nach LETZELTER 1986, S. 227)

Zu 1: Bsp.: Bankdrücken 5 konzentrische Wh., plus 2 geholfenen von einem Trainingspartner.
Zu 2: Bsp.: Mehr als 100% der maximalen Leistung werden abgelassen, der Partner oder zwei helfen in die Ausgangsstellung zurück. Exzentrisches Training.
Zu 3: Bsp.: 8 Wh. Bankdrücken in Kombination mit 8 Wh. am Butterflygerät Brustmuskel isoliert.
Zu 4: Bsp.: Bizepscurls, 8 Wh. im unteren 1/3, 8 Wh. im oberen Drittel, 8 Wh. Gesamtbewegung
Zu 5: Bsp.: Brustmuskel ermüden durch Butterflys dann Bankdrücken, Ziel: Trizepsreizung und Ermüdung des Brustmuskels (siehe vorhergehenden Text-Synergisten).

Zu 6: Bsp.: Bizepscurls im Stand – 6 Wh. plus 4 Wh. mit leichten Einsatz des Oberkörpers um in die Endstellung zu kommen. Beim Ablassen muß mehr Kraft geleistet werden.

**Split-Programm für „reine Bodybuilder"**
(nach SCHWARZENEGGER, S. 232)

| | |
|---|---|
| Montag: | Schultern – Arme |
| Dienstag: | Rücken – Brust |
| Mittwoch: | Beine |
| Donnerstag | Schultern – Arme |
| Freitag: | Rücken – Brust |
| Samstag: | Beine |
| Sonntag: | Frei |

Grundsätzlich sollte man keinen Trainingsplan übernehmen, sondern die Prinzipien beachten und verstehen. Das Individuelle ist primär zu berücksichtigen. Beim obigen Splitprogramm sollte man beachten, wenn man sich beispielsweise im Bankdrücken steigern will und aber am Vortag die Schultern ermüdet, braucht man sich nicht wundern wenn, man müde ist – das Brustmuskeltraining mit Bankdrücken erfordert erholte vordere Schultermuskeln. Dies sollte bei Schwächen berücksichtigt werden.

## 7.4 Die Schnellkraft

Die Schnellkraft ist abhängig von der Maximalkraft und der Schnelligkeit. Nach SCHOLICH (1974) ist Schnellkraft eine Komplex- bzw. Kombinationseigenschaft aus Kraft und Schnelligkeit. FETZ meint, daß der Schnellkrafteinsatz auf gute Koordination und möglichst schnelle Kontraktionen der Muskeln ankommt. Man kann aus den Definitionen ersehen, daß in möglichst kurzer Zeit möglichst viele Muskelfasern aktiviert werden sollen, um entweder das Eigengewicht (Sprinter) fortzubewegen, oder ein Fremdgewicht (Kugelstoßen, Diskuswerfen) wegzubewegen. Da beim Schnelligkeitstraining die weiße Muskulatur angesprochen wird und diese auch beim Maximalkrafttraining entwickelt wird, ist die Abhängigkeit der beiden Formen untereinander muskelfaserspezifisch identisch. Unterschieden wird nur, ob man mehr zum Gewichtheben (maximale Gewichte mit maximaler Schnelligkeit) tendiert oder zum Sprinter neigt (maximale Geschwindigkeit mit maximaler Schnellkraftfähigkeit). Aus der Physik kennt man ja das Newtonsche Gesetz, das besagt, daß zur Änderung des Bewegungszustandes eine Kraft erforderlich ist. Möchte ich beim Kugelstoßen die Kugel beschleunigen, muß ich eine X-beliebige Kraft aufwenden, je schwerer die Kugel desto höher der Kraftaufwand. D. h., wenn ich der Kugel eine Geschwindigkeitsänderung erteile, ist die Kraft proportional der Masse (Kugel). Möchte ich nun die Kugel stärker beschleunigen, so ist die wirkende Kraft proportional zur Beschleunigung. Je stärker ich eine gleichschwere Kugel beschleunigen möchte, um so mehr Muskelkraft muß aufgewendet werden.

$$\text{Kraft (F)} = \text{Masse (m)} \times \text{Beschleunigung (a)}$$

(aus BÄUMLER/SCHNEIDER, Sportmechanik)

Hieraus erkennt der Sprinter, daß er bei relativem Körpergewicht optimale Geschwindigkeit erzielen muß, d. h. er bewegt „sich selber" und darf deswegen keine allzugroße Muskelmasse mitschleppen. Beide Athleten trainieren mit dem jeweiligen Grundkenntnissen des anderen um eine optimale Schnelligkeit zu erzielen, der Kugelstoßer sprintet, um im Ring die gesamte Körpermasse so schnell wie möglich hinter die Kugel zu bringen, er macht Krafttraining zur Kraftentwicklung und Schnelligkeitsübungen für die Beschleunigung. Der Sprinter baut Maximalkrafttraining teilweise mit ein, um explosiv aus dem Starterblock zu kommen, um dann durch sein Schnelligkeitstraining Bestzeiten laufen zu können. Jeder Sportler hat natürlich Spezialübungen wie Sprünge etc. zur weiteren Verbesserung mit eingebaut. Der Weitsprungweltrekordler des Jahres 1991, Mike POWELL (USA), der den 23 Jahre alten Weltrekord (8,90 m) von Bob BEAMAN auf sagenhafte 8,95 m verbesserte, benützte im Training speziell entwickelte Bremsfallschirme im Miniformat, um seine Schnelligkeitsbarriere zu durchbrechen (Stern 1992, Heft Nr. 30). Dieser Vergleich beider Sportarten soll deutlich machen, wie Kraft und Schnelligkeit sich die Waage halten, natürlich geschieht dies nur dynamisch, denn ein statisches Schnelligkeitstraining gibt es nicht. Die Wiederholungszahlen im Schnellkrafttraining liegen bei 30 bis 70% (je nach Autorenangaben) der Maximalleistung mit höchstmöglicher Geschwindigkeit, wobei wenn man eine Ermüdung merkt und die Wiederholungen abgebrochen werden müssen. Zwischen 5–10 Wiederholungen liegen die Angaben pro Serie. Am besten, man stoppt die Zeiten bei jedem Satz, bei großer Abweichung der schnellstmöglichen Serie wird das Training beendet. Varianten machen Hochleistungssportler: Mit einem submaximalen explosiven Versuch im Bankdrücken wird im Anschluß liegend ein Medizinball zur Hallendecke gestoßen – hier kommt dem Wort Schnellkraft praktische Aussage zu! Die Serienzeiten entsprechen etwa maximalen 30-m-Sprints oder explosiven Stößen mit der Kugel. Es muß sich vorher voll erholt werden. Beim Schnellkrafttraining soll ca. 2–2½ Minuten, beim Sprinten durch Eigengewichtsbelastung ca. 5–8 Minuten – je nach Streckenlänge (30 oder 70 m) Pausen gemacht werden. Bei zu kleinen Pausen ist das Nerv-Muskel-System nicht erholt, wobei zu große Pausen die Erregungskurve absinken läßt.

Bestätigt wird durch SCHMIDTBLEICHER (1980) der Zusammenhang von Kraft und Schnelligkeit und durch welche Trainingsmethode (Maximalkraft oder Schnellkraft) besonders die Schnelligkeit verbessert wird, da ja die Maximalkraft als Basisgröße für die Schnellkraft steht. Verglichen wurden die Formen des Maximalkrafttrainings mit einer Reizhöhe von 90–100% bei 1–4 Wiederholungen pro Serie und der Schnellkraftmethode von 30% der Maximalleistung bei 7 Wiederholungen pro Serie. Je 2 Gruppen und eine Kontrollgruppe wurde getestet. Gradmesser war die Bewegungsschnelligkeit bei einer Bewegungszeit, welche so kurz wie möglich sein soll und einer festgelegten Strecke, welche das Gewicht (Hantel) zurücklegt. Ergebnis war, daß durch Maximalkrafttraining eine Verbesserung der Bewegungsschnelligkeit erreicht wird. LETZELTER (1985) und sowjetische Untersuchungsergebnisse zeigten aber, daß geringe Zusatzlasten günstig für die Entwicklung der Schnellkraft, höhere (über ⅔ der Maximallast) geeigneter für die Schulung der Maximalkraft sind. Bei den Untersuchungen ist zu berücksichtigen, daß teilweise Labortests und keine Feldtests gemacht wurden und immer nur Anfänger als Probanden fungierten. Die Ergebnisse gehen darauf hinaus, daß bestimmte Trainingsmethoden für spezielle Trainingsinhalte gelten. Umfassend läßt sich sagen, daß beide Trainingsgruppen die Schnellkraftfähigkeiten überzufällig gesteigert haben, und zwar auch inhaltlich bedeutsam. Weiterhin die Abhängigkeit der Trainingsgewinne von den Trainingsmethoden, die nach der Schnellkraftmethode trainierte Gruppe erzielte klar größere Fortschritte in der Schnellkraft als jene, die nach der Maximalkraftmethode trainiert hat. Somit hat die eine Methode der anderen je nach Ziel Überlegenheit! Neben einem Haupteffekt kommen noch Nebeneffekte. Sofern in einer Sportart die Maximalkraft keine führende Rolle spielt und keine überdurchschnittlichen Ausprägungen notwendig sind, kann das anzustrebende Niveau auch mit der Schnellkraftmethode zur Verbesserung führen, umgekehrt führt auch die Maximalkraftmethode zur Verbesserung in der Schnellkraft, auch Maximalkrafttraining macht schnell – strittig ist nur, bis zu welchem Niveau (Letzelter 1986, S. 221).

### Kraft und Beweglichkeit

Die Aussage: er kann vor lauter Kraft nicht mehr laufen, sprich der unbewegliche Klotz, kann nach heutigen Erkenntnissen beiseitegestellt werden. Dies trifft nur bei einseitigem Krafttraining ohne Gymnastik bzw. Dehnübungen zu!

Bei vernachlässigtem Stretching und gezielten Dehnübungen für die Sportart steigt die Verletzungsanfälligkeit fast proportional, außerdem könnten ohne gymnastische Vorübungen bestimmte Elemente, bspw. des Gewichthebens, gar nicht ausgeführt werden. Eine eindrucksvolle Übung des Turnens – der Spagat – zeigte der 150 kg schwere Superschwergewichtler Manfred Nerlinger anläßlich eines Lehrgangs über Kraftsport (Blum, S. 146, Abb.). Die Vorteile eines Dehnprogramms bei regelmäßigen Muskeltraining sind: 50% weniger Verletzungen (Leistungssportler, der Fitneßsportler kann durch gezieltes Aufwärmen und wenig Maximalwiederholungen den Prozentwert natürlich noch um fast 50% steigern, Anm. d. Verf.), bessere Technik, erhöhte Erholung, intensiveres Training, durch vollen Kontraktionsweg größere Muskelmasse, Koordinationsgewinn auch bei anderen Sportarten. Tritt bei intensiven Krafttraining eine Stagnation ein, sollte eher ein umfangreicheres Dehnprogramm mit evtl. Intensitätsminderung gemacht werden. Auf der Grundlage, daß ein Muskel einen Kontraktionsrückstand bei Muskeltraining hat, dürfte dieser Ausgleich sinnvoll schon wegen verminderter Verletzungsanfälligkeit sein.

**Die Haltung des Menschen:**

# 8 Der Haltungsfehler – der Haltungsschaden

Eine physiologische Haltung des Menschen ist der frei- und aufrechtstehende Körper. Er ruht harmonisch in seinem Muskelmantel und spiegelt die seelische Verfassung wider. Abhängig ist die gesunde Haltung von den Knochen, Bändern und dem Tonus der Muskulatur, d. h. dieser Teil wird auch der passiven Haltung zugesprochen. Die aktive Haltung ist abhängig von der Erbmasse und seinem Energievorrat sowie Alter und der psychischen Konstellation. Eine positive Einstellung, Erfolg und ein stetiges Lernen (Lebenserfahrung) legen letztendlich den Grundstein für eine gesunde Haltung. Das Skelett ist durch die Einstellung und dem aktiven Bewegen des Muskelmantels in seinem Gleichgewicht.

UEXKÜLL (1988) bringt es auf den kürzesten Nenner. Allgemeines Gesundsein ist Meistern des Auf- und Umbaus der individuellen Wirklichkeit, allgemeines Kranksein gestörte Wirklichkeitsbildung (J. DE MEO, S. 192). Störungen des inneren Gleichgewichts wirken sich äußerlich durch den Zusammenhang vom Spannungssystem der Muskulatur auf das Skelettsystem durch einen Haltungsfehler aus.

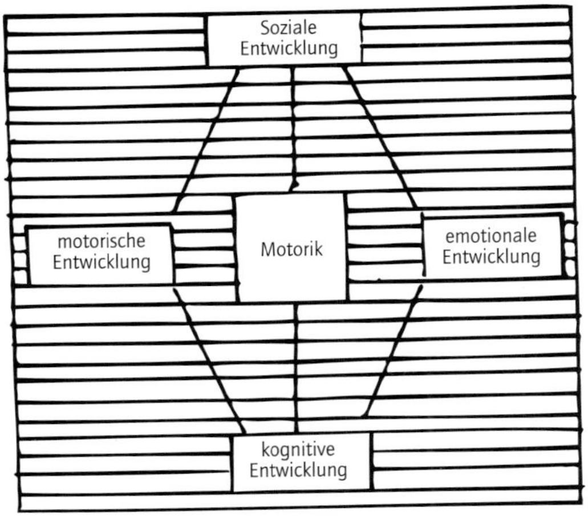

Innere und äußere Störungen geschehen in Wechselwirkung, der Einfluß der Bewegung auf das Wohlbefinden wirkt sich bereits im Kindesalter aus!

Die Abbildung 25 soll schematisch innere und äußere Störungen und deren mögliche Folgen deutlich machen.

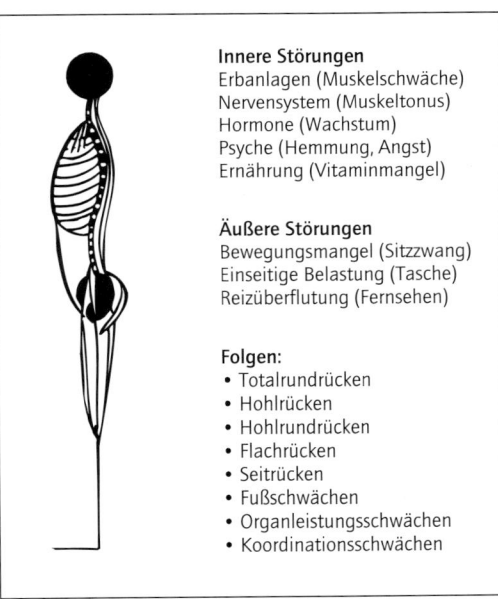

**Innere Störungen**
Erbanlagen (Muskelschwäche)
Nervensystem (Muskeltonus)
Hormone (Wachstum)
Psyche (Hemmung, Angst)
Ernährung (Vitaminmangel)

**Äußere Störungen**
Bewegungsmangel (Sitzzwang)
Einseitige Belastung (Tasche)
Reizüberflutung (Fernsehen)

**Folgen:**
• Totalrundrücken
• Hohlrücken
• Hohlrundrücken
• Flachrücken
• Seitrücken
• Fußschwächen
• Organleistungsschwächen
• Koordinationsschwächen

*Abb. 25: Störungen/Folgen.*

Ein Haltungsfehler liegt dann vor, wenn durch unphysiologische Haltung und Belastung ein Ungleichgewicht in der Muskelspannung auftritt. Die gewohnte, aber falsche Dauerhaltung kann passiv und aktiv in einen Haltungsschaden übergehen (z. B. Bandscheibenproblematiken etc.). Wenn jemand einen Rundrücken durch einseitig nach vorne verlagerte Haltung besitzt, kann es in diesem passiven Zustand bei leichter Hausarbeit dabei zu einem sogenannten „Hexenschuß" kommen. Bei schwerer Belastung (Heben etc.) und Rundrückenhaltung wird es auf Dauer durch Verlagerung des Band-

*Abb. 24: Einfluß der Bewegung auf das Wohlbefinden (verändert nach A. STUBING, 1981).*

scheibenkerns und Druck auf die Nerven mit evtl. Durchbruch durch den Faserring zu einem Bandscheibenvorfall kommen. Auf lange Sicht gesehen ist der Haltungsfehler und degenerative Veränderungen an der Wirbelsäule auch Vorstufe zu einem Haltungsschaden!

**Zusammengefaßt**
Haltungsschwächen stellen funktionelle Beeinträchtigungen dar, die durch gezielte körperliche Übungen gemildert bzw. ausgeglichen werden können.
Haltungsschwäche ist keine Krankheit, sondern als Variante der Durchschnittsleistungsfähigkeit und als Ausdruck eines Trainingsmangels anzusprechen.
Haltungsverfall gilt als Maximum einer Haltungsschwäche.
Haltungsschäden stellen irreversible strukturelle Veränderungen dar, die durch körperliche Übung nicht mehr ausgeglichen werden.
Haltungsfehler werden als Durchgangsstadium von der Haltungsschwäche zum Haltungsschaden definiert: Während die Rückenform der Haltungsschwäche noch aktiv korrigierbar ist und die Rückenform des Haltungsschadens auch passiv nicht korrigiert werden kann, läßt sich die Rückenform beim Haltungsfehler zunächst noch zumindest passiv korrigieren (RIEDER/KUCHENBECKER/ROMPE 1986, 207).

## 8.1 Belastungsstufen der Wirbelsäule plus Folgen für die Bandscheibe

Da die Bandscheibe zwischen den Wirbelkörpern puffert und durch Diffusion ernährt wird, sind einige Belastungsgrenzen zu beachten! Bei Belastung nimmt die Bandscheibenflüssigkeit durch Druck der Körpermasse tagsüber an Gehalt ab, in Ruhe und flacher Lage durch Stoffwechselvorgänge am Abend zu. In der Früh sind wir dann meßbar größer als am Abend. Ältere Menschen sind durch den Alterungsprozeß und den dadurch abnehmenden Stoffwechselvorgängen im hohen Alter zunehmend kleiner. Die Bandscheibenflüssigkeit wird weniger,

dieser Vorgang im Alter ist dann physiologisch gesehen normal. Unterschieden wird weiter die mechanische Belastbarkeit der Wirbelsäule (vgl. KLÜMPER, EINSINGBACH, BIEDERMANN).

a) Der axiale tolerierbare Druck der LWS beträgt 1500 kg.
b) Die Toleranzgrenze der HWS beträgt 75% von der LWS.
c) Bei Hyperflexionsbelastungen ab 500 kg kommt es zur Ruptur der hinteren Längsbänder und zu Mikroläsionen der Bandscheibe.
d) Hyperextensionsbelastungen von 100 kg provozieren Diskushernien bei L5+S1 (z. B. Turner bei einer Brücke auf dem Schwebebalken, Gewichtheber-tiefe Hocke).
e) Die Torsionsfestigkeit der Wirbelkörper der LWS beträgt 250 kg, für die Bandscheibenbelastung ca. 450 kg. Nimmt also die Flüssigkeit ab, bekommen die Gelenke einen noch höheren Druck ab, umso mehr wenn auch die Muskulatur zu schwach ist.
f) Leichte statische Haltearbeit in Vorbeugung (Ventralflexion) der Wirbelsäule läßt bei einer Last von 100 kg eine Druckbelastung der Lendenwirbelkörper von mehr als 800 kg auftreten.
g) Die statische Belastung der Bandscheiben der BWS nimmt selbst ohne Zusatzgewichte um 50% zu – sobald eine ausgeprägte BWS-Kyphose vorliegt (siehe Kapitel Rundrücken und Folgen).
h) Sportbedingte Fehl- und Überlastungen lassen weitere Verletzungen auftreten. Beispiele für Sportfehlbelastungen sind forcierte Hyperlordosen im Kunstturnen, Wasserspringen, Trampolin etc. Torsionen treten beim Speerwurf durch die extreme Becken-LWS-Position auf. Unphysiologische Sitzhaltungen im Rudern, Radfahren und langjähriges falsches Krafttraining lassen Mikrotraumen rezidivierend auftreten. Weiterhin Stauchbelastungen beim Skispringen und Kunstturnen während der Landung.

### Der intradiscale Druck der Bandscheibe
Dieser intradiscale Druck bedeutet, daß die Bandscheibe versucht, durch Großmoleküle, die eine große Anziehungskraft für Wasser ha-

ben – die von außen einwirkenden Druckkräfte im Inneren durch Spannung und des Volumens aufrechtzuerhalten. Erste Messungen wurden durch NACHEMSON im Jahre 1966 durchgeführt.

ließ Dr. NEEF (Orthopäde, Sportmediziner aus Ulm) von dem Wirbelsäulenchirurgen Dr. Hoogland eine 15 Millimeter dicke und sieben Millimeter lange Sonde in die Bandschei-

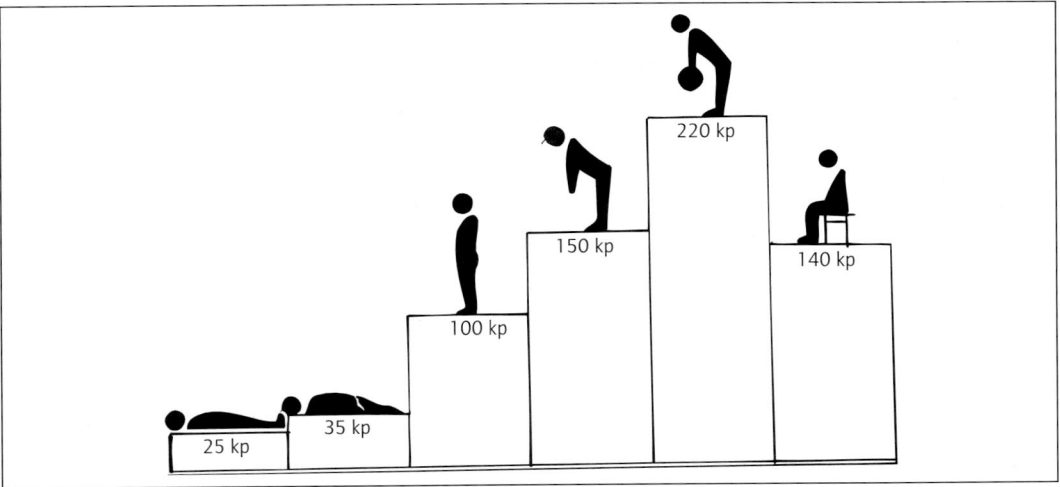

*Abb. 26: Intradiscale Druckmessung (nach Nachemson) der 3. Lendenbandscheibe unter verschiedene Körperpositionen.*

Er hat die Druckverhältnisse der dritten Lendenbandscheibe gemessen, wobei die Versuchspersonen verschiedene statische Positionen einnahmen (Abb. 26, T. LASER, S. 9).

Die Grafik von NACHEMSON zeigt die Belastungen in verschiedene Positionen. Es zeigt, daß angeblich die sitzende Position belastender ist als der Stand. Auch das Verhältnis von Rücklage zur Seitlage unterschiedlich. Erst im Jahre 1998 wurden neue Versuchsergebnisse veröffentlicht. Es wurde einiges belegt aber manches muß nun als widerlegt betrachtet werden. Es ist daher erfreulich, daß der Bereich der Krankengymnastik und Physiotherapie immer mehr von wissenschaftlichen Erkenntnissen und sportwissenschaftlichen Ergebnissen beeinflußt wird. So manche verbohrte Lehrmeinungen werden dadurch aufgehoben. Im Rahmen einer Forschungsstudie unter der Leitung von Dr. WILKE (Ingenieur und Biomechaniker, Uni-Klinik Ulm)

ben L4–L5 setzen (Spiegel, Heft vom 10. 8. 1998). Der Proband wurde 24 Std. in den verschiedenen Lagen gemessen. Die Ergebnisse waren wie folgt: Die Drücke im Liegen und in Seitlage sind etwa gleich. Beim bequemen Sitzen ohne Lehne ist der Druck größer als im „schlampigen" Sitzen („Lümmeln") mit Lehne. Entspanntes Stehen ist belastender als Sitzen! Heben mit Rundrücken und arbeiten in vorgebeugter Haltung ist allerdings weiterhin ungünstig. WILKES Untersuchungen zeigt auch, daß sich während der Nachtruhe der Druck in der Bandscheibe erhöht, bedingt dadurch, daß sich die Bandscheibe mit Flüssigkeit füllt. Somit sind Ruhephasen therapeutisch sinnvoll. Einen bestimmten Druck muß die Bandscheibe auch aufweisen, es darf nur nicht der höchstmögliche Druck herausgefordert werden wie unten stehende Grafik die Druckverhältnisse in **bar** zeigt.

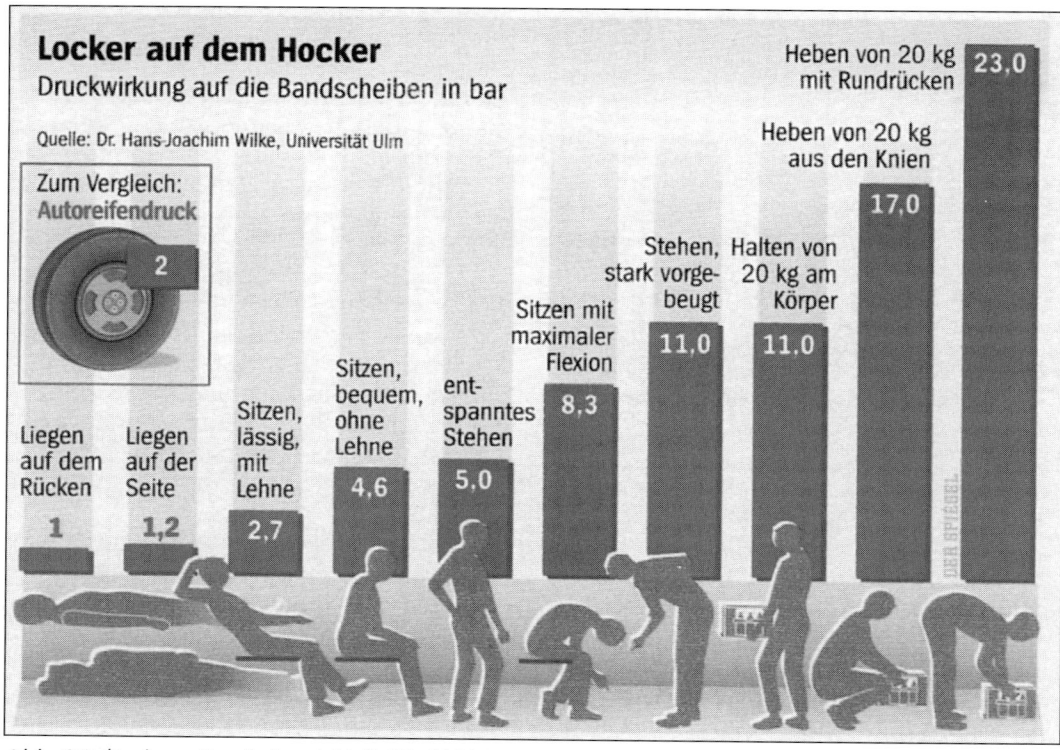

**Locker auf dem Hocker**
Druckwirkung auf die Bandscheiben in bar

Quelle: Dr. Hans-Joachim Wilke, Universität Ulm

Zum Vergleich:
Autoreifendruck — 2

Liegen auf dem Rücken — 1
Liegen auf der Seite — 1,2
Sitzen, lässig, mit Lehne — 2,7
Sitzen, bequem, ohne Lehne — 4,6
entspanntes Stehen — 5,0
Sitzen mit maximaler Flexion — 8,3
Stehen, stark vorgebeugt — 11,0
Halten von 20 kg am Körper — 11,0
Heben von 20 kg aus den Knien — 17,0
Heben von 20 kg mit Rundrücken — 23,0

*Abb. 26/1: (aus: Der Spiegel, Heft 33/1998, S. 145, Dr. Wilke, Universität Ulm)*

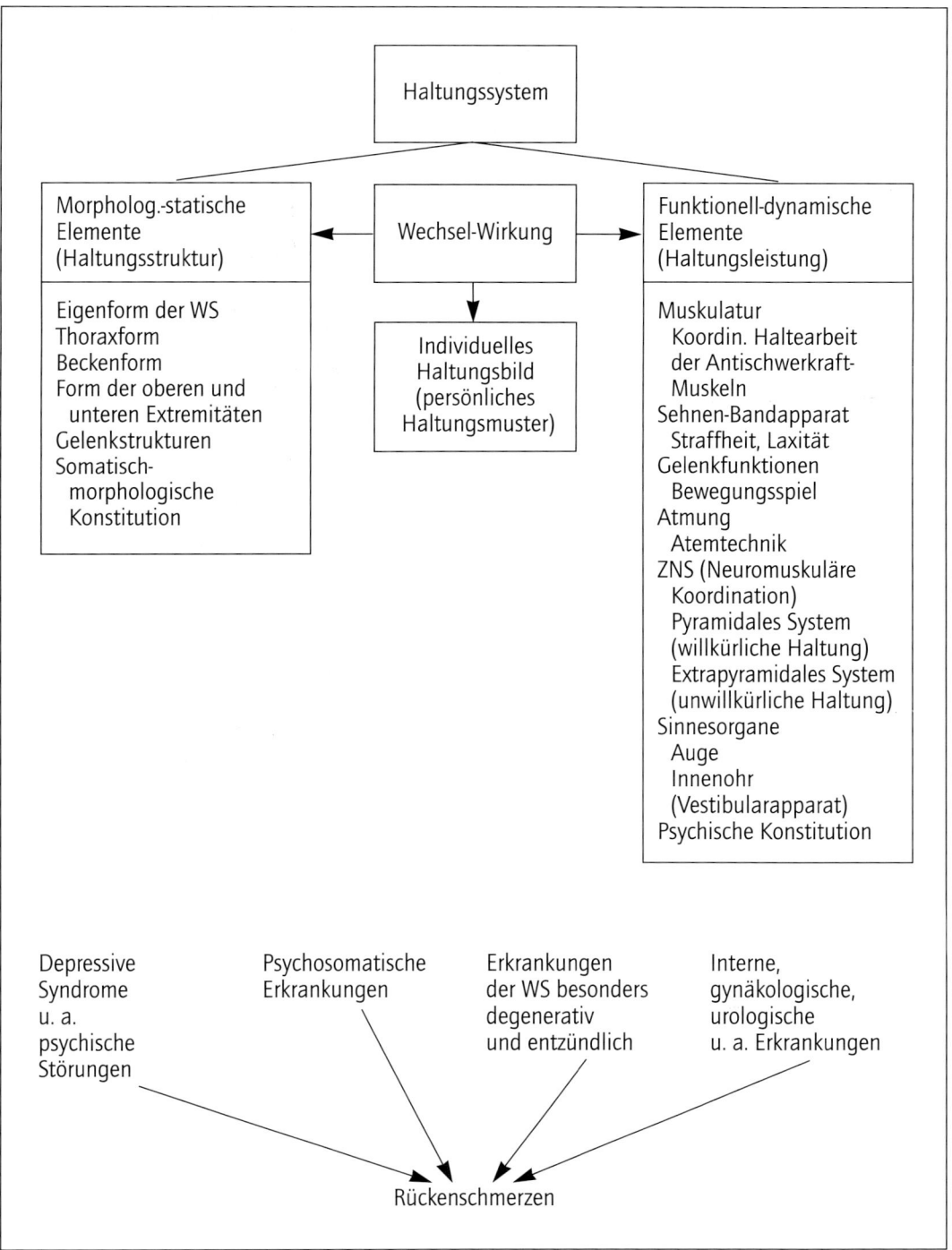

*Abb. 27: Das Haltungssystem und die Ursache von Rückenschmerzen (aus W. MÜLLER, F. SCHILLING, Differentialdiagnose rheumatischer Erkrankungen, S. 195/157)*

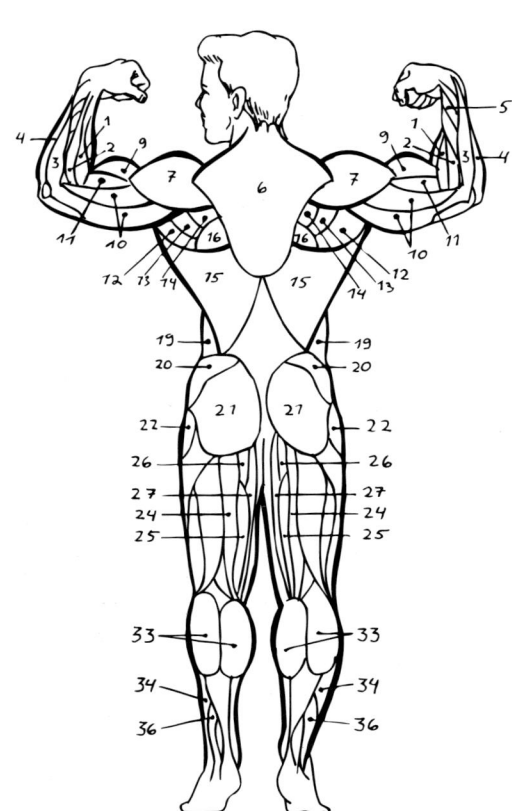

Diese Muskelübersicht soll bei den Kapiteln der Haltungsfehler eine Ergänzung darstellen.

1 Oberarmspeichenmuskel
  m. brachioradialis
2 langer Speichenhandstecker
  m. extensor carpi radialis longus
3 gemeinschaftlicher Fingerstrecker
  m. extensor digitorum
4 Ellenhandstrecker m. extensor
  carpi ulnaris
5 langer Daumenabzieher m. abduc-
  tor pollicis longus
6 Kapuzenmuskel m. trapezius
7 Deltamuskel m. detoideus
8 großer Brustmuskel
  m. pectoralis major
9 zweiköpfiger Armbeuger
  m. biceps brachii
10 dreiköpfiger Armstrecker
  m. triceps brachii
11 innerer Armbeuger m. brachialis
12 großer Rundmuskel m. teres major
13 kleiner Rundmuskel m. teres minor
14 Untergrätenmuskel m. infraspina-
  tus
15 breiter Rückenmuskel
  m. latissiumus dorsi

16 Rautenmuskel m. rhomboideus
17 vorderer Sägemuskel
  m. serratus anterior
18 gerader Bauchmuskel
  m. rectus abdominis
19 äußerer schräger Bauchmuskel
  m. abliquus externus abdominis
20 mittlerer Gesäßmuskel
  m. gluteus medius
21 großer Gesäßmuskel
  m. gluteus maximus
22 Spanner der Schenkelbinde
  m. tensor fasciae latae
23 zweiköpfiger Schenkelbeuger
  m. biceps femoris
24 Halbsehnenmuskel
  m. semidentinosus
25 Halbsehnenmuskel
  m. semidentinosus
26 großer Schenkelanzieher
  m. adductor magnus
27 schlanger Muskel m. gracilis
28 Lendendarmbeinmuskel
  m. iliopsoas (nur teilw. sichtbar,
  links neben 30)

29 langer Schenkelanzieher
  m. adductor longus
30 Kammuskel m. pectineus
31 vierköpfiger Schenkelstrecker
  m. quadriceps femoris
32 Schneidermuskel m. sartorius
33 Zwillingswadenmuskel
  m. gastrocnemius
34 Schollenmuskel m. soleus
35 vorderer Schienbeinmuskel
  m. tibialis anterior
36 langer Wadenbeinmuskel
  m. peroneus longus
37 langer Zehenstrecker
  m. extensor digitorum longus

**Präventivtraining als Grundlage
zum Ausgleich des Haltungsfehlers**
*Methoden der Rückenschule
(Krankengymnastik) zur Muskelspannung
und Bewegungsgewöhnung*

Als Grundlage der aktiven Bewegungstherapie dienen die Übungen aus der Prävention, also der funktionellen Gymnastik – genannt Wirbelsäulengymnastik. Die Bewegungsgewöhnung dient dazu, den Muskel bzw. Muskelgruppen auf eine Grundspannung zu bringen. Erstmal statisch, damit der Übende sich auf die jeweiligen Muskeln konzentrieren kann, damit er spürt, welcher Muskel einzeln kontrahiert werden kann. Als nächstes wird zu dynamischen Übungen übergegangen, um den funktionellen Bewegungsablauf koordinativ zu schulen. Grundlegend dient die statische Methode in erster Linie bei Verletzungen (nach Operationen) oder im Gips dazu, durch Anspannung den Muskel nicht abschwächen zu lassen bzw. dies minimal zu halten. Die dynamische Form trifft auf den Alltag zu, da der Mensch sich aktiv bewegt. Für den sportlich inaktiven Menschen sollen Übungen der Rückenschule als Grundlage dienen, um dann in eine Aufbauphase zum sportlichen leichten Training übergehen zu können – ein Bewegungsmuster und Anspannen erleichtert diese Phase. Dies trifft dann für den Ausdauerbereich auf das Minimalprogramm zu. Um einen Haltungsfehler ausgleichen zu können müssen funktionelle Übungen dazu dienen, den Übergang an ein Hantel-Gerätetraining zu erleichtern, ein „Muskelgefühl" ist dann nämlich vorhanden – die für die Übungen notwendig sind. Flexibilität, Koordination und Kraftgrundlage in Verbindung mit einer allgemeinen (minimalen) Ausdauer gelten als optimales Niveau zur Gesunderhaltung (Prävention). Selbst wenn dann der Körper erkrankt ist durch Infekte oder einen Unfall, wird er sich bei der Genesung schneller erholen durch den gesteigerten Stoffwechsel und Abwehreffekt. Die Spezifik eines präventiven Grundlagentrainings gelten als **Hinführung** zum **Sportlichen** – hat an sich mit sportlichem Training noch nichts zu tun. Entscheidend sind die Inhalte Intensitäten, Umfang und mehrmaliges bis tägliches Training (1–1,5 Std.)
in der Woche, das ganze Jahr hindurch – unterteilt in Phasen mit dem Ziel der Bestleistung. Präventives Aufbautraining als Hinführung beinhaltet ein sehr dosiertes Belastungsniveau, mit dem Ziel der Gesunderhaltung. Das Belastungsniveau steigt an Hand der gesunden Körperfunktion, um für sich das Optimum zu erreichen. Dies dürfte bei vier Stunden in der Woche das Maximum sein (s. Kap. Trainingspläne). Der Arzt sollte einen Gesundheitscheck machen. Die Trainingsinhalte eines Aufbautrainings richtet sich immer nach dem derzeitigen Gesundheitszustand wie Übergewicht, Herz-Kreislaufstabilität sowie anatomische Veränderungen und vorangegangene Aktivitäten. Das Präventivtraining eines aktiven Sportlers ist als Aufbautraining beendet, wenn in vollem Umfang wieder trainiert werden kann. Für den Nichtsportler ist die Aufbauphase „beendet", wenn der Gesundheitszustand **sein** Optimum an Kraft, Ausdauer und Flexibilität erreicht hat – er hat dann seinen Rhythmus konstant. Im Muskeltraining wurde der Haltungsfehler gelindert durch eine Vergrößerung der Muskelmasse sowie das Herzkreislaufsystem gestärkt durch ein Ausdauerprogramm. Wird dies im vollen Umfang verlangt, ist ein sportliches Training auf der Grundlage der Trainingslehre notwendig. Dieses Training unterscheidet sich im Vergleich zum „reinen" Präventivtraining. Nach LETZELTER wird Training wie folgt definiert (LETZELTER S. 17, Trainingsgrundlagen):
Training besteht aus systematischen gesteuerten sportlichen Verhaltensweisen in Form der Realisierung von Trainingsinhalten, welche nach den Gesetzen der Trainingslehre angeordnet werden und abhängig sind von den Trainingszielen.
Dieses Trainingsziel und damit die Inhalte sind im Vergleich zum präventiven Aufbauen oder Vorbeugen immens unterschieden. Prävention eines Haltungsfehlers ist die Rückenschule und ein wenig Ausdauergrundlage wie Schwimmen oder Radfahren bei geringem Umfang. Das sportliche Training hat also eine dauernde, auf lange Sicht gesehene, **progressive** Steigerung zum Inhalt. Wenn nun der an sich Inaktive dies vergleicht, was er „nur" zur täglichen Belastung tun muß, um nicht überlastet zu werden, sollte es leichtfal-

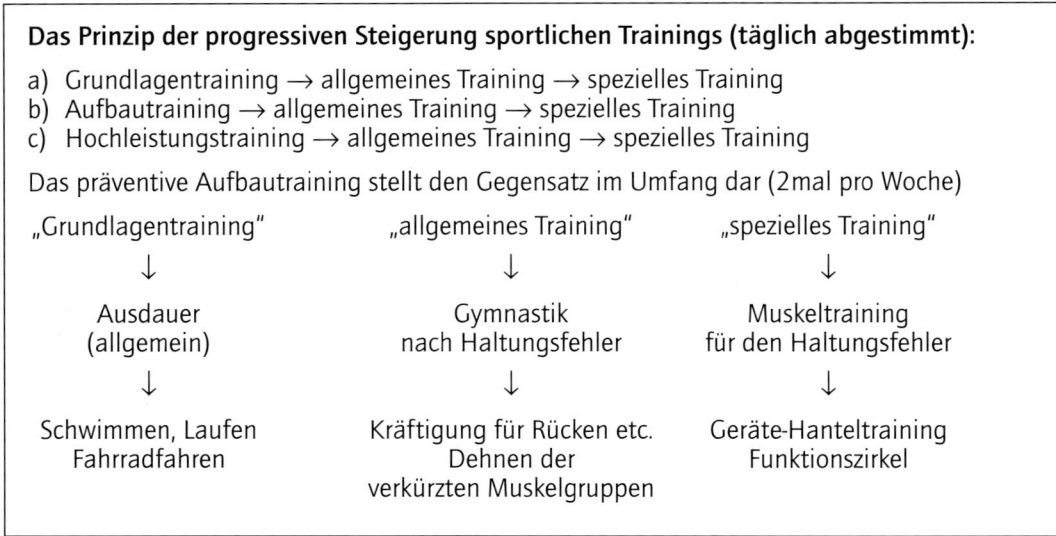

**Das Prinzip der progressiven Steigerung sportlichen Trainings (täglich abgestimmt):**

a)  Grundlagentraining → allgemeines Training → spezielles Training
b)  Aufbautraining → allgemeines Training → spezielles Training
c)  Hochleistungstraining → allgemeines Training → spezielles Training

Das präventive Aufbautraining stellt den Gegensatz im Umfang dar (2mal pro Woche)

| „Grundlagentraining" | „allgemeines Training" | „spezielles Training" |
|:---:|:---:|:---:|
| ↓ | ↓ | ↓ |
| Ausdauer (allgemein) | Gymnastik nach Haltungsfehler | Muskeltraining für den Haltungsfehler |
| ↓ | ↓ | ↓ |
| Schwimmen, Laufen Fahrradfahren | Kräftigung für Rücken etc. Dehnen der verkürzten Muskelgruppen | Geräte-Hanteltraining Funktionszirkel |

*Abb. 28: Fitneßprogramm mit einem Präventivcharakter unterteilt in „Minimum–Optimum" findet sich im Kapitel der Trainingsprogramme, diese kommen nach dem Aufbautraining in Frage.*

len. Hier zum Vergleich: Sportliches Training – Präventivtraining (Abb. 28).

Dieses im Alltag untergebrachte präventive Vorgehen wird dann zum sportlichen Handeln, wenn effektive Veränderungsstrategien vorgenommen werden – d. h. Umstellung der bisherigen Lebensweise durch die Optimierung von Handlungsfähigkeit, bezogen auf seinen Körper. Zielsetzungen werden planvoll kontrolliert und danach gehandelt. Wo diese Zuordnung nicht möglich ist, haben sich Trainingsziele und Trainingsprozesse verselbständigt, werden Menschen zu Objekten von Veränderungsstrategien (EBERSPÄCHER, Sportpsychologie). Eine wichtige Voraussetzung zum präventiven Erfolg ist immer das physische Geschehen psychisch bewußt zu erleben. Dies erleichtert einem das Ziel zu erreichen, da das Handeln planvoll und damit körperbezogen (Hineinhören) geschieht. Wer einen Haltungsfehler bsp. den Totalrundrücken besitzt, ist physisch eher als Träger von Lasten zu betrachten als ein ausgeglichener Mensch. Werden die Übungen oder das Training insgesamt nur deshalb gemacht, so daß sie „gemacht" sind, lädt sich durch „sinnloses" Vorgehen noch mehr Last auf!

## Muskeltraining des Haltungsfehlers

Im Bodybuilding lautet in der Regel ein Muskeltraining so zu gestalten, daß er an Masse durch Hypertrophie zunimmt, es wird also eine Querschnittszunahme angestrebt. Wird dies nur in eine „Richtung" betrieben, wird der Körper asymmetrisch und wie bei einem Haltungsfehler ein Ungleichgewicht der Muskelgruppen hergestellt.

Im Bereich des Wettkampfbodybuilding liegt das Ziel in der symmetrischen Ausbildung der Muskelgruppen, mit dem Hintergrund des künstlerischen Wettstreits. Der Körper ist nicht Mittel zum Zweck, sondern Zweck selbst. Daß dies im heutigen Hochleistungssport durch allzu massige Körper verfehlt ist, dürfte jedem klar sein. (Doping ist in diesem Bereich des Leistungsgedankens mit ausschlaggebend.) Durch Werbung und Verkauf wird er hier doch Mittel zum Zweck. Grundlegend strebt der Bodybuilder die gleiche Harmonie und Klarheit wie ein Künstler an. Michelangelos Skulpturen geben den Beweiß von Anatomie und Ästhetik. Den Sinn des Trainings verliert ein Körper, welcher so aufgebaut ist, daß die Funktionalität der zusammenspielenden Muskelgruppen einge-

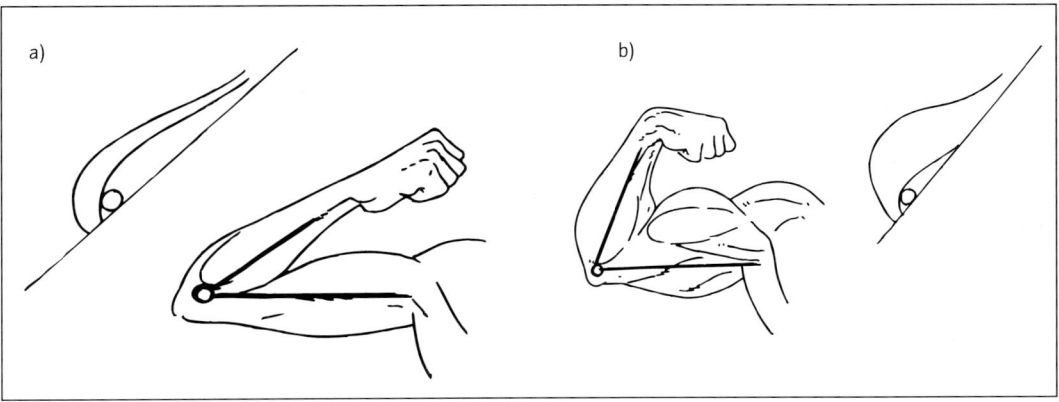

*Abb. 29: Der Kraftarm ist bei gestrecktem Arm beim dicken Muskel größer als bei dünnem – daher bei gleicher Zugkraft größere Beugekraft. Ein dünner Muskel beugt voll – ein dicker sperrt sich selbst (Seminar Schnell). Anm.: Daß ein Muskel sich selbst sperrt, dazu ist jahrelanges Leistungstraining notwendig!*

schränkt wird. Dies geschieht bei asymmetrischem Aufbau, hier wird die Gelenkbeweglichkeit eingeschränkt. Als Beispiel dient der von vielen Fans bei einem bestimmten Entwicklungsgrad „angehimmelte" M. Bizeps des Oberarmes, dieser wird oft für einen „kraftvollen" Arm als Gradmesser benutzt. Der an sich kleine Muskel ist bei übermäßigem Volumen wenig von Nutzen. Denn ein überhypertrophierter Muskel verhindert, daß ein Gelenk über den vollen Bewegungsradius bewegt werden kann. Beispiel a zeigt einen gut entwickelten, b einen übermäßig entwickelten Oberarmbizeps. Dazu der jeweilige Ansatzpunkt und Kraftarm (Abb. 29).

Man sieht deutlich, daß der Winkel bei a kleiner wird, der Arm kann besser gebeugt werden. Der Bizeps bei b verhindert dies. Diese extremen Ausmaße können bei Leistungsbodybuildern vorkommen und sollen keine Richtlinie für den Trainierenden sein, der eine funktionelle symmetrische Entwicklung anstrebt. Den entgegengesetzten Fall eines aufgebauten Muskels stellt in der heutigen Zeit des Konsums ein von der Arbeit nicht belasteter Muskel dar. Wird er bei der Arbeit belastet, geschieht dies doch meist einseitig, dies ist dann auch asymmetrisch für Sehnen, Bänder, dem Muskel und dem Gelenk. Grundsätzlich ist eine übermäßige Belastung, hervorgerufen durch Inaktivität eher schädlich als eine übermäßig entwickelte Muskulatur! Die Muskulatur dient als Pufferung und Schutz

an den Gelenken und entlasten sie. Eine schlechte Haltung verhindert auch die Gelenkbeweglichkeit durch einseitige Überlastung, wie auch ein zu großer Muskel durch Masse einschränkt. Der Unterschied liegt aber im wesentlichen daran, daß eine trainierte Muskulatur besser durchblutet ist, somit die Gelenke, Knorpel und Kapsel (durch Diffusion) ausreichend mit Nährstoffen versorgt und die Stoffwechselvorgänge optimal ablaufen können. Der Muskel mit seinen Blutgefäßen (Kapillaren) hat diese im Ruhezustand zu 95% geschlossen. Öffnen tun sich die Kapillaren erst unter vermehrter Aktivität (Sport), dann ist erst der Blutfluß in das Gewebe gewährleistet. Ein durchbluteter Muskel läßt sich auch besser dehnen und verhindert bei einseitiger Belastung eine Verkrampfung, oft durch einen Hexenschuß oder Wadenkrampf bekannt. Weiterhin verbraucht eine trainierte Muskulatur mehr Kalorien und zieht somit einiges vom Fettdepot weg, der sonst durch einen verlangsamten Stoffwechsel ruht!

Die erhöhte Spannung eines trainierten Muskels richtet die Wirbelsäule auf und verhindert daß Bandscheiben durch schlaffe Muskeln (damit schlechte Haltung) auf die Nerven drücken – vor allem bei Belastung („Lupfen"). Eine gesunde, bessere Statik ist nur möglich durch trainierte Muskelgruppen. Wenn man lernt, durch ein Trainingsprogramm die Haltung auszugleichen, ist es auch möglich durch die schon gezielte Belastung in anderen Sportarten „Fuß zu fassen". Denn ein vorbereiteter Muskel lernt bestimmte Bewegungen gut abzufangen und beugt Verletzungen vor (Prävention). In fast schon jeder Sportart ist das Training mit Gewichten notwendig, um eine optimale Leistungsfähigkeit zu bekommen – und zu halten. In der Statistik rangiert das Bodybuildingtraining oder Muskeltraining an hinterster Stelle der Verletzungen, weil keine abrupten Bewegungen wie im Fußball, Tennis, Handball sowie Fremdeinwirkung des Gegners möglich sind. Diese Sportarten mit hohen Belastungen durch Scherkräfte auf die Gelenke sowie Sehnen und Bänder beugen durch ein Muskeltraining vor, die Verletzungen geringzuhalten. Einen stärkeren Muskel kann man nicht „so" überlasten, daß ein Gelenk Schaden nimmt, weil er funktionsfähiger ist und damit entlasten kann. Die Verletzungen des Kraftsports geschehen meistens durch maximale technische unsaubere Bewegungen. Im Fitneß-Center durch falsche Ausführung und mangelndem Aufwärmen! Weiterhin sind Verletzungen des Trainierenden in einem Fitneß-Center oft selbst verursacht, nämlich durch inkonsequentes Training. Mal geht er hin, dann wieder nicht – wenn doch, dann will er die versäumten Einheiten durch stundenlanges Üben ausgleichen. Merke: Ein übermüdeter oder übertrainierter Muskel ist verletzungsan-

fälliger bei übermäßigem Training nach einer Trainingspause. Ein anderer Aspekt ist die Qualifikation, mehr noch der persönliche Einsatz und das Interesse an der Materie eines Übungsleiters. Oft kann er nicht auf die persönlichen Schwierigkeiten eingehen, weil der Hintergrund der Anamnese eines Haltungsfehlers oder -schadens fehlt. Diese ist vorher mit einem fähigen Arzt und Therapeuten abzusprechen, was man nicht machen darf. Ein Training der Muskulatur nach einem Bandscheibenvorfall ist anders aufgebaut als der Ausgleich eines Haltungsfehlers etc. (Vgl. STEININGER, BUCHBAUER). Dies sollte den Interessierten nicht daran abhalten, vorzubeugen. Dazu gehört auch die Verwendung von Literatur über Trainingslehre und Ernährung etc. Eine zweimalige Belastung sollte das Minimum sein, da nur hier ein „Trainingseffekt" auf Dauer etwas einbringt. Man sollte auch nicht vergessen, daß ein trainierter Körper die Alltagsbelastungen mit weniger Streß verarbeitet, die Streßschwelle wird heraufgedrückt. Eine Ausdauersportart, die den Haltungsfehler berücksichtigt, ergänzt dann ein Trainingsprogramm mit Hanteln und Geräten.
Dies alles dient dem Präventiven und Erhalten und sind als Grundlage im Breitensport manifestiert. Einige Punkte lassen sich daraus wieder erkennen (aus: BOHUS, Sportgeschichte, S. 159, 1986).

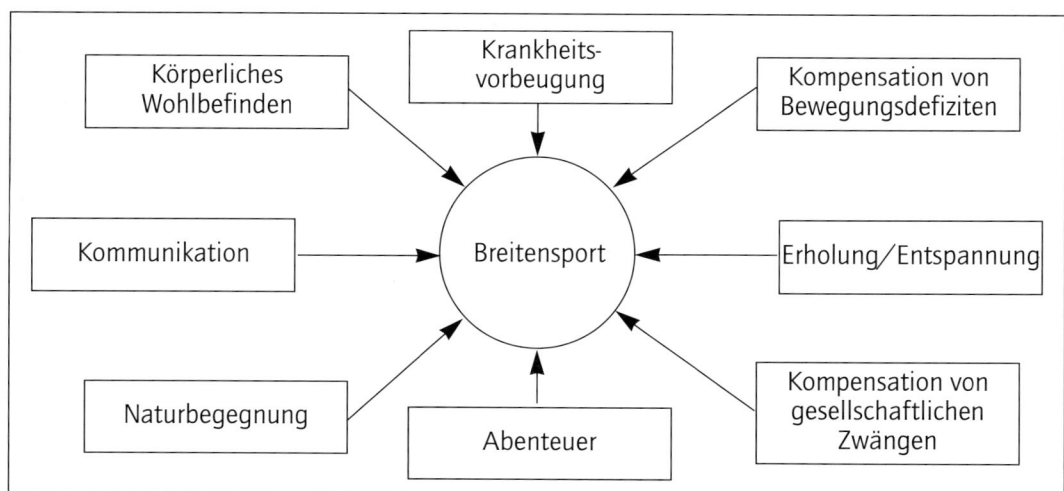

*Abb. 30: Gesellschaftliche Bedürfnisse als Grundlage des modernen Breitensportes.*

## Die Einstellung des Beckens
in Abhängigkeit von Bauch-
und Rückenmuskulatur

Das Becken wird aufgerichtet von den Muskeln:
1. M. rectus abdominis (gerader Bauchmuskel)
2. M. gluteus (Gesäßmuskel)
3. M. ischiocruales
   (hintere Oberschenkelmuskeln)

Das Becken wird gekippt von den Muskeln:
1. M. Iliopsoas (Hüftbeugemuskulatur)
2. M. rectus femoris (vorderer Oberschenkel)
3. M. tensor fascia lata u. sartorius
   (Beugen in der Hüfte mit)

Aus den Abbildungen der Haltungsfehler wird ersichtlich, wie durch ein Mißverhältnis der Muskeln sich die Beckenstellung ändert und dies sich komplett auf die Wirbelsäule überträgt. Die Hauptaufgabe dieser Muskeln ist es, das Becken physiologisch zu halten, d. h. eine übermäßige Lordose bspw. des Hohlrückens zu verhindern – dementsprechend muß auftrainiert und gedehnt werden. Da der Körper ab dem 18. Lebensjahr „ausgewachsen" ist und die Statik festgelegt wurde, ist dem Haltungsfehler nur durch ein gezieltes Training beizukommen. Im Kindesalter kann durch Früherkennung einer veränderten Statik vorgebeugt werden (Schulsonderturnen), im Erwachsenenalter hilft nur noch eine gezielte Trainingstherapie (Rückenschule, Muskeltraining etc.), um einer Verschlechterung der Statik entgegenzukommen und Haltungsschäden zu vermeiden.

## Die Muskulatur, welche man aufbauen muß

Die Muskelgruppen, welche man bei einem Haltungsfehler aufbauen muß, nenne ich **primäre** Muskelgruppen. Diese Muskelgruppen sind sozusagen schwach ausgebildet. Die **sekundären** Muskelgruppen sind damit „unphysiologisch verkürzt" und damit „vermehrt verspannt". Beide Gruppen haben einen unterschiedlichen Muskeltonus, jedoch differenziert.

Grundsätzlich trainiert man die Muskelgruppen, welche beiderseits an einem Gelenk ansetzen, Agonist und den Gegenspieler (Antagonist) um ein symmetrisches Verhältnis anzustreben. Bei einem Haltungsfehler wird die Muskelgruppe schwerpunktmäßig trainiert, die schwächer ist. So wird durch diese Vorgehensweise die Gegenseite (Antagonist) gedehnt

und durch die Bewegung **detonisiert.** Dieses Training soll bewirken, daß durch ein Auftrainieren der schwachen Muskelgruppe ein ausgeglichenes Verhältnis der Spannung beiderseits entsteht. Einerseits eine höhere Spannung des Agonisten (Primäre Muskelgruppen), andererseits eine verminderte Spannung der sekundären Muskelgruppen.

**Ist die schwache Muskelgruppe aufgebaut und die verspannte gedehnt worden, der Haltungsfehler gelindert, wird erst jetzt mit dieser Muskelgruppe ein Muskeltraining begonnen. Vorher sollte sie durch Dehnung und Kraftausdauer trainiert werden.** Schwerpunkt sollte primär der Haltungsfehler sein und dann erst ein gesamtes Muskelaufbautraining (wenn erwünscht) für sämtliche Muskelgruppen, nur so kann ein präventives Vorgehen sinnvoll sein. Beispiel: Wenn jemand durch jahrelanges falsches Sitzen einen Rundrücken hat und die Brustmuskulatur dadurch verkürzt (verspannt) ist, wird er den Schwerpunkt auf den schwachen Rücken legen und sekundär die Brustmuskeln mit einem Krafttraining aufbauen, eher Dehnen. Damit dürfte auch klar sein, daß bei einem Bodybuilder, der nur die Brust- und vorderen Schultermuskeln trainiert, ein ungleiches Kräfteverhältnis gegenüber hinterer Schulter- und Rückenmuskulatur entsteht. Wenn der Trainierende noch zusätzlich zu einem Rundrücken neigt, wird er trotz trainierter Muskulatur zu einer schlechten Statik kommen. Die Sehnen werden außerdem ungleich belastet und verursachen Tendopathien. Durch die Asymmetrie neigt auch er zu Rückenverspannungen. Ein von Natur aus ungleiches Verhältnis der Muskelgruppen von 3 : 2 weisen die Beinmuskeln (vorne : hinten) auf. Durch einen trainingsbedingten Schwerpunkt im Fußball wird beispielsweise dieses Ungleichgewicht zugunsten des stärkeren vorderen Oberschenkels noch verstärkt. Dies führt zu Knie- und Rückenbeschwerden, weil die gesamte Statik betroffen ist. Die Kniebeschwerden können funktionell durch ein Auftrainieren der hinteren Oberschenkelmuskeln gelindert bzw. verhindert werden, eine stabile Rücken- und Bauchmuskulatur verhindert Verletzungen und beugt Verspannungen und Zerrungen der Beine vor!

# Die funktionelle Beweglichkeitsgymnastik (FBG) als Aufwärmprogramm

Einen festen Bestandteil eines Übungsprogramms muß eine Gymnastik sein, die gezielt auf die kommende Belastung einwirkt – spez. Muskeltraining.

Es nützt nichts, wenn man die Beinmuskeln trainieren will und dann schwerpunktmäßig den Oberkörper vorwärmt und umgekehrt. Die funktionelle Beweglichkeitsgymnastik (FBG) soll dazu dienen, dynamische Übungen über einen vollen funktionellen Bewegungsradius ausführen zu können, ohne einen Schaden zu haben (Verletzungsvorbeuge). Dies bedeutet unter Berücksichtigung der Haltungsfehler überwiegend ausgleichende Bewegungen zu erreichen für die zu trainierende Muskelgruppe. Möchte ich, in diesem Fall beim Totalrundrücken ein Muskeltraining für die Rückenmuskulatur ausführen, muß ich Beweglichkeitsübungen für die Rückenmuskulatur ausführen, um auf die kommende Belastung vorbereitet zu sein. Eine FBG muß im Aufwärmprogramm fester Bestandteil sein, schon deshalb, um Verletzungen vorzubeugen und die Beweglichkeit zu erhalten. Dynamische Bewegungen der jeweiligen Muskelgruppe und leichte Dehnungen sind dies. **Im „Gegensatz" der Übungen der Rückenschule zum Aufbau einer Spannung (Muskelfeeling) und spüren des Muskels, dient die FBG rein zum Beweglichmachen der Muskelgruppen für eine schwere kommende Belastung nach dem allgemeinen Aufwärmen.**

Ein gezieltes Aufwärmprogramm ist in jeder Sportart nötig, um physisch und psychisch den Körper „anlaufen" zu lassen. Erst wenn der Körper gut durchblutet ist, ist gewährleistet, daß der Sauerstofftransport funktioniert und damit die Muskulatur erwärmt ist. Die Versorgung des Gelenks ist dann optimal (Nährstoffversorgung). Wo Blut im Körper hinkommt ist der Stoffwechseltransport der Enzyme gewährleistet. Ein zu belastender Muskel sollte folgende funktionsfähige Eigenschaften haben.

1. Eine gute Durchblutung, um die Nährstoffzufuhr aufrechterhalten zu können.

2. Ein funktionsfähiger Muskel muß über die volle Länge seines Bewegungsradius gedehnt werden können.

3. Der Muskel muß auf Ursprung und Ansatz natürlich kontrahiert werden können, ohne zu verspannen.

Diese 3 Eigenschaften soll die FBG als integriertes Aufwärmprogramm erfüllen. Um nicht bei einem Gymnastikprogramm irgendwelche Übungen im Durcheinander auszuführen, führte KNEBEL die Funktionsgymnastik in die Gymnastik literarisch gezielt ein. Er unterscheidet 4 Funktionskreise in Muskelgruppen unterteilt, die aber nicht getrennt, sondern überlappt gesehen werden sollen. Mit dieser Differenzierung ist eine Konkretisierung zum besseren Verständnis möglich.

Funktionskreis I umfaßt:
Halswirbelsäule (HWS) und Kopf, Brustwirbelsäule (BWS) bis zum fünften Brustwirbel.

Funktionskreis II:
BWS vom 5. bis zum 12. Brustwirbel, Lenden-Becken-Hüftregion.

Funktionskreis III:
Untere Lendenwirbelsäule (LWS), Hüft-Kreuz- und Darmbeingelenk, komplette untere Extremität.

Funktionskreis IV:
Schultergelenk mit Schulterblatt und Schlüsselbein, komplette obere Extremität.

Möchte ich nun beim Totalrundrücken den Schultergürtel und Rückenbereich in gesamter Länge trainieren, ergibt sich folgendes Bild. Schultergürtel und Armbereich fallen in Funktionsbereich IV zum Mobilisieren. Der Rückenstrecker im Bereich BWS und LWS in den Kreis II. Die verkürzte Bauchmuskulatur wird im Kreis II gedehnt. Schwerpunkt sind also die Funktionskreise II + IV. Diese Unterscheidung ist durchaus sinnvoll, wenn man dies praxisbezogen sieht. Ein Blick in unsere Fitneßcenter ergibt folgendes Bild: Der Übungsleiter weist die

angehenden Aktiven in die Funktion der Geräte ein. Jeder macht dann ein Programm, welches bestimmte Muskelgruppen beansprucht. Sehr leichte Gewichte gewährleisten eine Vermeidung von Verletzungen. Als Aufwärmprogramm wird meistens empfohlen 10 Minuten am Fahrradergometer zu fahren und dann mit leichten Gewichten am Gerät oder der Hantel zu beginnen, die Belastung zu steigern. An dem Beispiel Totalrundrücken ergibt sich folgende Unterteilung. Der Sportler belastet beim allgemeinen Aufwärmen den Funktionskreis III und geht dann meistens ohne Gymnastik an II + IV heran. 1. FK III wird nicht primär benötigt. 2. II + IV wird zu wenig vorbereitet. 3. Resultat: Eine erhöhte Verletzungsgefahr durch Passivität der Schulter-Rückenregion. Oft wird noch krumm auf dem Ergometer gesessen (Rundrückenposition). Wenn nun der Aktive ans Gerät geht, ist zwar der Kreislauf in Schwung, aber die zu belastende Region nicht durch ein funktionelles Programm vorbereitet worden. **Dies bedeutet für die Praxis: Allgemeines Aufwärmen (AW)-spezielles AW (FBG) – sowie ein Funktionszirkel zum Hinführen an die Trainingsbelastung = Einheit.**
Innerhalb der FBG empfiehlt es sich, den Antagonisten zuerst zu dehnen, um ein Ungleichgewicht der Gymnastik zu vermeiden. Für die kommende Belastung des Agonisten wird vermieden, daß der Agonist verkürzt und damit hemmend wirkt. Da beim Haltungsfehler der Agonist primär auftrainiert wird und der Antagonist eh schon chronisch verkürzt ist, kommt hier die Funktion der Gymnastik voll zur Geltung. Die Wichtigkeit des Dehnens beim Muskeltraining ergibt sich einerseits durch Stagnation (Knebel), andererseits ist der verbleibende Kontraktionsrückstand (s. Kap. Aufwärmen) leistungsbeeinträchtigend und führt zur ungenügenden Beweglichkeit.
Sind nun die zu trainierenden Muskelgruppen aufgewärmt und gedehnt, müssen sie auf die kommende Belastung an den Geräten vorbereitet werden (= spez. Aufwärmen). Am besten eignet sich dazu ein kleiner Geräte- oder Hantelzirkel der funktionsmäßig die zu trainierenden Muskeln an die Trainingsbelastung heranführt. Beim **Haltungsfehler** wäre dies die **primäre** Muskelgruppe, welche schwach ist. Es

werden für diesen Zirkel nur Grundübungen gemacht, d. h. nur große Muskelgruppen, welche die kleinen mit berücksichtigen (Synergisten), also der gesamte Rücken bzw. Beine im Wechsel.
Durch den Beginn des Rückenmuskels als Zugübung am Rückengerät wird er als Agonist den kleinen Bizeps (Synergist) mit vorwärmen. Bei solchen Grundübungen sollen die Synergisten mitbelastet werden aber nicht umgekehrt. – Bsp. würde ich Bizeps-curls mit einer Langhantel machen, wird die Rückenmuskulatur nicht beachtet, wenn sie auch trainiert werden soll.
Der Zirkel umfaßt verhältnismäßig große Muskelgruppen für das kommende Training, das eigentliche Trainingsprogramm kommt nach Beendigung eines solchen Zirkels, spez. die zu belastende Muskelgruppe. Mit diesem Zirkel sollen die Synergisten und Antagonisten, einmal durch Mitaufwärmen sowie Dehnung (chronisch verkürzte Antagonisten) andererseits ebenfalls vor Verletzungen geschützt werden. Während des Zirkels kann also nach einer Station zusätzlich die sekundäre Muskelgruppe leicht gedehnt werden, ehe man zur nächsten geht (s. Abb. fortsetzend). Ist dies passiert, wird sich in Stufen an die Trainingsbelastung herangetastet, der Vorteil liegt darin, daß man sich psychisch und vor allem koordinativ darauf einstellen kann. Das Ganze soll zügig gemacht werden, ohne aber zu ermüden. Ist man nach einem solchen Aufwärmen müde, wurde mit zu hoher Intensität angefangen – man sollte sich eher frisch und leistungsbereit fühlen!

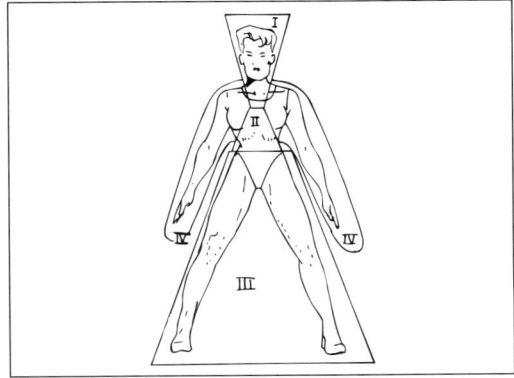

*Abb. 31. Funktionskreise nach* KNEBEL *(in Anlehnung an* KNEBEL*).*

# 9 Der Totalrundrücken

## Die Auswirkungen der muskulären Dysbalance

Besonderes Kennzeichen des Totalrundrücken ist die nach vorn genommenen Schultern und die Rundung der Wirbelsäule. Der gesamte Rücken ist schwach ausgebildet. Die Schulterblätter wandern nach außen, der verkürzte M. serratus anterior zieht die M. romboiden sozusagen in seine „Überdehnung". Diese beiden Muskeln sind Gegenspieler und bilden eine Muskelschlinge. Der M. s. anterior hebt den Arm in die Elevation (z. B. Armwurf), durch die zusätzlich verkürzten Pectoralismuskeln gelingt dies oft nur mit Ausweichbewegungen (Bewegungsradius nur eingeschränkt möglich). Diese verkürzten Brustmuskeln schränken zusätzlich die Atmung ein – das Zwerchfell kann sich nicht voll entfalten. Das Zwerchfell kann auf die Herzspitze drücken, Störungen sind bei Streß zusätzlich nicht selten. Die Atmung flacht ab, da der Brustkorb nicht voll gedehnt werden kann (höherer Pulsschlag), können auch die Zwischenrippenmuskeln nicht gedehnt werden. Die verkürzten Bauchmuskeln bewirken eine Beckenkippung nach hinten weil auch der zu schwache Rücken nicht dagegenhalten kann.

Die Folge ist eine Schwächung des Hüftbeugers und eine Aufhebung der Lendenlordose. Da der M. Iliopsoas für die Lordose mit verantwortlich ist, folgt eine „Überdehnung" (Schwächung) des vorderen Oberschenkels, beide Muskeln beugen die Hüfte nach vorne und sind für die Gehbewegungen verantwortlich. Mit der Aufhebung der Lordose entsteht eine „Dauerverkürzung" der Gesäß- und hinteren Oberschenkelmuskeln, wobei kein normaler lockerer Gang mehr möglich ist. Verspannte Gesäßmuskeln und schwache Rückenmuskeln können Ischiasbeschwerden hervorrufen. Einerseits wird die Bandscheibe nach hinten bewegt (besonders beim Bücken), andererseits der Ischiasnerv durch den tieferliegenden Gesäßmuskel (M. piriformis) eingeklemmt. Da vom Gesäßmuskel der Tractus illiotibialis als Sehnenplatte seitlich zum Unterschenkel läuft, können bei dauerverspannten Gesäßmuskeln Kniebeschwerden auftreten. Die Halsmuskeln müssen überstreckt werden, um die Rundung (Hyperkyphose) des Rückens auszugleichen, da man sonst ja in den Boden „stieren" müßte. Die Folge sind verspannte Nackenmuskeln sowie Kopfschmerzen und nicht selten Migräne!

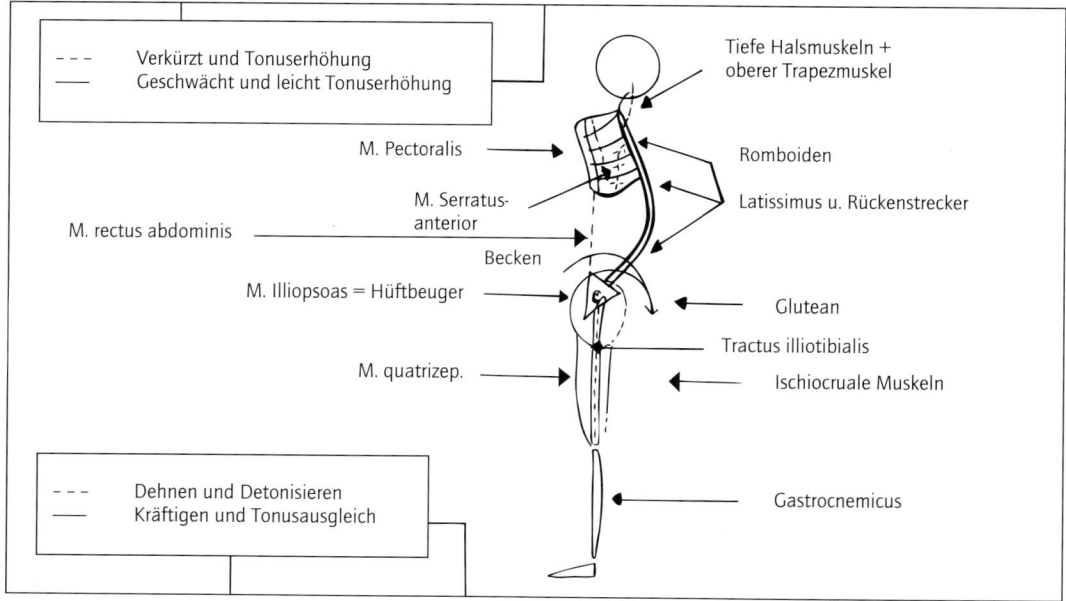

| - - - | Verkürzt und Tonuserhöhung |
| --- | --- |
| —— | Geschwächt und leicht Tonuserhöhung |

Tiefe Halsmuskeln + oberer Trapezmuskel

M. Pectoralis

Romboiden

M. Serratus-anterior

Latissimus u. Rückenstrecker

M. rectus abdominis

Becken

M. Illiopsoas = Hüftbeuger

Glutean

Tractus illiotibialis

M. quatrizep.

Ischiocruale Muskeln

| - - - | Dehnen und Detonisieren |
| --- | --- |
| —— | Kräftigen und Tonusausgleich |

Gastrocnemicus

# A Methoden der Rückenschule und Krankengymnastik zur Kräftigung der schwachen Muskelgruppen des Totalrundrückens

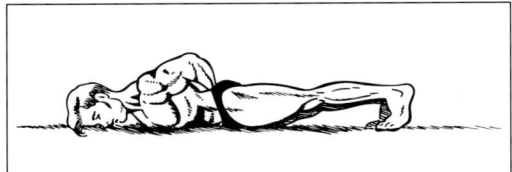

***Die Bauchlage***
*Fußspitzen in Richtung des Knies anstellen*
*Beine durchdrücken und Gesäß anspannen.*
*Schulter in Richtung der Hüfte bewegen*
*Schulterblätter zur WS nehmen*
*Die Stirn schaut zum Boden.*

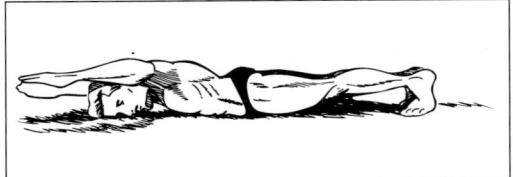

*Arme nach vorne und zurückbewegen, ohne die Unterlage zu streifen. Dabei konstant Atmen!*

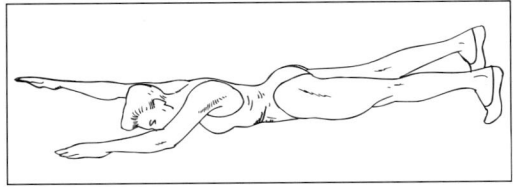

*Diagonales Arm-Beinheben im Wechsel.*

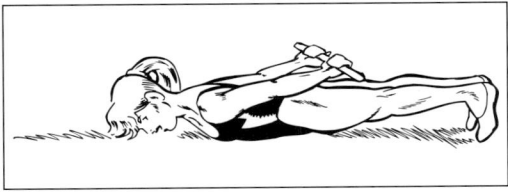

*Stab mit beiden Armen anheben im Wechsel haltend über der Lendenwirbelsäule.*

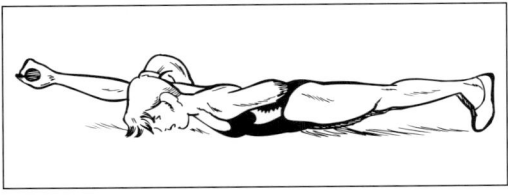

*Gegenstand mit gestreckten Armen durchreichen.*

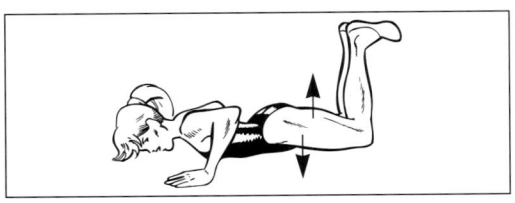

*Arme stützen und beide Beine leicht abheben.*

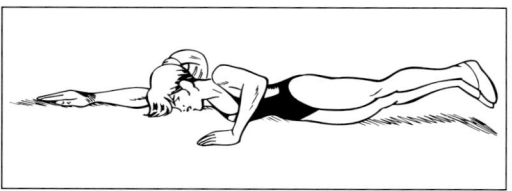

### Die Seitlage

*Gerader Körper, Becken nachdrehen – kippt leicht und angewinkelter Arm stützt dabei. So fällt er nicht nach hinten.*
*Beide Beine Anheben und Senken/auch einbeinig.*

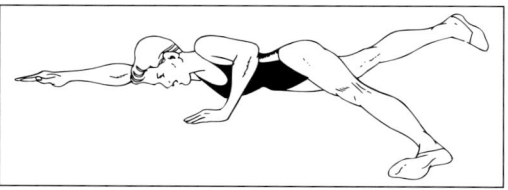

*Oberes Bein gestreckt nach vorne bewegen, das untere leicht nach hinten.*

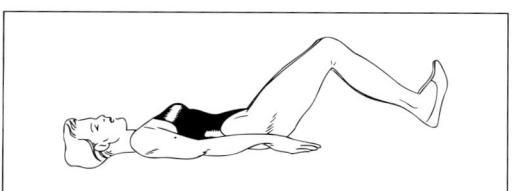

### Die Rückenlage

*(für Hüftbeuger und untere Bauchmuskeln)*
*Kopf und Schultern ablegen. Beine angewinkelt anheben und leicht nach vorne bringen, auf Spannung.*

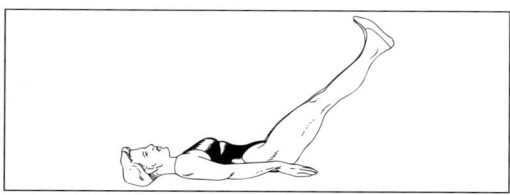

*Gestreckt halten und angewinkelt ablegen.*

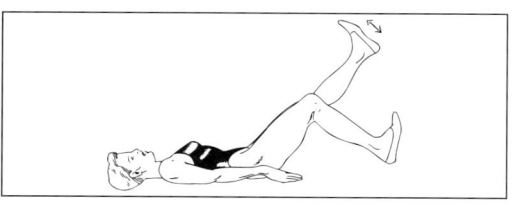

*Ein Bein anwinkeln, das andere gestreckt leicht auf- und abbewegen, ohne Bodenkontakt.*

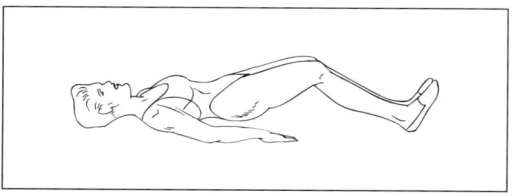

*Schulter und Fersen in Unterlage drücken, Hüfte abheben.*

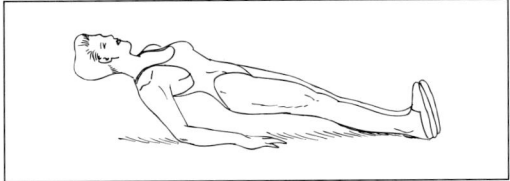

*Mit angewinkelten Armen.*

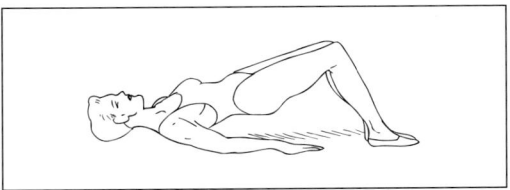

*Hüfte abheben, Bauch-Oberschenkel bilden eine Ebene.*

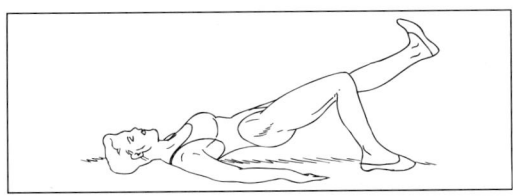

*Unterschenkel wegstrecken parallel zum Knie gestellt.*

**Der Vierfüßerstand**

*Beine über Hüftbreite auf Knie stellen.*
*Wirbelsäule gerade halten und auf Handflächen stützen.*
*Rechter Arm und linkes Bein wegstrecken.*
*Arm-Bein-Achse sollte waagerecht stehen.*
*Anfangs jeweils nur eine Extremität strecken.*

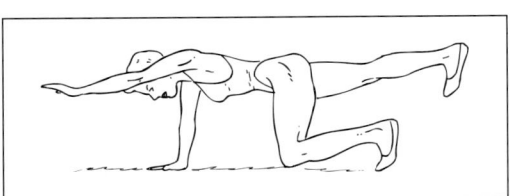

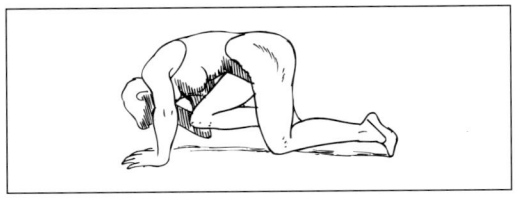

*Diagonales Berühren von Ellenbogen und Kniescheibe.*

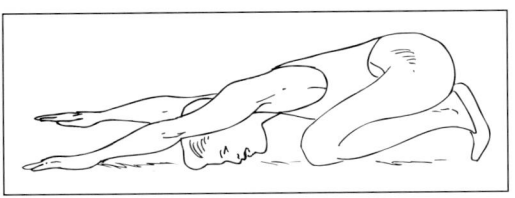

*Gesäß auf Wade absetzen, Arme strecken und WS durchdrücken. Dann jeweils einen Arm gestreckt abheben.*

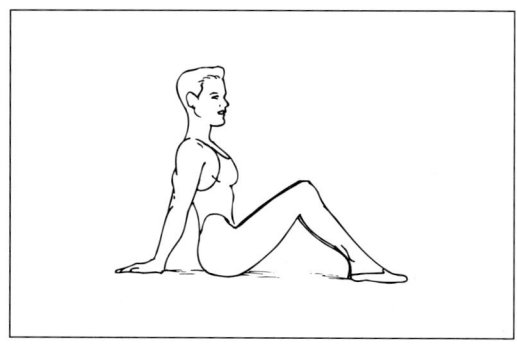

**Die sitzende Stellung**
*Arme nach hinten abstützen, Brustkorb herausdrücken. Schulterblätter zur WS bringen und kontrahieren.*

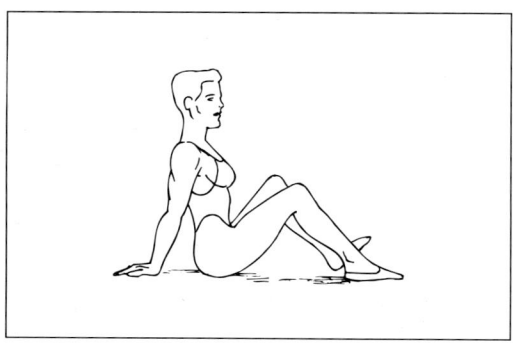

*Bein anziehen und dabei Brustkorb herausdrücken. Im Wechsel Lordose versuchen zu halten.*

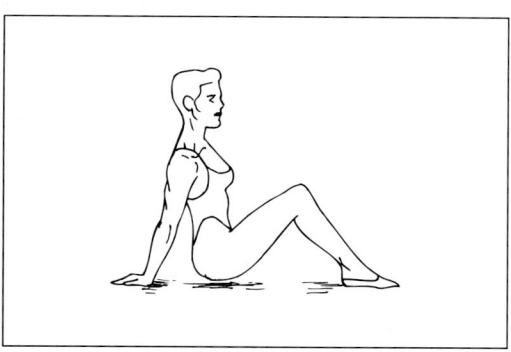

*Brustkorb herausdrücken und Gesäß abheben.*

## Die Sitzhaltung des Totalrundrückens auf dem Stuhl

Für den Totalrundrücken ist die Haltung auf dem Stuhl durch eine kyphotische Grundstellung erschwert. Dadurch, daß die Lordose in der LWS fehlt, kommt es hier verstärkt zu Rückenschmerzen. Eine einseitige Arbeitsbeschäftigung am Computer oder Schreibtisch lassen die Schultern verstärkt nach vorne gleiten. In der Rückenschule wird die alltägliche Sitzhaltung besonderer Beachtung geschenkt, einmal durch Sitzkeile am Stuhl oder Übungen auf dem Gymnastikball, um die Bewegung zu automatisieren. Besondere verschiedene Stühle gewährleisten eine Erleichterung der Haltung durch die Berücksichtigung der Anatomie. Ein Vergleich des Totalrundrückens soll dies verdeutlichen, da er für eine „falsche" Haltung prädestiniert dafür ist.

Die alltägliche Sitzhaltung auf „normalen" Stühlen ermöglicht keine Beckenaufrichtung

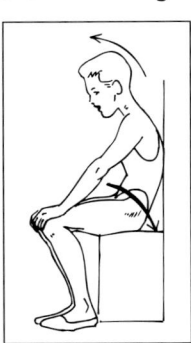

weil die Knie und das Hüftgelenk parallel stehen. Das Becken fällt nach hinten, der Rücken krümmt sich. Ein solcher Stuhl eignet sich zum Üben der Beckenkippung durch aktiven Muskeleinsatz. Eine dauernde Sitzhaltung mit Lordose wirkt ermüdend, selbst bei guter Muskulatur.

Eine Lordose und damit eine Beckenkippung nach vorne in die physiologische Haltung wird durch einen Sitzkeil erleichtert. In der LWS wird ein weiterer Keil plaziert, um das Sitzen zu erleichtern. Jetzt stehen auch die Hüftgelenke höher als die Kniegelenke, ein Grundsatz für die Beckenkippung.

## Der Gymnastikball

Eine aktive Übung der Beckenkippung und Haltungsübungen ermöglicht der Gymnastikball. Das seitliche sowie nach vorne und hinten Rollen des Balles erfordert den Einsatz der ganzen Hüft-Bauch- und Beinregion. die Grundstellung ruht auf dem ersten Drittel des Balles als Auflagepunkt. Es kann nun das

Becken nach vorn und hinten gebracht werden, so daß der Ball unterm Gesäß leicht verschoben wird. Bei Einsatz der Oberschenkelmuskulatur wird die Hüftbeugung gesichert. Durch Hüpfen mit dem Gesäß kann ein Oberschenkeltraining unter Berücksichtigung der Haltung durchgeführt werden.

Das Hüpfen auf dem Ball erfordert in der Grundstellung eine „breitbeinige" Beinstellung um effektiven Halt zu haben – auch gewährleistet diese Beinstellung eine Beckenfreiheit.

Der Gymnastikball eignet sich hervorragend für die Rückenschule. Man kann effektiv die Koordination schulen, sowie Kräftigung und Beweglichkeit fördern. Die Übungen machen Spaß und können auch auf relativ kleinem Raum ausgeführt werden. Übungen auf dem Gymnastikball findet der Totalrundrücken im

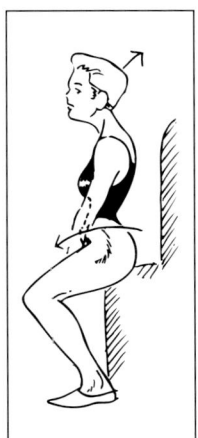

Kapitel des Flachrückens. Bei genauem „Hinsehen" und unter Berücksichtigung „seiner" Schwächen kann selbständig ein kleines Übungsprogramm zusammengestellt werden. Als Grundlage und Abwechslung ermöglicht es eine gute Kombination in der Verbindung mit einem Muskeltraining. Eigene Ideen zur „Beseitigung" der Schwächen des Totalrundrückens fördern die Kreativität.

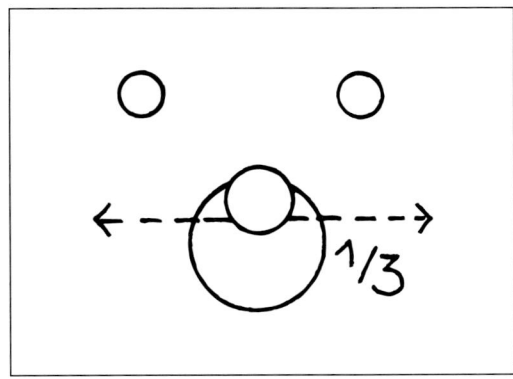

*(3-Punkt-Sitz v. oben betrachtet)*

# Dehnung der chronisch verkürzten Muskelgruppen des Totalrundrückens

## Durch Dehnung des Antagonisten kann der Agonist besser kontrahieren

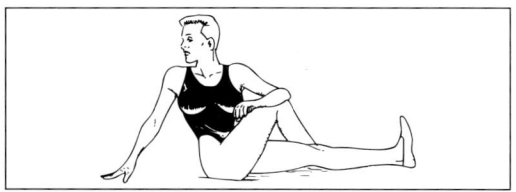

### Dehnung von Gesäß- und hinteren Oberschenkelmuskeln

*Aufrechter Sitz, angewinkeltes Bein über das gestreckte stellen. Arm des gestreckten Beines zieht das angewinkelte Bein in die Dehnstellung.*

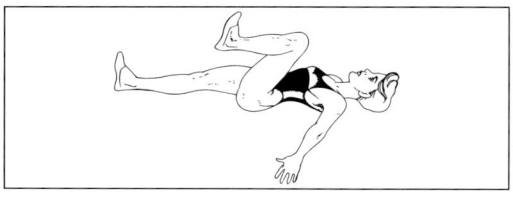

*Angewinkeltes Bein zur Brust bewegen.*

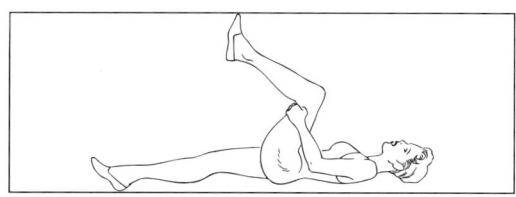

*Angewinkeltes Bein heranziehen (auch mit Handtuch als Unterstützung) und Unterschenkel strecken. Fußspitze in Richtung Knie anziehen (dehnt auch Wade).*

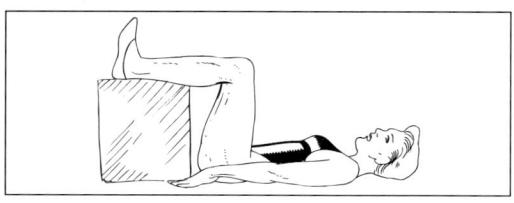

*Gesamt-Entspannung. Beine auf Erhöhung ablegen.*

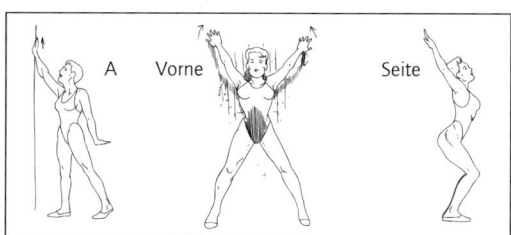

*Dehnungen im Stand für Brust-Bauch- und Oberschenkelmuskeln sowie die Wade:*
*Schrittstellung seitlich der Wand, Arm gestreckt und Hand zeigt nach hinten (Verlängerung des Armes).*
*Gesäß an die Wand bringen, Arme mit Handrücken gestreckt anlehnen. Becken nach vorne (leichtes Hohlkreuz) in eine Lordose bringen.*

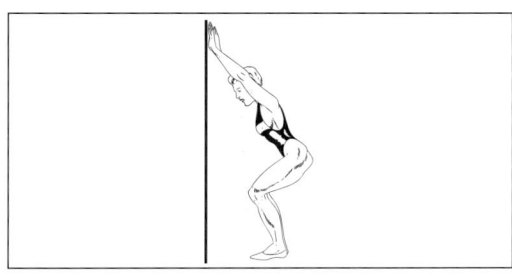

Arme strecken, Brustkorb nach vorne drücken. Leichte, angewinkelte Beine und Becken nach vorne kippen – Rücken wird gerade.

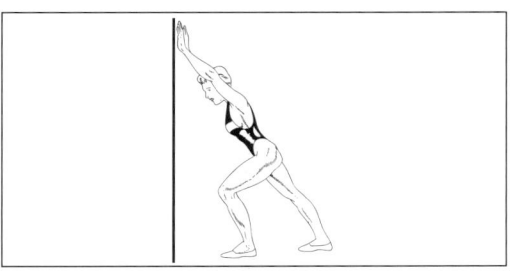

Ein Bein angewinkelt nach vorne stellen, das hintere mit Auflage der Ferse am Boden soweit nach hinten schieben, bis Dehngefühl in der Wade spürbar ist. Becken nach vorne richten.

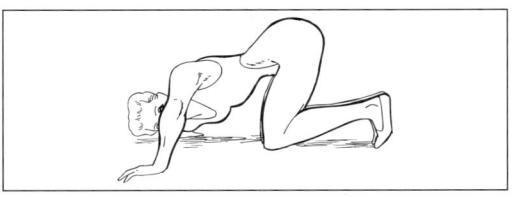

### Die Kniestellung
WS strecken und einen Arm. Einen Arm seitlich gestreckt halten, dabei die Schulter dieser Seite zum Boden bewegen. Dehnung der Brustmuskeln.

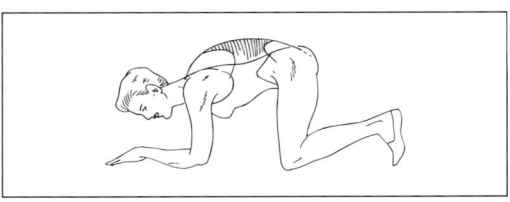

Auf Knie und Ellenbogen abstützen und WS wie einen „Katzenbuckel" nach oben und unten bewegen.

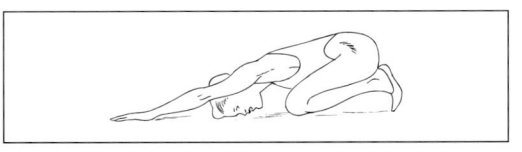

Arme strecken und WS und Gesäß auf Waden absetzen. Brustbein auf die Unterlage bewegen.

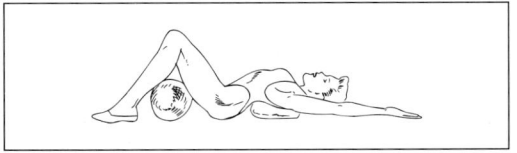

### Rückenlage
Arme zur Seite strecken. Unterlage zwischen BWS und LWS legen. Ausgleichen der Brustkyphose durch Schieben der Schulterblätter zur WS. Beine unterlagern.

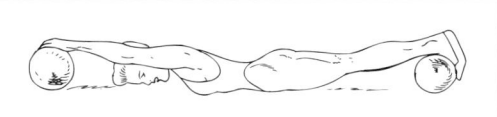

### Bauchlage
*Körper strecken, Arme auf einem Ball stützen, um die Rundung auszugleichen.*

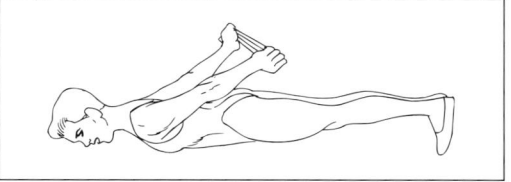

*Mit einem Gymnastikband die gestrecken Arme über dem Rücken fixieren, um die Dehnung zu verstärken.*

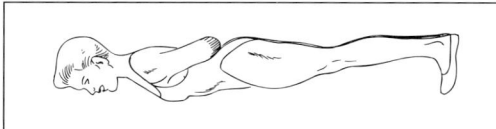

*Arme auf der LWS verschränken und die Schultern zur Hüfte bewegen.*

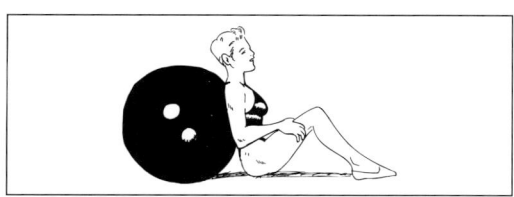

### Dehnungen auf dem Gymnastikball
*Arme auf Oberschenkel stützen und mit dem Rücken gegen den Ball drücken.*

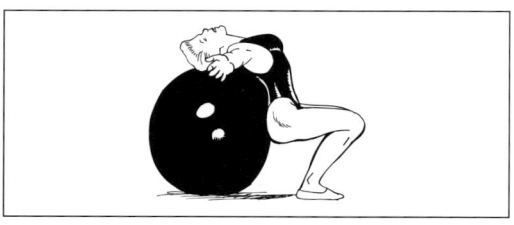

*Mit dem Rücken durch Druck der Beine auf dem Ball BWS ablegen und Arme seitlich wegstrecken. Unterschenkel bis zum Gesäß bewegen, um dadurch keine Beinkraft zum Stützen zu gebrauchen.*

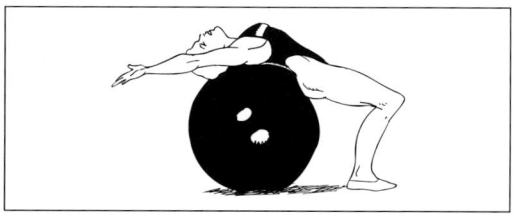

*Mit BWS und LWS aufrollen und Arme nach hinten wegstrecken. Beine gespreizt lassen und entspannen.*

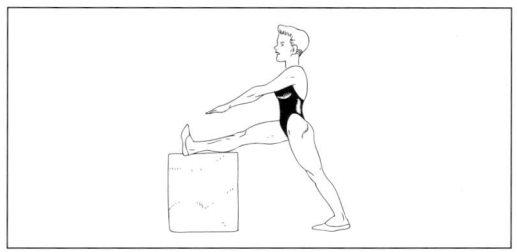

**Dehnung der hinteren Oberschenkel im Stand**
*Bein gestreckt erhöht abstellen, WS aufrichten und Becken nach vorne kippen, um Rundung auszugleichen. Standbein nach hinten fixieren. Optimalere Dehnung im Liegen geeigneter.*

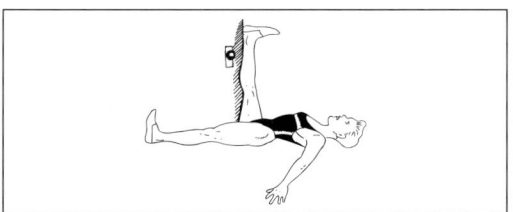

*Man stellt ein Bein gegen einen Türpfosten, das andere Bein ist gestreckt.*

# B  Muskeltraining des Totalrundrückens

**Die primär zu trainierenden Muskelgruppen (Hypertrophie):**
a) Gesamter Rücken und hintere Schulterpartie
b) Oberschenkel vorne, Waden
c) Hüftbeuger (Iliopsoas), Bauchmuskel unterer Bereich

**Die sekundär zu trainierenden Muskelgruppen (Ausdauer):**
a) Gesäßmuskel
b) Hintere Oberschenkel, Waden
c) Brustmuskel und obere Bauchmuskeln (Atemübungen u. a.), vordere Schultermuskeln
d) Elevationsmuskel (S. anterior)

Es werden bei allen Ausführungen am Gerät der zu trainierende Muskel als Hauptmuskel = Agonist, sowie der Unterstützende als Synergist bezeichnet. Somit kann man beim Trainieren versuchen, daß nur der Agonist „gespürt" wird. Spürt man hauptsächlich den Synergisten, dann muß man die Griffbreite und Ausführung kontrollieren. Es soll nur der Muskel trainiert werden, welcher bei der jeweiligen Übung als Hauptmuskel angegeben ist!

## Primäre Muskelgruppen (Übungen)

### 1 Rückenzugmaschine im Sitzen, breite Griffhaltung

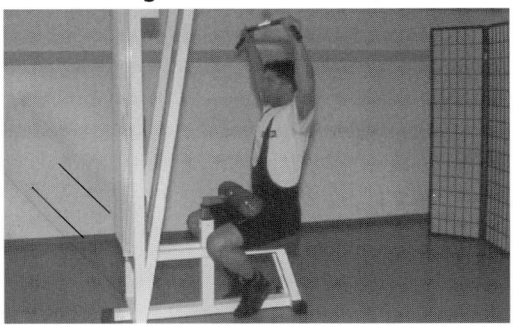 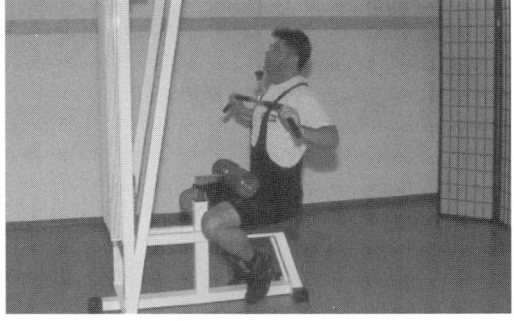

*Ausführung:*
*Aufrechter Sitz, um in die Lordose zu kommen. Stange berührt*
*den obersten Punkt des Brustmuskels.*

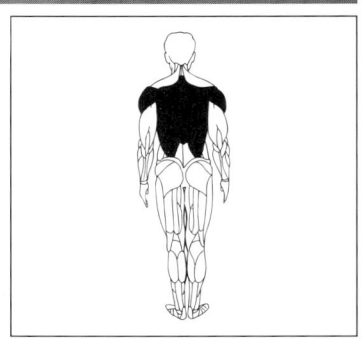

*Agonist: M. Latissimus*
*Synergist: M. Bizeps, hintere und mittlere Schulterpartie*

### 2 Lat-Ziehen im Sitzen frontal, enge Griffhaltung

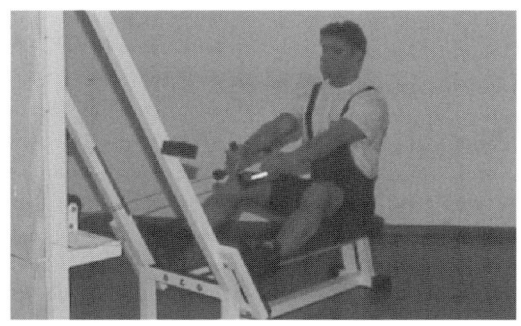 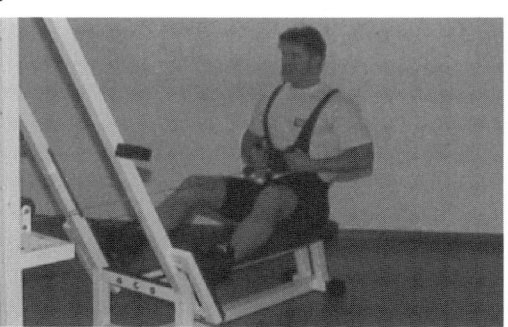

*Ausführung:*
*Beine anwinkeln und das Becken nach vorne kippen. Brustbein*
*herausschieben.*

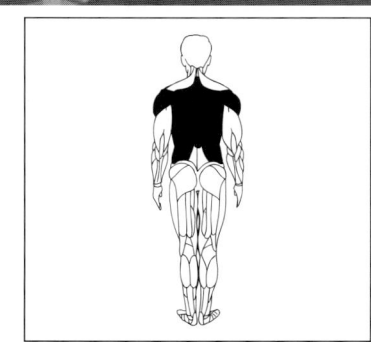

*Agonist: Latissimus*
*Synergist: Bizeps, Bauch, Schulterbereich – Mitte, hinten, vorne,*
*Rückenstrecker*

## 3  Extension

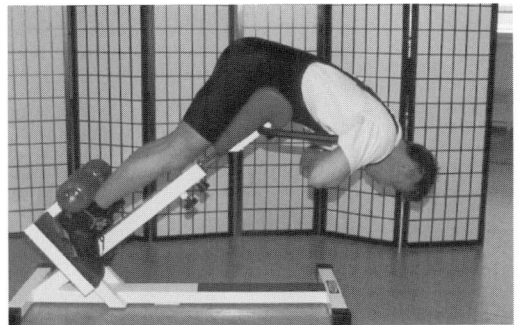 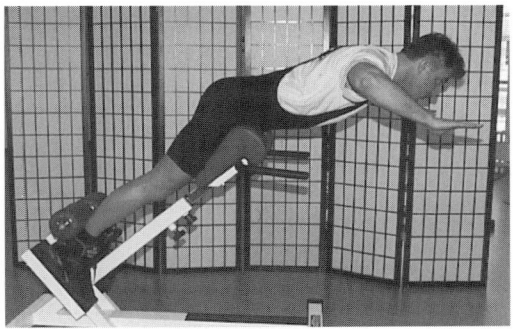

*Ausführung:*
*Gesamten Rücken aufrollen bis zur Waagerechten. Arme an-*
*winkeln und Schulterblätter zur WS ziehen. Einige Sekunden*
*halten und langsam abrollen, Kopf nicht überstrecken.*

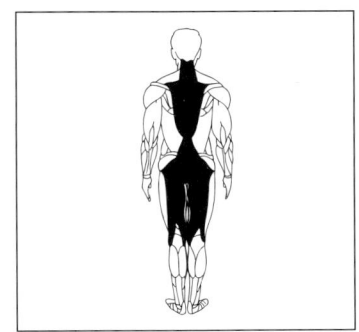

*Agonist:  Rückenstrecker*
*Synergist:  Gesäß, Bauch, hintere Oberschenkel*

## 4  Butterfly-Negativ

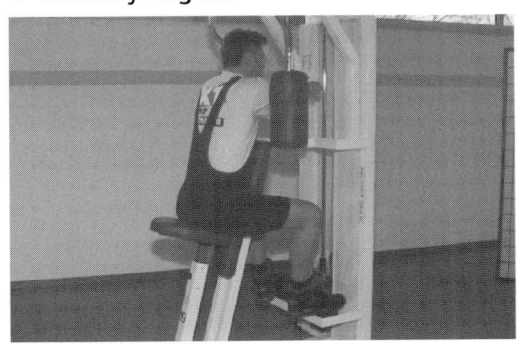 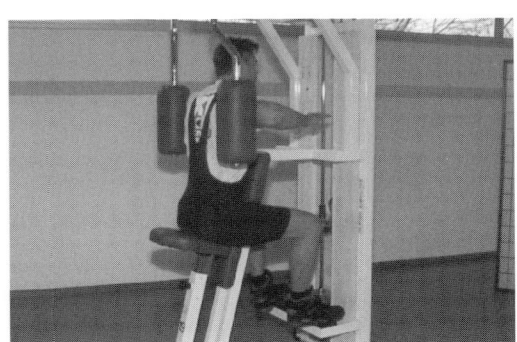

*Ausführung:*
*Ellenbogen und Schulter bilden eine durchgehende Linie,*
*Unterarme anwinkeln und Arme nach hinten führen in aufrech-*
*ter Haltung.*

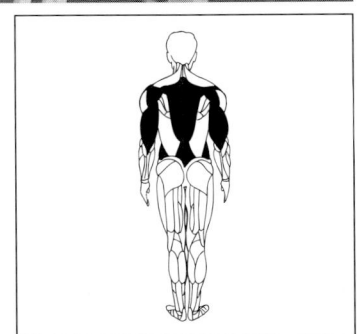

*Agonist:  Mittlerer Trapez, M. Romboideus und hinterer Delta*
*Synergist:  Rückenstrecker, Bauch, Trizeps*

## 5  Seitheben in Bauchlage, leicht schräge Bankeinstellung

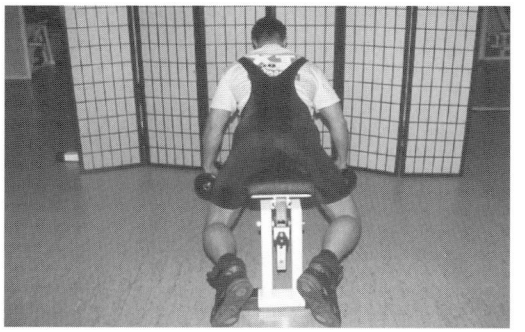 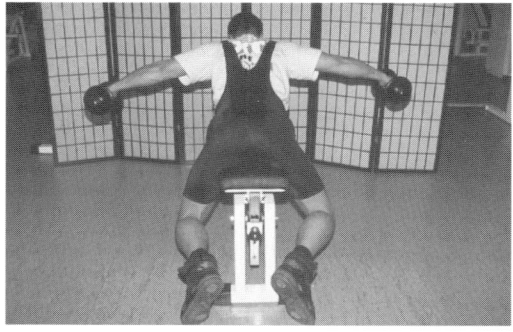

*Ausführung:*
*Mit leicht angewinkelten Unterarmen den gesamten Arm anheben, Schulterblätter gehen zur WS. Beine anwinkeln, um die Haltung optimal der WS anzupassen.*

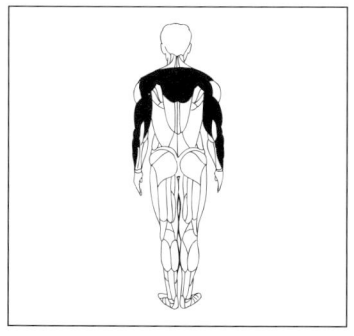

*Agonist:  Mittlerer Trapez, M. Romboideus und hinterer Delta*
*Synergist:  Unterarmextensoren, Trizeps*

## 6  Seitheben im Stand

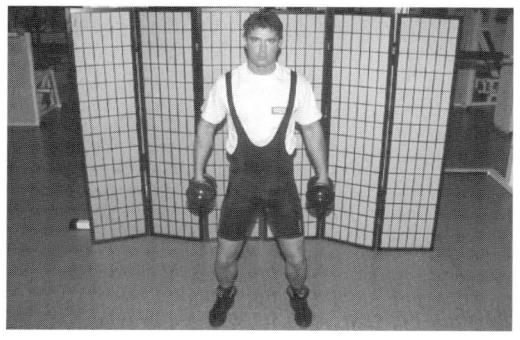 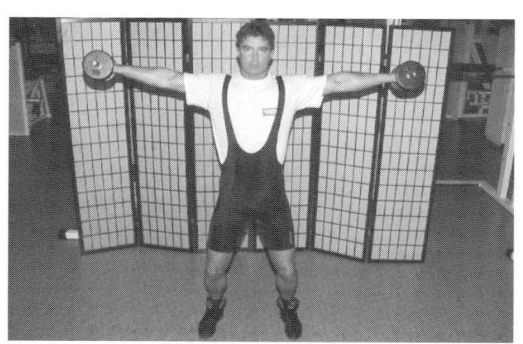

*Ausführung:*
*Leicht gebeugte Beine, Becken nach vorne kippen. Leicht angewinkelte Unterarme, gesamte Arme seitlich bis zur Waagerechten führen.*

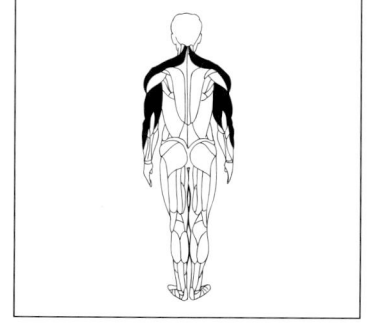

*Agonist:  Mittlerer Delta, oberer Trapez*
*Synergist:  Unterarmextensoren, Oberarme, Bauch*

## 7 Schulterheben

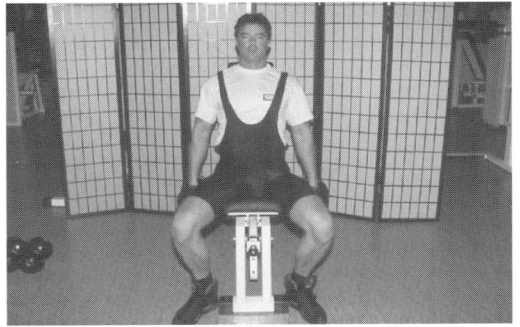 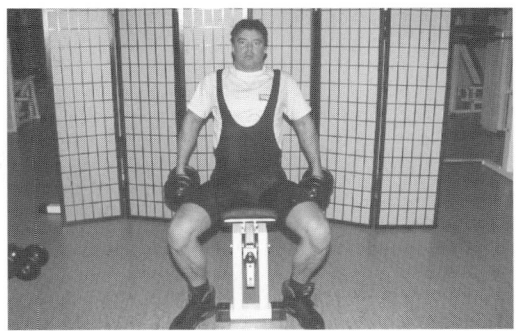

*Ausführung:*
*Im Sitzen bei leicht nach hinten geneigter Rückenlehne die Schultern nach hinten oben bewegen.*

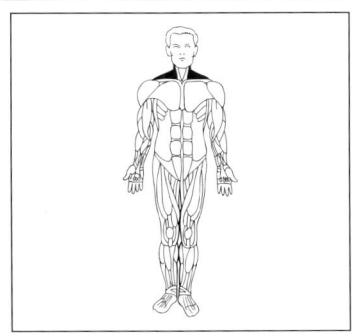

*Agonist: Trapezmuskel, Levatorscapulea*
*Synergist: Schulterblattumgebende Muskeln*

## 8 Die Beinpresse

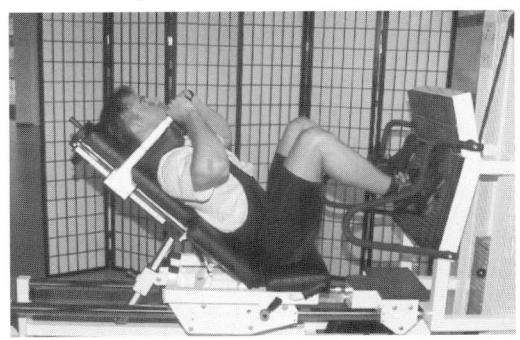 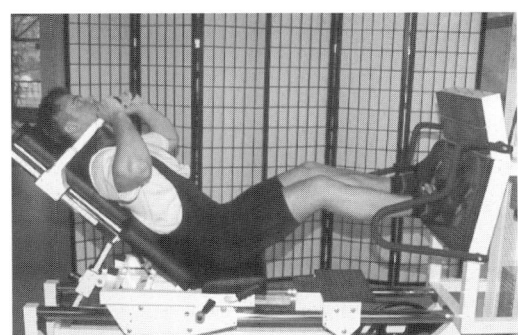

*Ausführung:*
*Kopf anlehnen, Arme seitlich fixieren. Beine 90 Grad beugen und schulterbreiter Stand.*

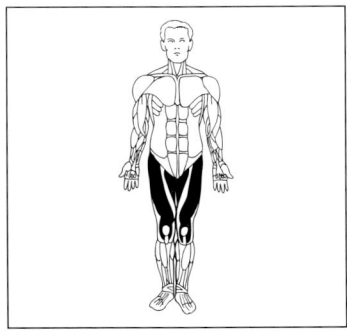

*Agonist: M. Quatrizeps (rectus femoris,*
*Vastus laterealis et medialis)*
*Synergist: Adduktoren, Gesäßmuskeln,*
*Ischiocruale Muskeln (Beinbeuger)*

## 9  Die Kniebeuge, 90-Grad-Beugung

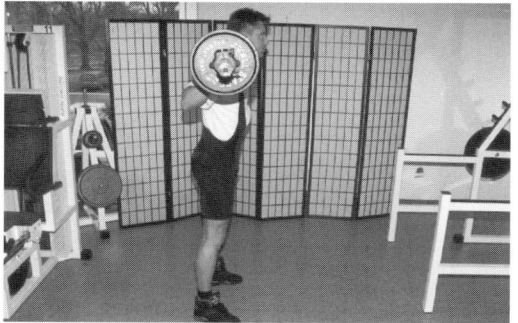 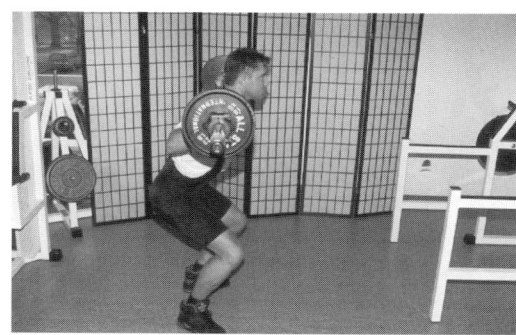

*Ausführung:*
*Etwas breitbeiniger Stand, leicht nach außen gestellte Füße.*
*Becken nach vorne kippen, die Hantelstange liegt auf dem Tra-*
*pezmuskel und die Arme sind seitlich fixiert. Bis 90 Grad beugen.*
*Anmerkung: Der Totalrundrücken kann bei dieser Ausführung*
*durch die Beckenkippung und Beinstellung eine Beweglichkeit*
*in Richtung Lordose erreichen. Die 90-Grad-Beugung gewähr-*
*leistet eine gerade Haltung des gesamten Rückens und kein*
*Nach-vorne-Kippen des Rückens.*
*Bei weiterer Bewegung würde die Lordose wieder aufgehoben*
*und damit die schlechte Haltung des Totalrundrückens provo-*
*ziert. Optimaler und achsengerechter wäre eine Frontalkniebeu-*
*ge (Hantel liegt oberhalb des Brustkorps auf), weil hier die*
*Hantel durch die achsengerechte Haltung bei Abweichung*
*nach vorne herabfallen würde. Der Totalrundrücken würde bei*
*dieser Ausführung Schwierigkeiten bekommen, da Anfangs das*
*Gewicht nicht vor der Brustmuskulatur gehalten werden kann*
*(Foto 10). Leichtere Gewichte und eine saubere Ausführung*
*bringen die gesamten Muskelketten zum Einsatz. Grundsätzlich*
*gelten die Nachteile bei einer Hockkniebeuge zu beachten, dies*
*gilt auch für die Beinpresse:*
*a) Das Becken kippt nach hinten und die Bandscheibenkerne*
   *liegen nicht mehr axial.*
*b) Hoher Kniescheibendruck und Gelenkarthroseneigung. Knor-*
   *pelabnutzung der Kniescheibe.*
*c) Gefäße in der Kniekehle werden komprimiert, Neigung zu*
   *Krampfadern (oft bei Gewichthebern der Fall).*
*d) Ischiasprobleme werden verstärkt.*
*Ein Trainer sollte die Ausführung der Übung sehr gut kontrol-*
*lieren, um Gelenkprobleme zu vermeiden.*

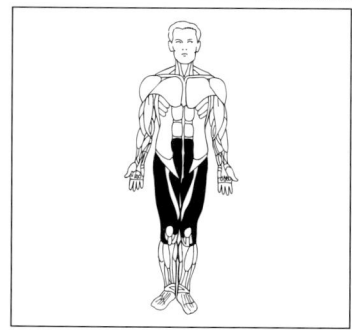

*Agonist: M. Quatrizeps,*
*Rückenmuskeln*
*Synergist: Gesäß, Adduktoren,*
*Bauchmuskeln*

## 10 Frontkniebeuge

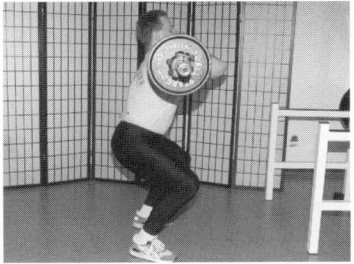

*Ausführung:*
*Hantelstange liegt auf dem vorderen Deltamuskel und oberen Brustmuskel auf. Die Arme werden über Kreuz mit nach oben fixierten Ellenbogen gehalten. Blick nach oben, Anspannen der Bauchmuskeln und mit gerader Haltung 90 Grad beugen. Die Ausführung eines Gewichthebers (Hantelstange liegt bei überstrecktem Handgelenk auf und Ellenbogen zeigen in Augenhöhe) ist wegen der Unbeweglichkeit der Handgelenke kaum möglich. Die Sehnen und Bänder können nicht mehr so gedehnt werden wie es von klein auf möglich ist.*

## Sekundäre Muskelgruppen (Übungen)

Klar ist, daß unter der Betrachtung des Haltungsfehlers die primären Muskelgruppen, welche schwächer sind, mehr in Richtung Muskelaufbau trainiert werden. Die sekundären Muskelgruppen sollen nun mit einer hohen Wiederholungszahl anfangs ohne große Anstrengung in Richtung Kraftausdauer belastet werden. Bei einer Belastung von nur 20% der maximalen Kraft kann hiermit die verspannte Muskulatur zur Entspannung, also Detonisierung gebracht werden. Außerdem bewirkt die Sedierung (Entspannung) der Antagonisten (Gegenspielermuskel) ein besseres Training der Agonisten, weil sie nicht mehr durch eine so hohe Verspannung das Training der Hauptmuskelgruppe behindert. Eine detonisierte sekundäre Muskelgruppe bringt den Haltungsfehler schneller zum Ausgleichen.

Da die Armmuskeln auch trainiert werden können, sollen sie unter Berücksichtigung des Haltungsfehlers mit tangiert werden. Auch beim Training der Arme soll die richtige Haltung entsprechend dem jeweiligen Haltungsfehler eingenommen werden.

## 11 Das Bankdrücken mit der Langhantel

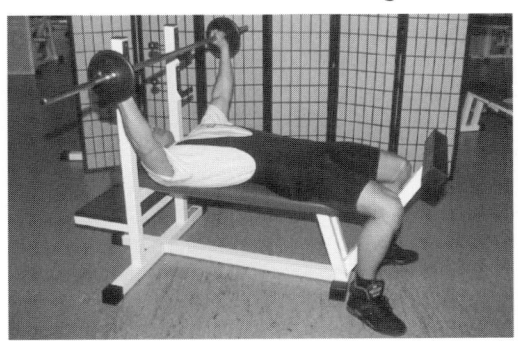 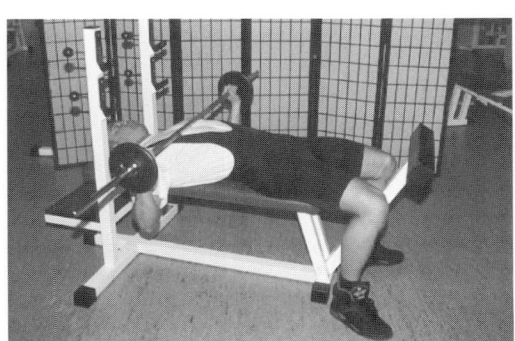

*Ausführung:*
*Beine abstellen, um in eine Lordosestellung zu kommen. Mittelbreiter Griff, Hantelstange auf Brustmuskel absenken und strecken.*

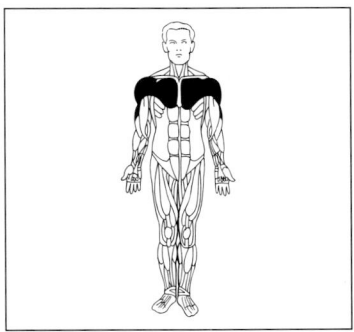

*Agonist: Pectoralis, vorderer Delta, Trizeps*
*Synergist: Latissimus, mittlerer Deltamuskel.*
*Anm.: Beim Ablassen Einatmen, bei Streckung Ausatmen.*
*Dehnwirkung des Brustkorbes.*

## 12 Butterflymaschine

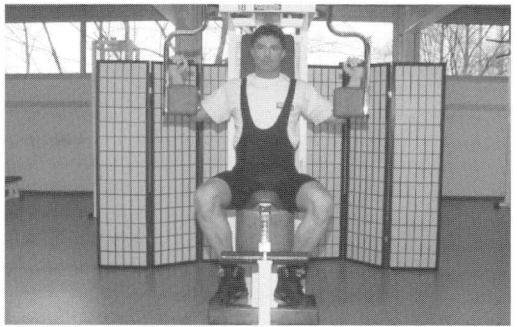 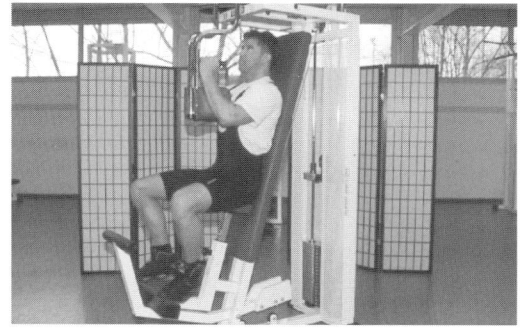

*Ausführung:*
*Gebeugte Ellenbogen, WS an Lehne drücken, Kopf geradehalten,*
*bei Einatmung nach hinten bewegen und in gedehnter Stellung*
*wieder vor die Brust zusammenführen. Ellenbogen müssen tiefer*
*sein als das Schultergelenk. Bei gleicher Höhe der Schulter- und*
*Ellbogengelenke wäre das Gelenk verriegelt!*

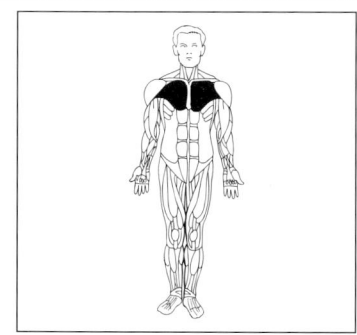

*Agonist:  Brustmuskeln*
*Synergist:  Arme, Bauch*

## 13 Fliegende Bewegung auf der schrägen Bank mit Kurzhanteln

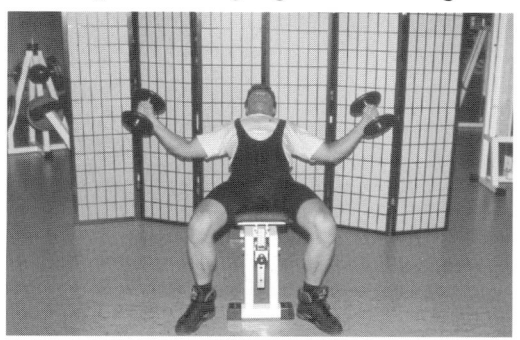 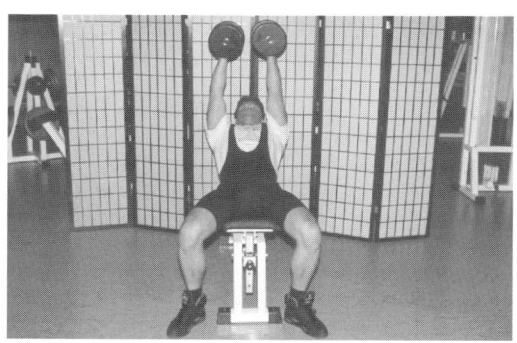

*Ausführung:*
*Leicht angewinkelte Unterarme. Arme nach außen herablassen*
*und in der Endstellung den nun gedehnten Brustkorb halten.*
*Es soll eine Art Flugbewegung gemacht werden, kein Kurzhan-*
*teldrücken.*

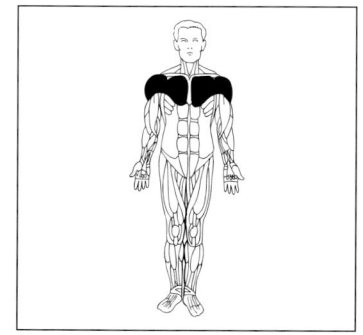

*Agonist:  Brustmuskel*
*Synergist:  Arme. vorderer Delta, Latissimus*

## 14 Nackendrücken im Stand mit Kurzhanteln

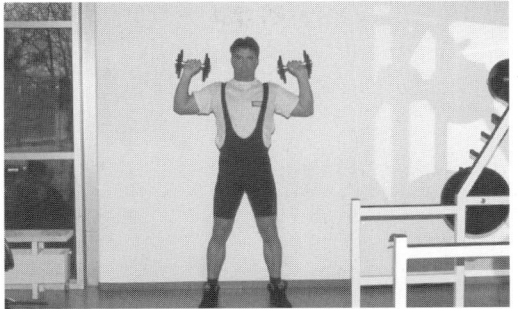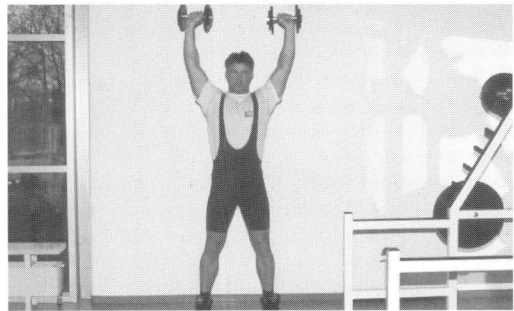

*Ausführung:*
*Leichte Kniebeugung, Beckenkippung nach vorne. Arme waage-recht und rechtwinklig in Ausgangsstellung bringen. Nun Schul-terblätter zur WS bringen und Arme gestreckt nach oben führen. Eine Langhantel läßt keinen so großen Bewegungsradius für den Totalrundrücken zu und sollte auch nur im Sitzen probiert werden. Man kann hierbei durch die Unbeweglichkeit der Schulterregion das Becken im Sitzen nach hinten bringen, eine Tendenz des Totalrundrückens. Dies muß vermieden werden. Der Stand ist hier anfangs besser, weil das Becken leichter gekippt werden kann! Agonist: Vorderer und mittlerer Deltamuskel, Trizeps, Serratus anterior.*

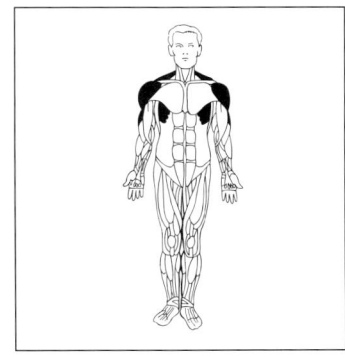

*Synergist: Trapezmuskel, oberer Anteil und Bauchmuskeln*

## 15 Beincurls für die hintere Oberschenkelmuskeln

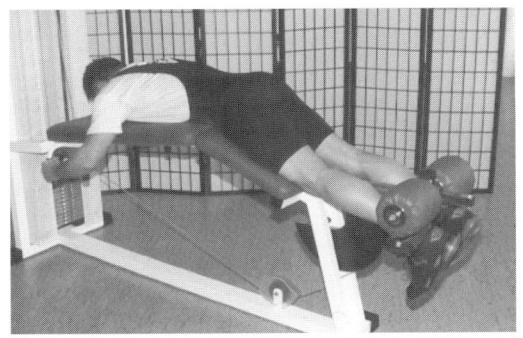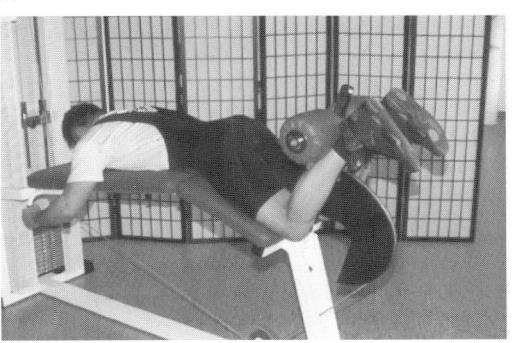

*Ausführung:*
*Fußspitzen in Richtung Knie ziehen, Unterschenkel beugen. Das Gerät muß eine Beckenkippung zulassen.*

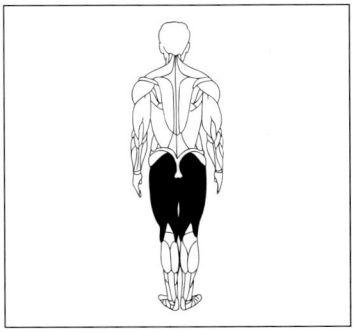

*Agonist: Ischiocruale Muskulatur*
*Synergist: Gesäß, Waden*

## 16 Wadenheben im Sitzen

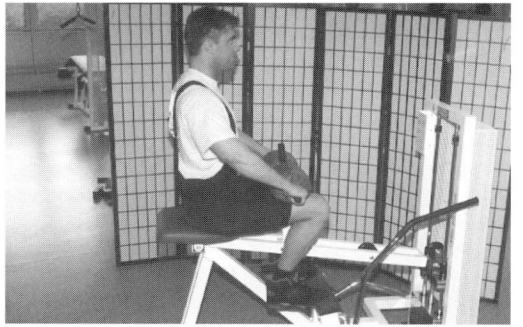 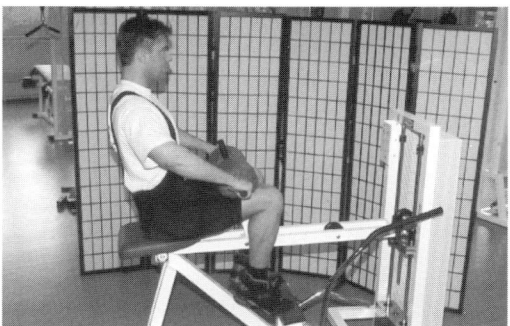

*Ausführung:*
*Aufrichten des Rückens!*
*Zehenspitzenstand im Sitzen, die Ferse wird angehoben – das*
*Gewicht ruht auf dem Oberschenkel.*

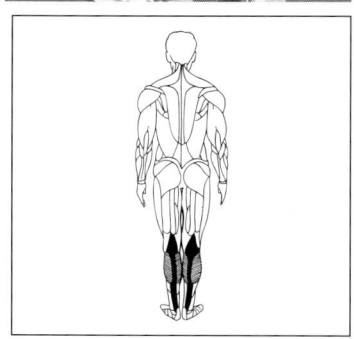

*Agonist: M. Soleus*
*Synergist: M. Gastrocnemius (s. Anm. unten im Text)*

Der Vorteil, die Waden im Sitzen zu trainieren, ist beim Totalrundrücken eine Entlastung der Schultern. Durch die höheren Gewichte, die man doch benutzen kann, im Vergleich zur Kniebeugung, ist der Sitz günstiger, beim stehenden Wadentraining lastet die Polsterung voll auf dem Schulterdach. Man hat dann Mühe, durch die eh schon schlechte Haltung in eine Lordose zu kommen.

Unterschiede ergeben sich aber muskulär, im Sitzen wird der M. Soleus eindeutig mehr belastet als die gesamte Wade. Im Stand wird der Gastrocnemius durch eben unterschiedliche Ursprünge mehr trainiert. Bergläufer haben deshalb einen ausgeprägteren M. Soleus.
Im Sitzen bewegt sich der Ansatz, die Achillessehne (AS) beider gemeinsamer Ansatz-zum-Soleus-Ursprung. Der Gastrocnemius erfährt nur

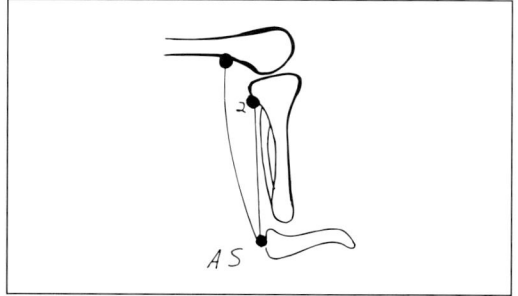 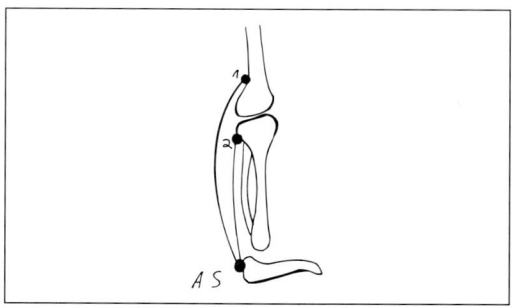

*Der Sitz*
*1 = Gastrocnemius*
*2 = Soleus*

*Der Stand*
*1 = Gastrocnemius*
*2 = Soleus*

eine minimale Kontraktion, der Soleus aber kontrahiert voll. Im Stehen überwiegen die Kräfteverhältnisse des 2köpfigen Gastrocnemius zuungunsten des Soleus, hier erfährt er eine minimale Kontraktion. Vergleiche der Abbildungen zeigen dies deutlich. Die Waden können gestreckt ebenso in einer Beinpreßmaschine trainiert werden unter Kontraktion der vorderen Oberschenkelmuskulatur als Gelenksicherung.

## Das Training der Armmuskeln

### 17 Bizepscurls im Sitzen mit leicht geneigter Rücklehne und Kurzhanteln

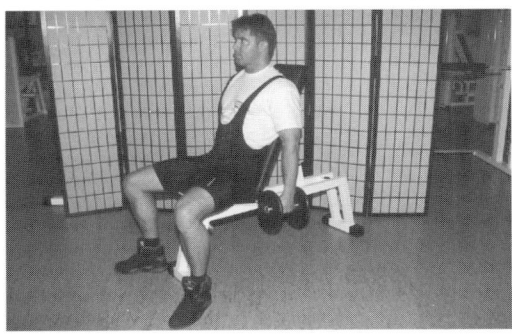 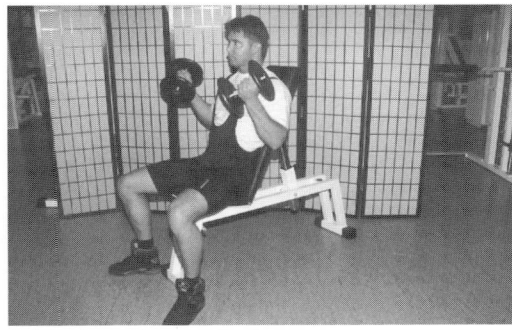

*Ausführung:*
*Schulterblätter zur WS drücken, Kopf an die Lehne drücken. Beckenlordose fixieren. Arme nun strecken und Handflächen nach innen drehen, bei der Beugung wieder aufdrehen (Supinieren).*

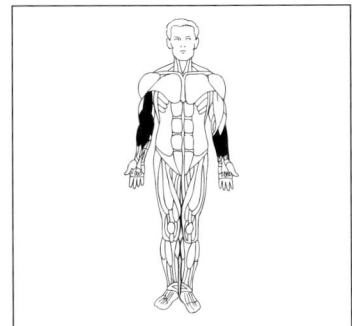

*Agonist: M. bizeps, M. brachialis*
*Synergist: Unterarmflexoren*

## 18 Trizepsdrücken über Kopf im Sitzen mit einer Kurzhantel

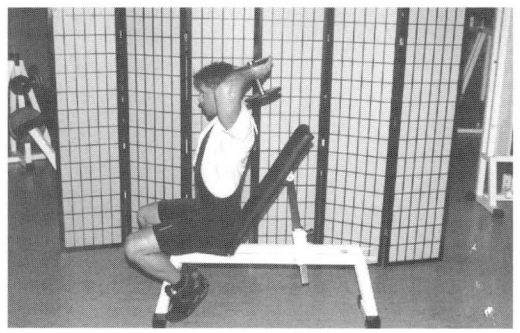 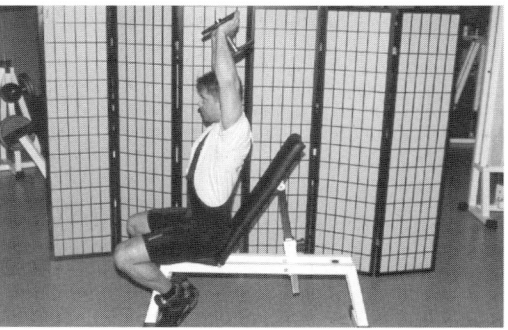

*Ausführung:*
*Lordosestellung im Becken, Arme über Kopf beugen und strecken. Es gibt auch Maschinen mit Rückenlehne, um eine Lordosestellung zu erreichen. Hierbei muß voll gestreckt werden, um in eine Lordose zu kommen. Eine leicht schräge Sitzeinstellung erleichtert dies.*

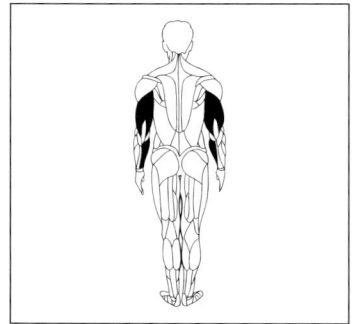

*Agonist: M. Trizeps (langer Muskelbauch)*
*Synergist: Rücken-, Bauch- und Unterarmmuskeln*

## 19 Trizepsdrücken liegend mit einer Sz-Langhantel

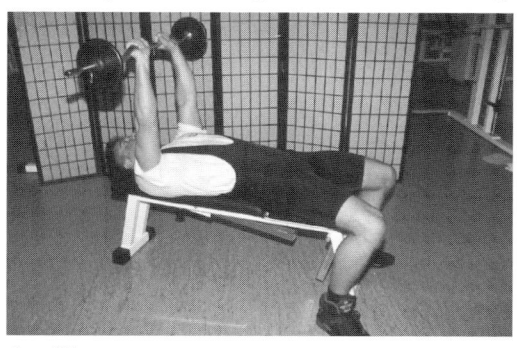 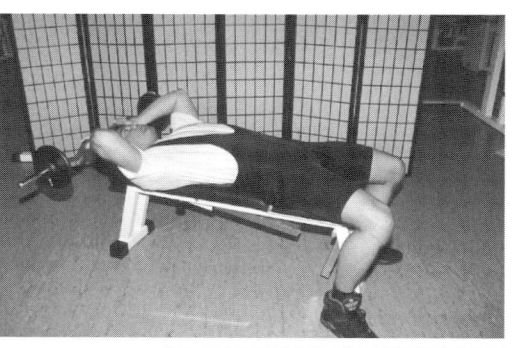

*Ausführung:*
*Beine abstellen, Lordose einstellen, Arme über dem Kopf in die Ausgangsstellung nehmen. Beugen bis hinter die Stirn, etwa im 1. Drittel des Kopfes, um eine Vordehnung zu haben.*

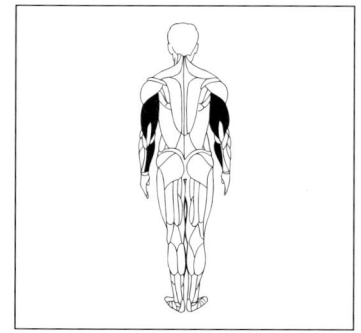

*Agonist: M. Trizeps*
*Synergist: Unterarmflexoven*

## 20 Enges Bankdrücken mit einer Sz-Langhantel auf der flachen Bank

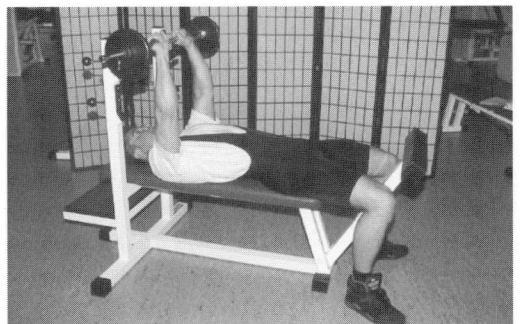 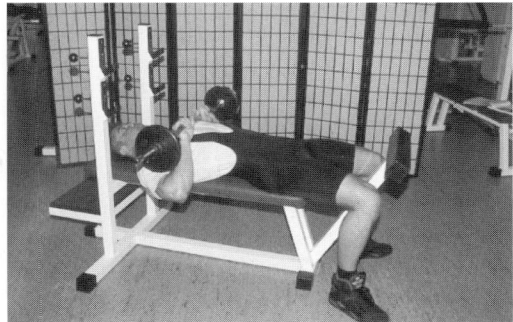

*Ausführung:*
*Lordose einstellen, Hantelstange mit nach außen/innen einge-*
*stellten Armen zur Brust ablassen und strecken.*
*Anmerkung:*
*Wird die Übung für den Trizeps im Stand an einer Seilzugmaschine*
*trainiert, neigt der Totalrundrücken dazu, die Kyphosestellung bei-*
*zubehalten – vor allem bei schwerer Belastung. Es eignet sich dann*
*eine leicht gebeugte Beinstellung und Lordoseeinstellung bei leich-*
*ter Vorlage. Ein Trainer sollte die Einstellung begutachten, ob dies*
*schon gelingt.*

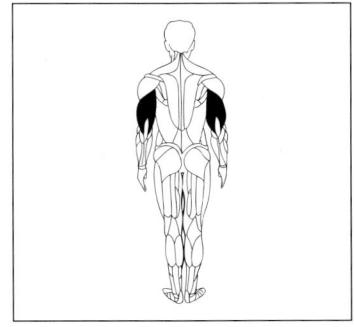

*Agonist: M. Trizeps*
*Synergist: Brustmuskel, vorderer*
*Deltamuskel*

## 21 Die Bauchmuskeln

Die verkürzten Bauchmuskeln des Totalrundrückens werden im Sinne der Rückenschule trainiert. Da hier nicht auf Muskelaufbau, sondern einer soliden Grundspannung hin gearbeitet wird, ist dies geeignet. Wichtig ist die Beckenkippung von einer Kyphose – in eine Lordose der LWS. Hier wird der gesamte Muskelmantel beachtet, dies geschieht mit angestellten Beinen und nach vorn gekippten Becken. Durch Kontraktion der Bauchmuskeln wird der Rippenbogen in Lordosestellung in Richtung Bauchnabel bewegt. Zwischendurch soll die Bauchatmung zur Entspannung geübt werden – beim Einatmen muß der Bauch nach oben gedrückt werden, die aufgelegten Handflächen können zur Kontrolle und Fühlen hergenommen werden.

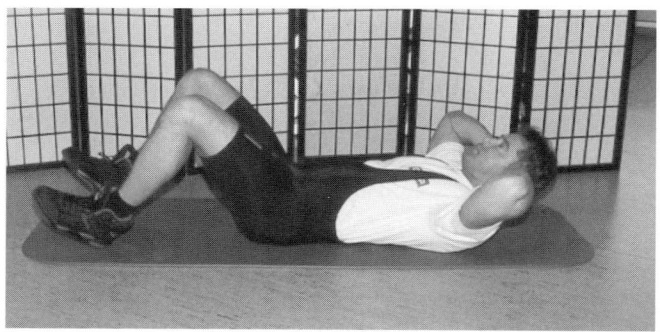

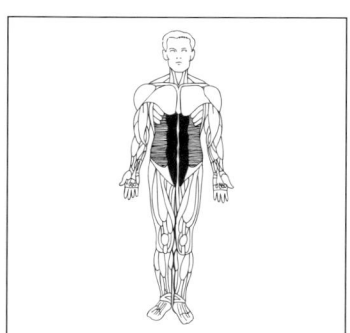

*Agonist: Gerader Bauchmuskel*
*Synergist: Schräge Bauch-*
*muskeln und unterer Rücken*

*Ausführung:*
*Becken nach vorne kippen (Lordose).*
*Beine anwinkeln und Fußspitzen anziehen.*
*Arme neben dem Körper ablegen, Schulterblätter gehen zur WS.*
*Kopf ablegen und Bauchmuskeln anspannen.*

*Anmerkung:*
*Anfangs hauptsächlich die Beckenkippung üben für die Beweglichkeit.*
*Die Abbildung zeigt die Übung mit fixierten Armen, wobei die Ellenbogen nach unten gedrückt werden, um die Schulterblätter zur WS zu bringen. Der Kopf zeigt in Verlängerung der WS mit dem Gesicht zur Decke, so sollte die Übung gekonnt werden.*

# C FBG Übungen

Reihenfolge-FBG, Funktionszirkel BB, Hauptübungen

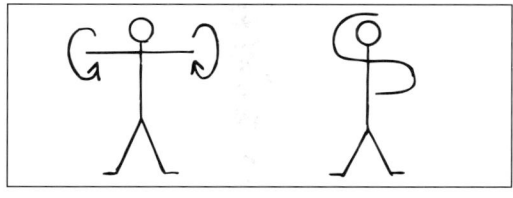

*Armkreisen seitlich.*
*Armkreisen diagonal vor dem Körper und hinter der LWS.*

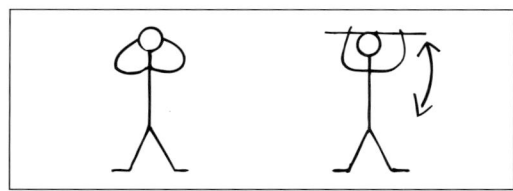

*Arme hinterm Kopf fixieren, Ellenbogen nach hinten bewegen.*
*Mit Stab hinter dem Nacken auf- und ab-bewegen.*

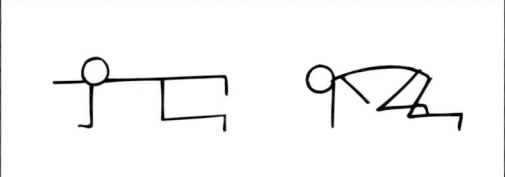

*Ellenbogen diagonal zum Knie bewegen und strecken.*

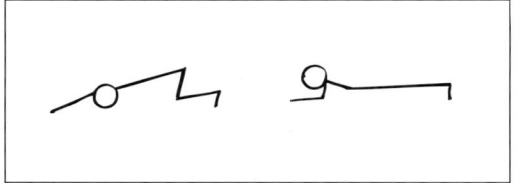

*Vom Ellenbogenstütz liegend, Gesäß zu den Unterschenkeln bewegen und Arme gestreckt stützen.*

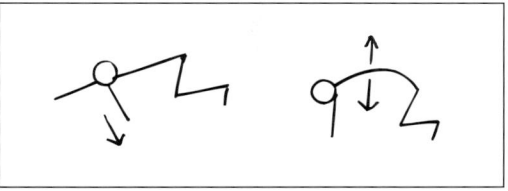

*Arm seitlich strecken, anderen Arm in Verlängerung des Rückens. Schulter zur Unterlage bewegen. Vierfüßerstand: „Katzenbuckel"-Übung.*

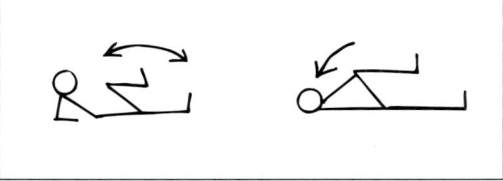

*Beine wechselseitig anziehen und strecken.*
*Liegend wechselseitig Knie zur Brust bewegen.*

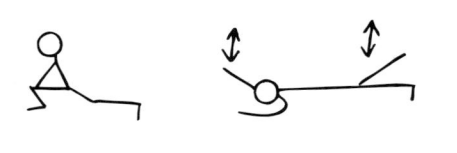

*Bauchlage: Diagonal Arm und Bein abheben im Wechsel.*
*Ausfallschritt: Ein Bein nach hinten wegstrecken und Becken nach vorn bewegen. Anderes Bein beugen.*

*Stand an der Wand: Unterschenkel im Wechsel zum Gesäß bewegen. Knie parallel gestellt.*

## Der Funktionszirkel

### Teil des weiterführenden Aufwärmens
### Spezielles Aufwärmen der primären Muskelgruppen – Totalrundrücken

Der Funktionszirkel umfaßt vier Trainingsübungen, nachdem vorher am Fahrradergometer der Kreislauf allgemein vorgewärmt wurde. Man geht nach der FBG zum Funktionszirkel für die primäre Muskelgruppe über. Pro Station werden ca. 15 Wiederholungen mit kaum spürbarem Widerstand ausgeführt, im Wechsel durchläuft man dies so 5–10 Minuten.
Die Reihenfolge: 1. Seitheben im Stand. 2. Rückenzugstation, ziehend vor die Brust. 3. Die Beinpresse 90 Grad. 4. Kurzhanteldrücken im Sitzen. Danach beginnt man sich an das Trainingsgewicht für die zu trainierende Muskelgruppe heranzutasten (s. Kap. Trainingsziel, Intensität).

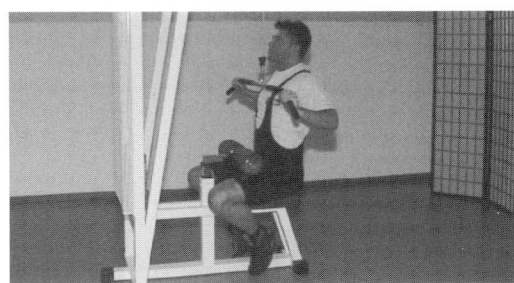

*Station 2*

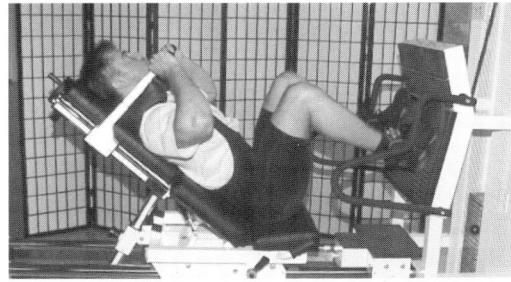

*Station 3*

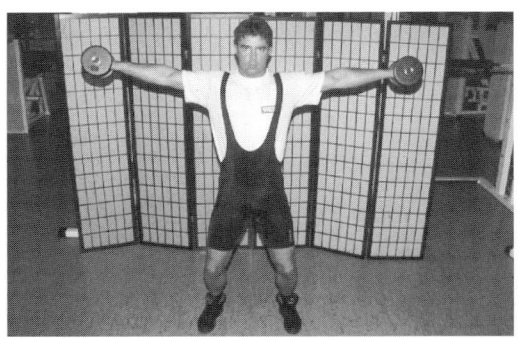

*Station 1*

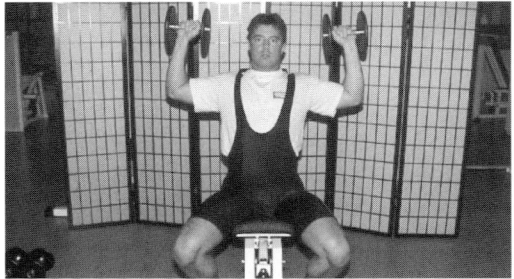

*Station 4*

# 10 Der Hohlrücken

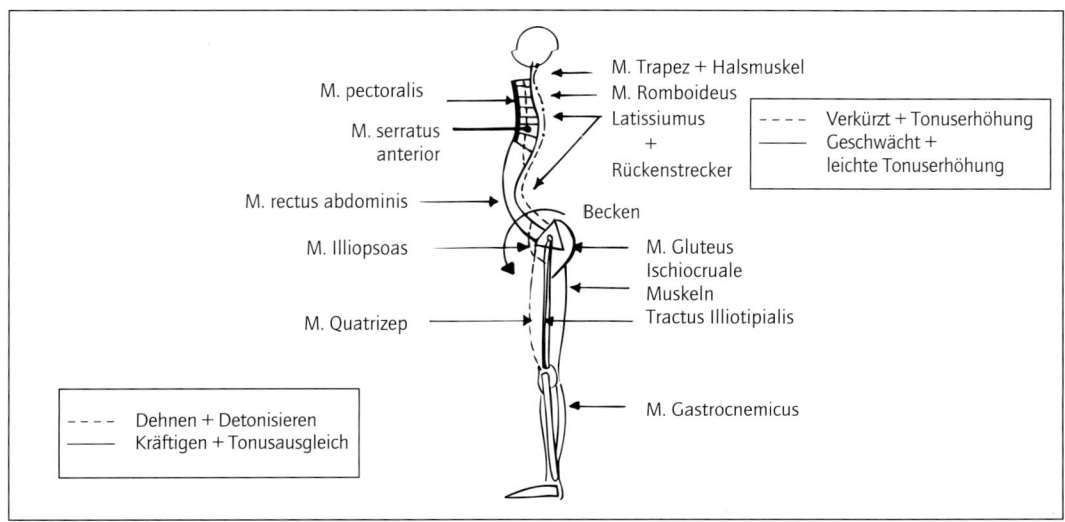

M. pectoralis
M. serratus anterior
M. rectus abdominis
M. Illiopsoas
M. Quatrizep

M. Trapez + Halsmuskel
M. Romboideus
Latissiumus + Rückenstrecker

- - - - Verkürzt + Tonuserhöhung
——— Geschwächt + leichte Tonuserhöhung

Becken
M. Gluteus Ischiocruale Muskeln
Tractus Illiotipialis

M. Gastrocnemicus

- - - - Dehnen + Detonisieren
——— Kräftigen + Tonusausgleich

## Die Auswirkungen der muskulären Dysbalance

Deutlich zu sehen ist beim Hohlrücken die Beckenkippung nach vorne, ausgelöst worden ist dies u. a. primär durch die zu schwache Bauchmuskulatur. Die untere Rückenpartie ist „verkürzt", weil die zu schwache Bauchdecke den Hüftbeuger verkürzen läßt. Eine Hyperlordose „verkürzt" durch den Zug des Hüftbeugers die vorderen Oberschenkelmuskeln, im Gegensatz dazu müssen die hinteren Oberschenkelmuskeln nachgeben und werden schwach sein. Bauch- und hintere Oberschenkelmuskeln stellen bei normalem Muskeltonus das Becken auf. Da die Beugemuskulatur zur trophischen Muskelgruppe zählt, werden sie zusätzlich zu ihrer Schwäche einen höheren Tonus aufweisen. Durch die Hyperlordose muß der Oberkörper eine leicht nach hinten einnehmende Stellung als Ausgleich einnehmen. Die physiologische Brustkyphose wird etwas abgeflacht sein, somit haben Brustmuskeln und der mittlere Trapez als auch die Romboiden einerseits einen schwachen Tonus – andererseits durch die nicht optimale physiologische Stellung neigen sie zu Verspannungen. Dieses

Ausgleichen vollzieht sich bis zur Halswirbelsäule und schlägt sich auch hier nieder.

## Methoden der Rückenschule (Krankengymnastik) zum Ausgleich-Hohlrücken

Zur Erklärung und Darstellung der Haltungsschwächen bedient sich die Rückenschule auf verschiedene Art und Weise. Es gibt die Möglichkeit, den Patienten auf die Auswirkungen aufmerksam zu machen, wenn der Haltungsfehler nicht gelindert wird. Meistens wird ihm auch klar, daß dies zu einem Schaden führen kann, wenn der Beruf noch dieses Handicap negativ unterstützt. Klar ist dem Betroffenen auch, daß eine Muskulatur, die über eine natürliche ausgeglichene Spannung verfügt, eine positive Einwirkung auf das Allgemeinbefinden hat. Probleme haben viele in der Vorstellung von unterschiedlichen Gelenkstellungen der Wirbelsäule und dem Becken etc. und der weitere Verlauf der Auswirkungen auf den Bewegungsapparat. Somit ist nun die Rückenschule auf bildliche Darstellungen angewiesen, die in „einleuchtender" Weise die Kompli-

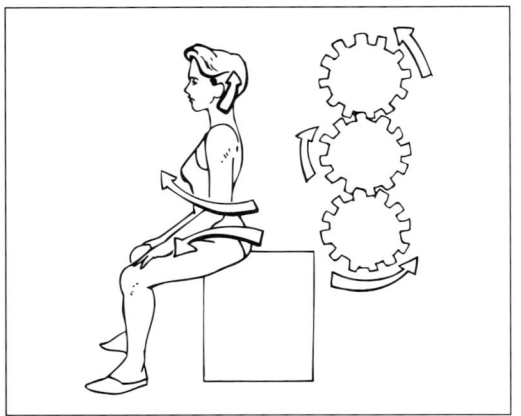

Abb. 32: Das Zahnradmodell (aus: Vita Rücken-
schule, S. 65, nach BONER vgl. BRÜGGER).
☞ *Die Körperabschnitte (Becken), Brustkorb*
*und Kopf sind übereinander eingeordnet*
*(„Türmchen").*
☞ *Von der Seite gesehen sind Ohrläppchen,*
*Schulter und Hüfte im Lot.*

ziertheit der Funktion im Zusammenhang darstellt!
Man sieht durch die Darstellung der Zahn-
räder, wie es mit der Haltungsschwäche, dem
Hohlrücken aussieht. Das dritte Rad ist zu weit
nach vorne gedreht worden und durch die verkürzte Muskulatur des unteren Rückens muß
der Antagonist – nämlich die Bauchmuskulatur
nachgeben. Das Becken kippt nach vorne, dort,
wo beim Totalrundrücken die Lordose fehlt, ist
sie beim Hohlrücken zu stark ausgeprägt. Der
Beginn der Rückenschule geht also über Spannungsübungen für die Bauchmuskulatur, dann
Gesäß und hintere Oberschenkelmuskeln. Das
Entscheidende bei Übungen für die Bauchmuskulatur ist der „Einsatz der Bauchmuskeln", wobei die Beinstellung beachtet werden muß.
Beim Hohlrücken bewirkt primär der verkürzte
Hüftbeuger die Hyperlordose.
Werden Übungen mit gestreckten Beinmuskeln
für die „Bauchmuskeln" gemacht, passiert folgendes im Bereich des Beckens und der Wirbelsäule.

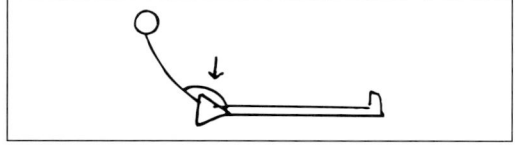

Das Becken bleibt nach vorne gekippt und hält
damit den Hüftbeuger unter Spannung und er
kontrahiert. Dadurch muß beim Aufrichten die
Hauptlast von der LWS getragen werden, weil
dort der Hüftbeuger ↓ „zieht". Um nun die
Bauchmuskulatur beim Einrollen des Oberkörpers einsetzen zu können (Bauchpresse), müssen die Beine angewinkelt werden.

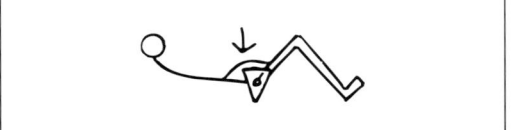

Beim Anstellen der Beine kann das Becken
nach hinten gekippt werden und der Hüftbeuger weitgehend entspannt werden. Zugleich
wird die Lordose aufgehoben, die nötig ist, um
beim Einrollen des Oberkörpers die Bauchmuskeln **isoliert** zum Einsatz zu bringen. Möchte
ich den gesamten Muskelmantel – Bauch und
Rücken zusammen – einsetzen, muß ich eine
leichte Lordose halten (Physiologisch). Ein
leichtes Fingerhohes- oder Handabheben
genügt vollkommen. Dann wird das Brustbein
bei angestellten Beinen zum Bauchnabel bewegt. Zu dieser Variante kam man, nachdem
man bei Bandscheiben-Operationen den besseren Einsatz des Muskelmantels feststellte.
Für den Hohlrücken dürfte in erster Linie einmal die isolierte Form am Anfang des
Bauchmuskeltrainings stehen, weil man sich
durch die Hyperlordose noch kein Bild vom
richtigen Einsatz machen kann. Weiterhin
kommt durch die verspannte LWS und den
„Schmerzen" durch die nicht richtig ausgeführ-
te Übung hinzu, daß die Bauchmuskeln zwar
gespürt – aber nicht richtig kontrahiert werden.
Die resultierenden Rückenschmerzen bei vielen
Bauchmuskelwiederholungen mit gestreckten
Beinen, entspringen diesem Unterschied. **Man
stellt auch fest, daß die Bauchmuskeln nur in
der Einrollphase bei voller Anspannung gehalten werden können und bei weiterem Aufrichten des Oberkörpers wieder der Hüftbeuger sowie die Oberschenkelmuskulatur zum
Einsatz kommen.** Deshalb spricht man auch
von sogenannten **Bauchpressen** oder Chrunches.

# A Methoden der Rückenschule zur Kräftigung der schwachen Muskelgruppen des Hohlrückens

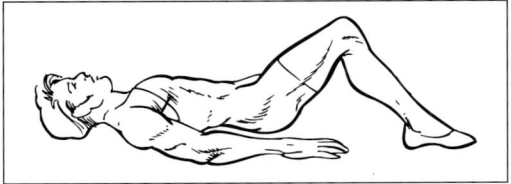

### Die Rückenlage – Bauchmuskulatur
*Beine anwinkeln und Zehenspitzen hochziehen. Becken nach unten (hinten) kippen, Bauchmuskulatur anspannen.*

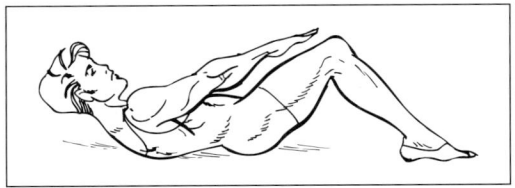

*Ausgangsstellung wie oben, nun leichtes Abheben der Schulterblätter. Arme vorne verschränken oder seitlich am Ohr fixieren – nicht in der Halswirbelsäule (Nacken).*

### Die Bauchpresse: Chrunches
*Becken nur minimal von der Matte lösen, d. h. eine Handhöhe (Abstand zwischen Wirbelsäule und Unterlage).*
*Arme am Hinterkopf fixieren. Blick der Augen und Stirn nach hinten oben. Nun muß der Brustkorb mit dem Rippenbogen in Richtung Hüfte geschoben werden und die Bauchmuskulatur wird angespannt. Hierbei wird in physiologischer Stellung der Bauch-Rückenmuskelmantel trainiert.*

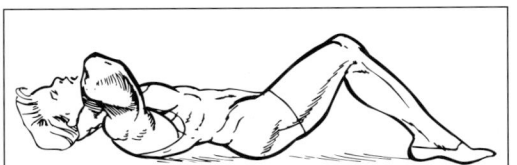

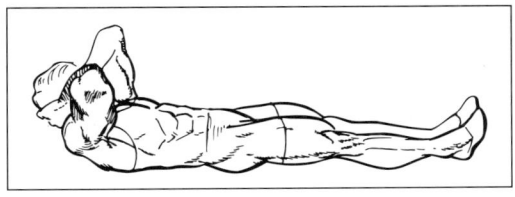

*Bauchpresse unter „Ausschalten" des Hüftbeugers in Extensionsstellung. Beine strecken, Fersen unter Anspannung des Gesäßes auf Matte drücken. Arme hinterm Kopf fixieren, Brustbein zur Hüfte bewegen und Bauchmuskeln anspannen.*

## Schräge (seitliche) Bauchmuskeln

*Beine anwinkeln und Becken a) nach hinten kippen, b) leicht abheben von Matte (Mittelstellung-Chrunches). Ellenbogen anwinkeln und Hände am Hinterkopf fixieren. Nun diagonales Abheben der Schulterblätter, d. h. linker Ellenbogen geht in Richtung des rechten Knies. Bei a) kann man sich weiter „aufrichten", fällt anfangs leichter. Mittelstellung muß angestrebt werden.* **Untersuchungen zeigen auch, daß beim geraden Bauchmuskeltraining die schrägen Bauchmuskeln mittrainiert werden!**
**Ebenso werden die schrägen Bauchmuskeln beim Training der unteren Bauchmuskeln mittrainiert.**

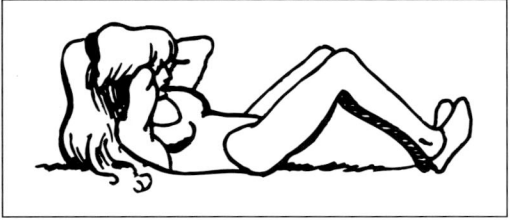

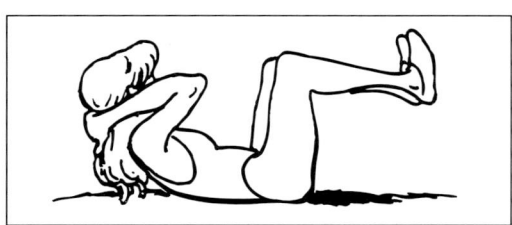

*Variation für schräge Bauchmuskeln mit angewinkelten Beinen. Ellenbogen bewegen sich diagonal zum Knie.*

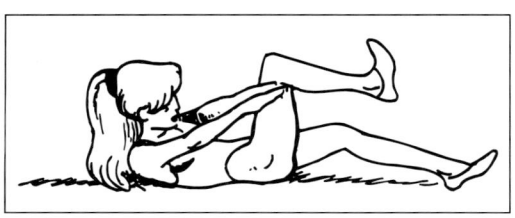

*Dasselbe wie oben für gerade Bauchmuskeln, leichtes Abheben der Schulterblätter.*

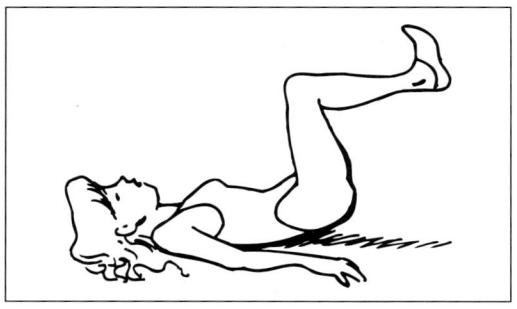

*Beide Arme zum angewinkelten Knie im Wechsel führen.*

## Untere Bauchmuskeln

*Beine rechtwinklig anstellen, Arme auf die Matte drücken. Nun wird das Becken abgehoben, indem man die Knie nach oben schiebt. Anfangs ist nur die Kontraktion und leichtes Beckenverschieben möglich. Bei weiterem Üben kann unter Einsatz der Arme das Becken abgehoben werden. Die Knie dürfen nicht angezogen (zur Brust) werden, sonst ist die Übung sinnlos.*

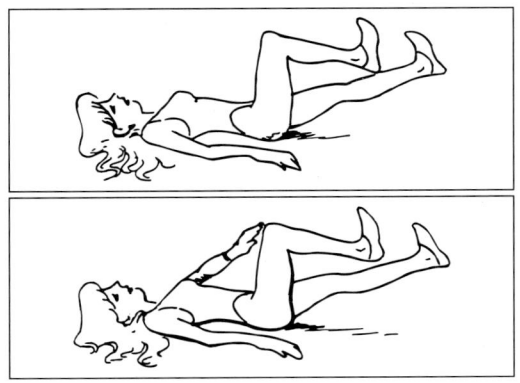

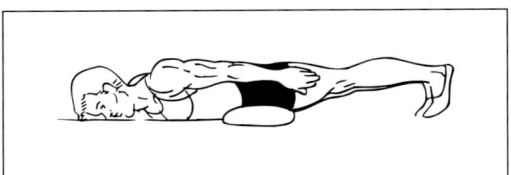

*Variation: Ein Bein strecken, das angewinkelte gewährleistet, daß die LWS fixiert bleibt. Hier kann man, wenn man das gestreckte Bein etwas absenkt, die untere BM „ansprechen", allerdings ist hier der Hüftbeuger mit dabei. Es kann noch diagonale Armarbeit als Koordinationsübung mittrainiert werden.*

### Bauchlage – Rücken-, Gesäßmuskulatur

*Schultern zur Hüfte schieben, Schulterblätter zur Wirbelsäule führen.*
*Fußspitzen zum Knie richten, Gesäß anspannen und Knie durchdrücken. Bei großer Lordose etwas unterlegen. Kopf zeigt zur Matte.*

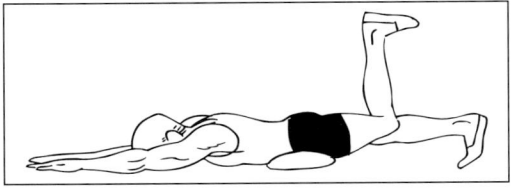

*Arme ablegen, angewinkeltes Bein etwas abheben. Man beansprucht hauptsächlich die Beinbeuger.*

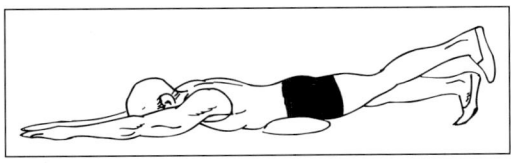

*Wie oben, nur mit gestrecktem Bein eine Fußgröße abheben. Schwerpunkt Gesäßmuskel.*

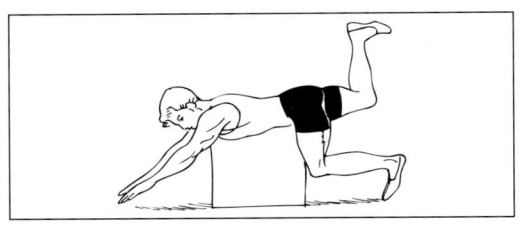

*Dieselbe Grundübung wie oben, nur mit weitgehender Entlastung des unteren Rückens. Bein in verlängernder Körperachse anheben.*

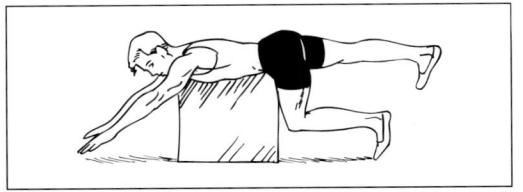

*Wie oben, mit langem Bein. Fußspitzen anziehen (kniewärts) – kein Hohlkreuz.*

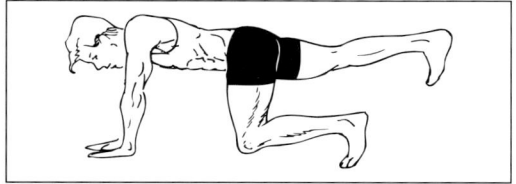

### Vierfüßerstand

*Arme und angewinkelte Beine in rechten Winkel stellen. Rücken aus Hohlkreuzstellung in eine Gerade bringen. Bauch anspannen und Bein strecken, nicht überstrecken.*

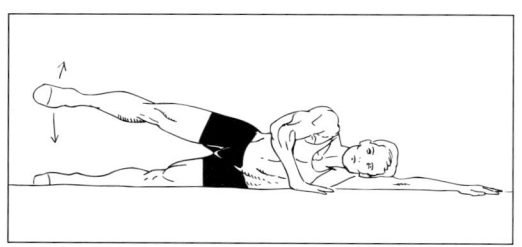

*Bein anziehen und strecken, wer stabil ist, kann eine kleine Gewichtsmanschette (0,5 kg) am Knöchel fixieren.*

### Die Seitlage

*Grundstellung: Arme und Beine auf Hüfte liegend sollen eine Gerade bilden. Auflagearm strecken, Stützarm angewinkelt vor der Brust ablegen, und zwar so, daß der Körper etwas nach vorn kippt und darauf gestützt wird. Hierbei kann man nicht auf die Rückenseite abkippen. Nun oberes Bein abheben und senken.*

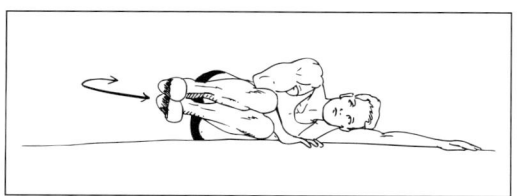

*Wie oben. Nur ein Bein abheben und zur Brust bewegen.*

*Wie oben. Beide Beine abheben. Füße stehen Knöchel an Knöchel. Seiten wechseln, Knie zur Brust und strecken.*

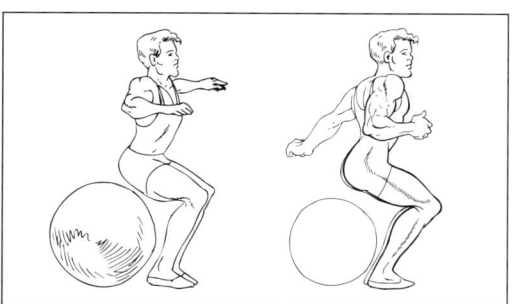

### Stabilisieren auf dem Gymnastikball

*Lendenwirbelsäule und Becken fixieren. Sitzen am vorderen Drittel des Balles. Ball durch leichtes Bewegen des Beckens unter sich bewegen. Leichtes Armschwingen und bei genügender Sicherheit Gesäß abheben lassen. Bauchmuskeln und Oberschenkel anspannen um kontrolliert zu „hüpfen".*

## Dehnung der Muskelgruppen des Hohlrückens, die verkürzt sind

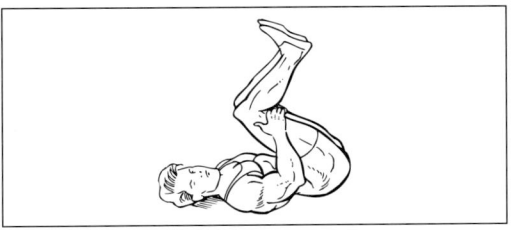

**Lendenwirbelsäule, Hüftbeuger, Gesäß, Oberschenkel**
*Beide Knie zur Brust nehmen. Fassen am Unterschenkel – unterhalb der Knie oder am hinteren Oberschenkel – unterhalb der Kniekehle.*

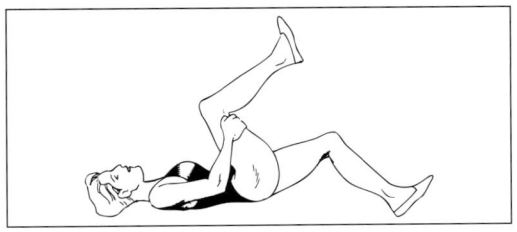

*Ein Bein anwinkeln (leicht), das andere voll anziehen.*

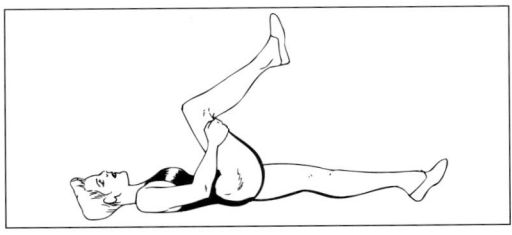

*Wie oben, nur mit gestreckt abgelegtem Bein. Man dehnt den Hüftbeuger leicht mit.*

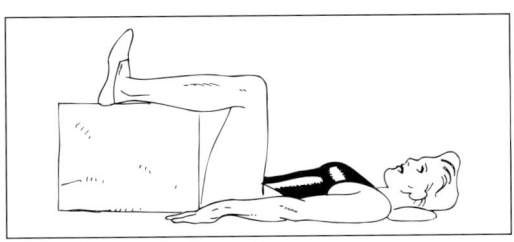

*Gesamtentspannung bei erhöhter Ablage. Lordoseentlastung.*

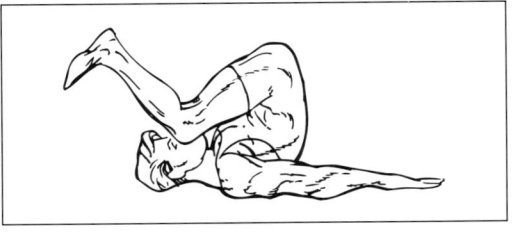

*Beine angewinkelt über den Kopf bringen aber nicht seitlich ablegen. Dehnung mehr in Richtung BWS.*

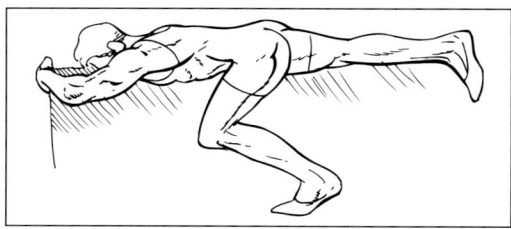

Becken fixieren auf Erhöhung, erlaubt beim nach Vornebringen eines Beines die Dehnung des Hüftbeugers.

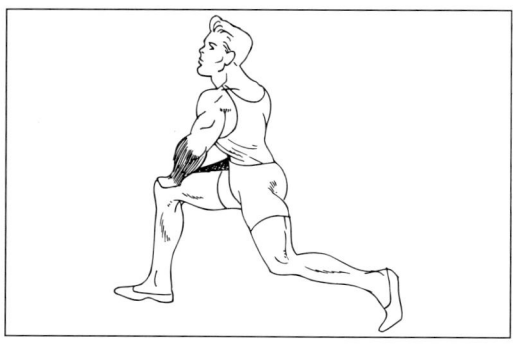

Dehnung des Hüftbeugers (Iliopsoas) im halben Kniestand. Becken nach vorn bringen, spürbar die Dehnung in der Leistengegend (Ansatz des Muskels). Beide Arme abstützen, Becken fixieren und nicht in die Lordose „ziehen".

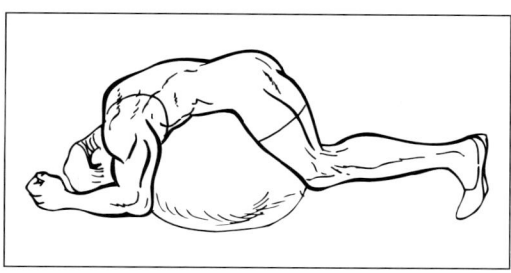

LWS-Entlastung auf Gymnastikball. Etwas vorn überrollen lassen und auf Ellenbogen (Unterarm) abstützen.

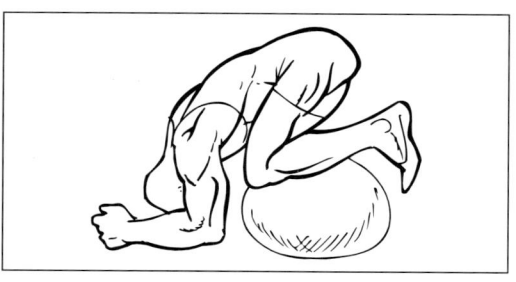

Im Oberarmstütz bis zu den Knien (Auflage des Balles mit Knie ist die Ballmitte) nach vorn gehen. Dabei nicht durchhängen, d. h. Gesäß anspannen und dann Knie unterm Ball nach vorn zur Brust ziehen.

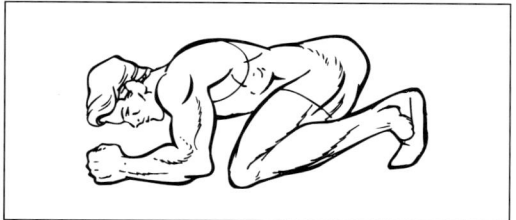

Gesäß auf Waden abstellen und Arme und Wirbelsäule strecken. Brust zusätzlich zur Matte bringen.

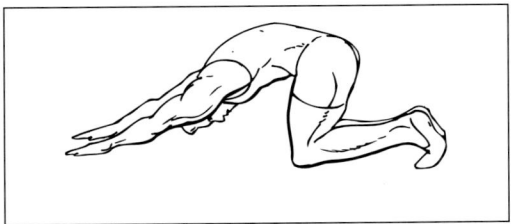

*Katzenbuckelübung um Lordose zu entlasten.*

### Oberschenkeldehnung

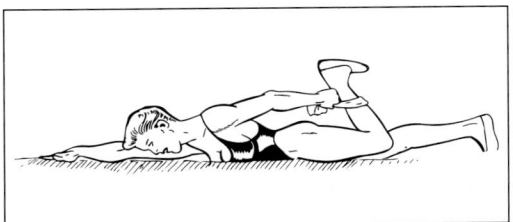

*In Bauchlage Unterschenkel zum Gesäß bringen. Hand faßt Knöchel bzw. als Hilfe mit einem Handtuch, das den Hebel verlängert. Gefahr von Krämpfen in den Beinbeugern – vorher diese dehnen, Antagonisten entspannen oder in Seitlage ausführen bei fixiertem Becken.*

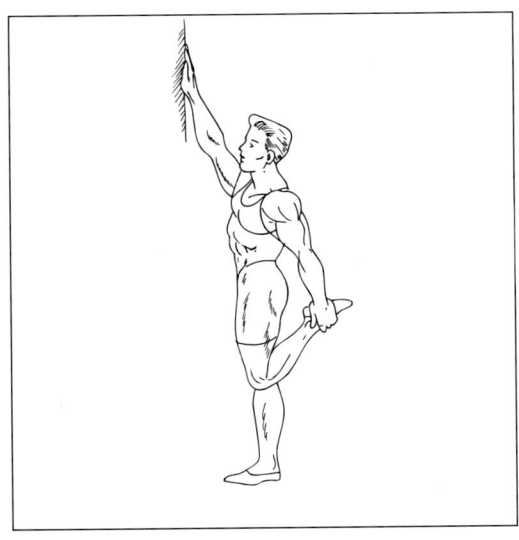

*Im Stand: Stützen an der Wand, dann Unterschenkel mit Hilfe des Armes zum Gesäß bringen. Knie stehen parallel, Hüfte fixieren – kein Hohlkreuz und auch keinen Buckel machen, verringert Übungseffizienz.*

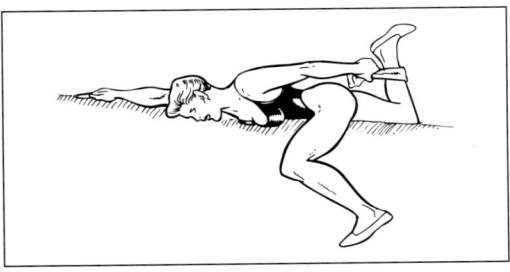

*Dehnung auf Erhöhung mit angewinkeltem abgestelltem Bein. Hier gilt dasselbe wie in Bauchlage.*
*Vorteil: Becken ist fixiert und Lordose vermindert.*

# B Muskeltraining des Hohlrückens

**Die primär zu trainierenden Muskelgruppen:**
a) Die Brustmuskeln und vordere Schulterpartie
b) Oberer Bereich des Rückens sowie mittlerer Trapezmuskelanteil, **Übergang BWS/LWS**
c) **Bauchmuskeln/**gerade und schräge Anteile
d) **Hintere Oberschenkel- und Gesäßmuskulatur**

**Die sekundär zu trainierenden Muskelgruppen:**

a) Untere Rückenpartie, **Übergang LWS/ Gesäß**
b) Hüftbeuger M. Iliopsoas
c) Vordere Oberschenkelmuskeln, Waden

**Primäre Muskelgruppen (Übungen):**

## 22 Das Bankdrücken

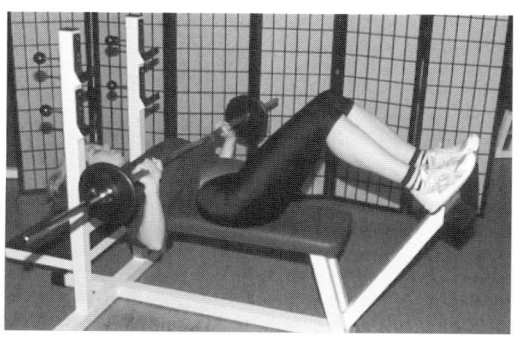 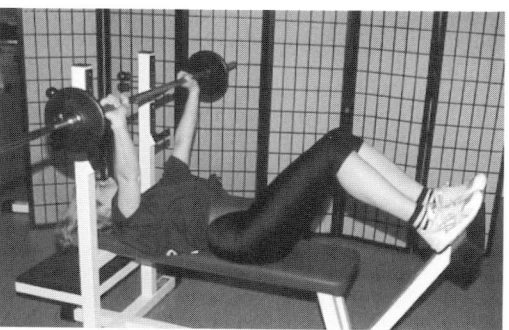

*Ausführung:*
*Anfangs sollen die Beine hochgestellt werden. Der Hohlrücken drückt sich sonst bei abgestellten Beinen zu sehr ins Hohlkreuz. Nachdem die Übung beherrscht wird, können die Beine bei fixiertem Becken abgestellt werden. Der Hohlrücken kann eine übermäßige Lordose vermeiden, wenn die Beine nicht so weit gespreizt werden. Die Langhantel wird nun voll auf das Brustbein herabgelassen und vom unteren Drittel des Brustbeins wieder nach oben gedrückt.*

*Agonist: M. Pectoralis, vorderer Deltamuskel, Trizeps*
*Synergist: Latissimus, mittlerer Deltamuskel*

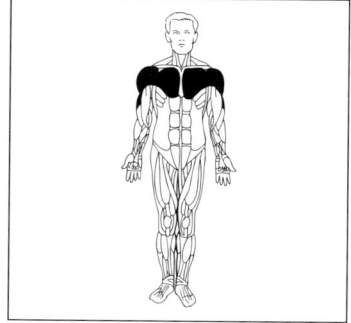

## 23 Butterflymaschine

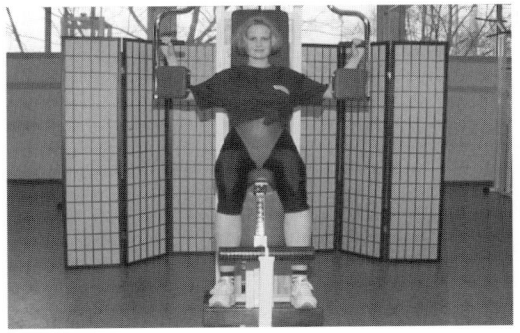 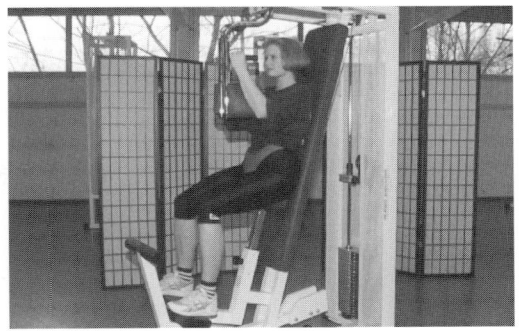

*Ausführung:*
*LWS an die Lehne drücken, Bauchmuskeln mit Anspannen.*
*Kurzer Armhebel und dann langsam in Dehnstellung zurück-*
*führen. Ellenbogen müssen tiefer stehen als Schultergelenk, da*
*sonst das Gelenk verriegelt ist. Beim Zusammenführen aus-*
*atmen.*

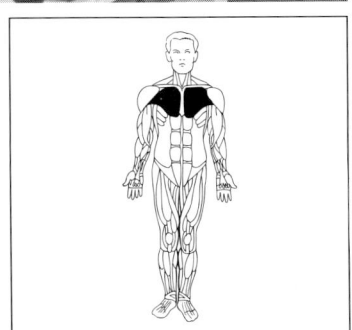

*Agonist: M. pectoralis*
*Synergist: Arme, Bauch*

## 24 Rückenzugmaschine

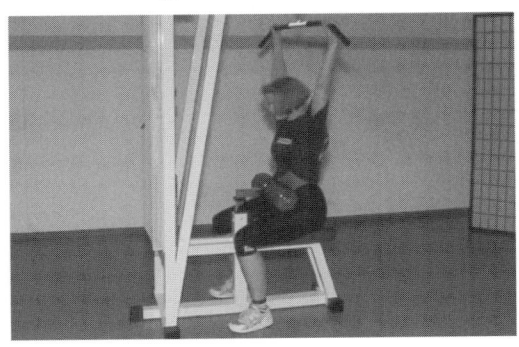 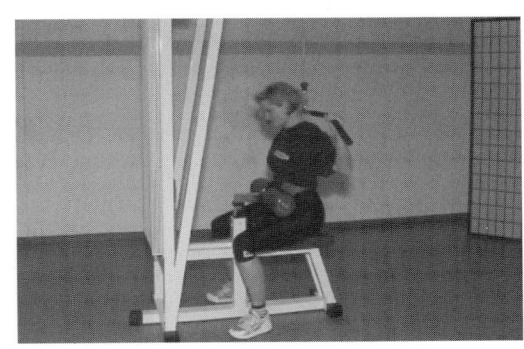

*Ausführung:*
*Lordose etwas verringern und dann mit gesamter WS leicht*
*nach vorn gehen. Nun kann man die Haltestange bis in den*
*Nacken ziehen. Kopf immer gerade halten.*
*Variation: Etwas nach hinten sitzen.*
*        Stange bei geraden Rücken zur Brust ziehen.*
*Die Lodose soll in Mittelstellung gehalten werden, dadurch wer-*
*den die Bauchmuskeln zum Stabilisieren stärker kontratiert!*

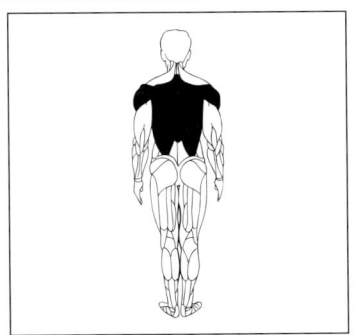

*Agonist: M. Latissimus*
*Synergist: M. bizeps, Bauch, vordere und mittlere Schulterpartie*

## 25 Rückenzugmaschine – frontal-enger Griff

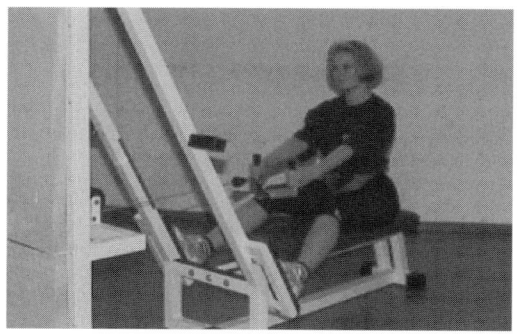 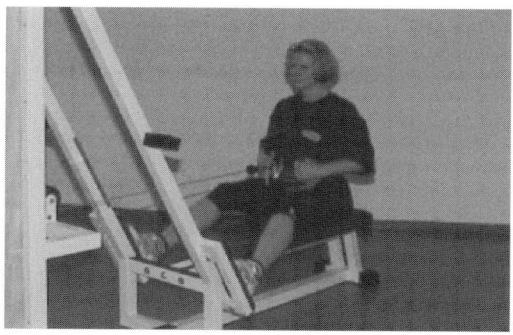

*Ausführung:*
*Beine leicht anwinkeln, Oberkörper aufrechthalten. Man soll beim Heranziehen nur aus den Armen mit angespanntem Rücken arbeiten.*

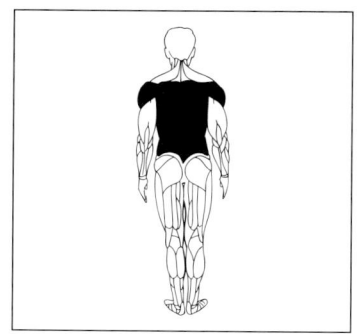

*Agonist: M. Latissimus*
*Synergist: M. bizeps, Bauch, vordere und mittlere Schulterpartie*

## 26 Extension

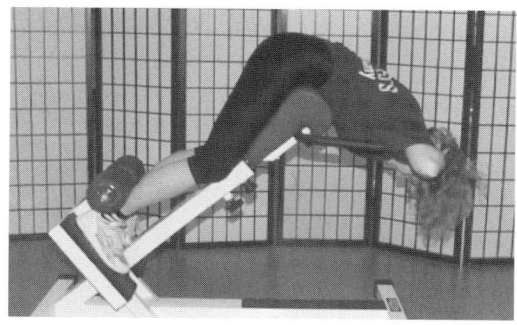 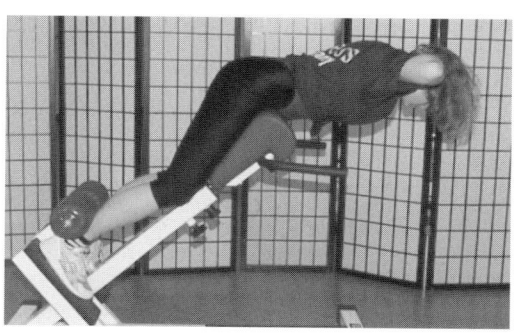

*Ausführung:*
*Arme neben den Ohren fixieren. Aus der abgewinkelten unteren Position aufrollen bis zur Waagerechten, Gesicht zeigt zum Boden. Wenn man die Tendenz zur Überstreckung hat, müssen die Arme vor die Brust genommen werden. In der obersten Position halten und langsam wieder abrollen. Mehrmals wiederholen.*
*Anm.: Gesäß und vordere Oberschenkel müssen mit angespannt werden, um das Becken nicht mitzubewegen.*
*Andere Variante: Einbeiniges Üben in die Extension am Seilzuggerät.*

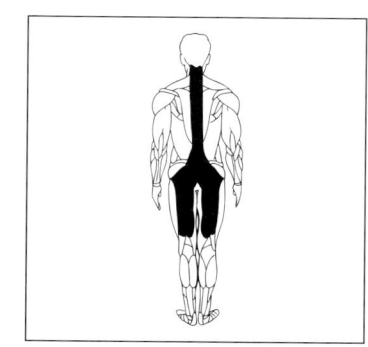

*Agonist: Rückenstrecker*
*Synergist: Gesäß, Bauch, Oberschenkel*

## 27 Butterfly-Negativ

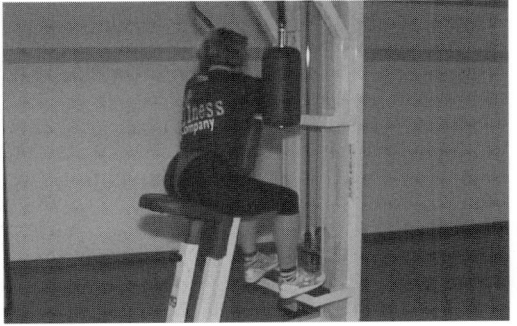 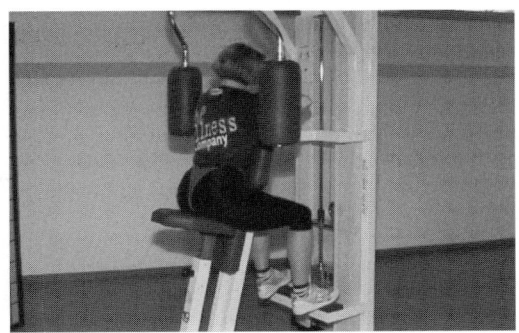

*Ausführung:*
*Arme anwinkeln, Hände zeigen in Blickrichtung. Bauch an Lehne*
*drücken und Lordose verringern. Nun Ellenbogen nach hinten*
*führen, ohne in eine Überstreckung der LWS zu gelangen. Schul-*
*terblätter gehen in Richtung Wirbelsäule.*

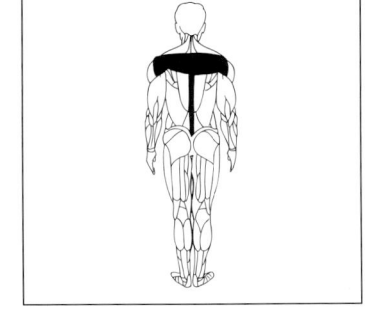

*Agonist: Mittlerer Trapez, M. romboideus,*
*hinterer Deltamuskel*
*Synergist: Rückenstrecker, Bauchmuskeln*

## 28 Chrunches

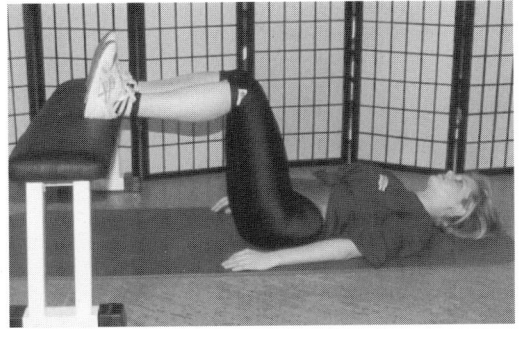 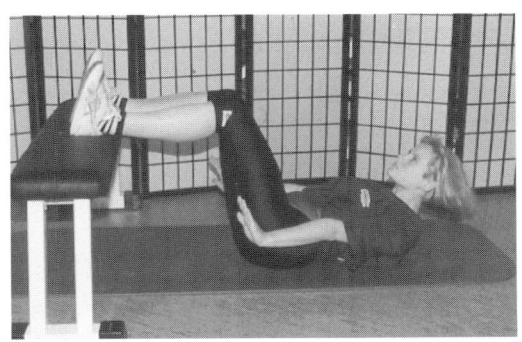

*Ausführung:*
*Beine anwinkeln, um aus der Lordose zu kommen, nun das*
*Brustbein in Richtung Oberschenkel bewegen bei nach oben*
*gerichteter Blickrichtung. Arme entlang des Oberschenkels mit-*
*schieben. Mehrmals wiederholen.*

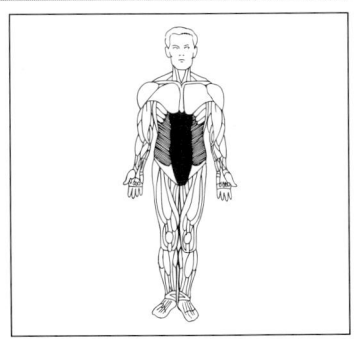

*Agonist: Gerader Bauchmuskel*
*Synergist: Schräge Bauchmuskulatur*

## 29 Chrunches-Beckenabhebung

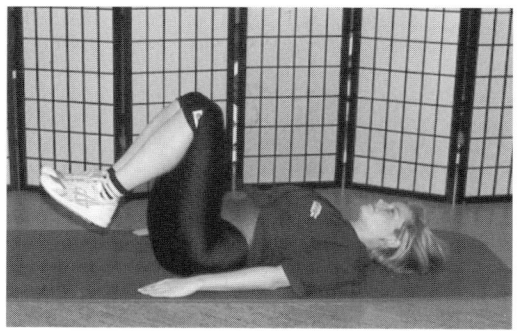 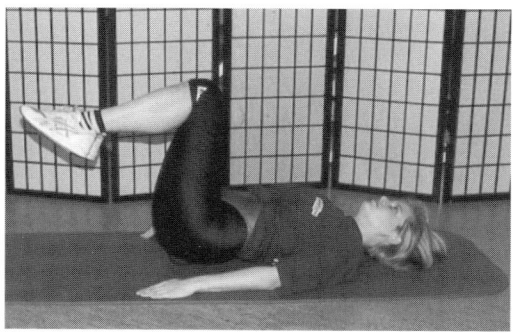

*Ausführung:*
*Beine in der Hüfte 90 Grad anwinkeln, ebenso die Unterschenkel. Arme voll in die Matte drücken. Nun schiebt man die Knie in Richtung Decke, dies ist wichtig, da man sonst einrollt und die Übung verfälscht. Die Übung ist erst bei guter Spannung möglich.*

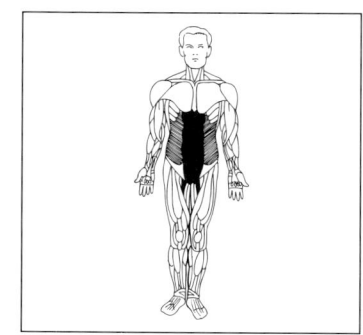

*Agonist: Untere Bauchmuskelanteile*
*Synergist: Arme, schräge Bauchmuskeln, gerade Bauchmuskeln*

## 30 Chrunches bei Lordosestellung

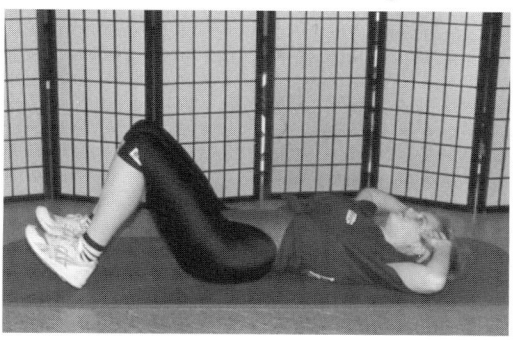 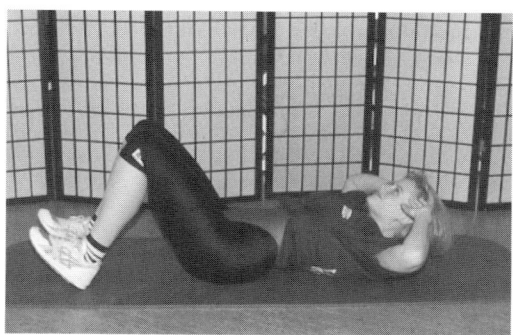

*Ausführung:*
*Leichte Lordose einstellen, kein Hohlrücken (!). Arme neben dem Ohr fixieren, Beine anwinkeln bei nach oben gerichteten Füßen. Nun schiebt man das Brustbein in Richtung Bauchnabel, Blickrichtung zur Decke.*
*Variationen von Bauchmuskelübungen z. B. der schrägen Muskelgruppen sind in der Rückenschule ausführlich erwähnt worden.*

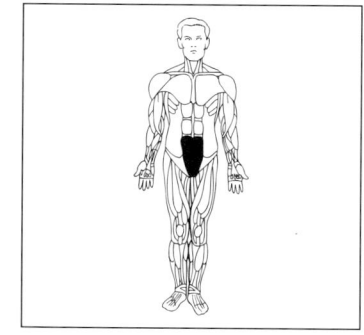

*Agonist: Gerade Bauchmuskeln*
*Synergist: Schräge Bauchmuskeln, Hüftbeuger,*
*unterer Anteil des Rückenstreckers*

## 31 Beincurls

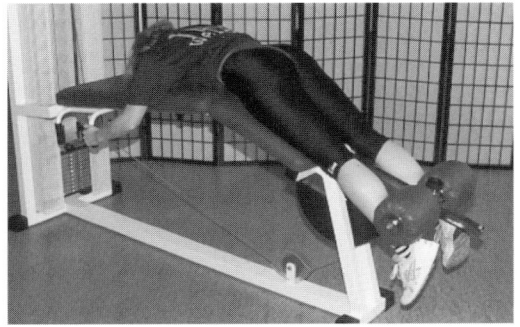 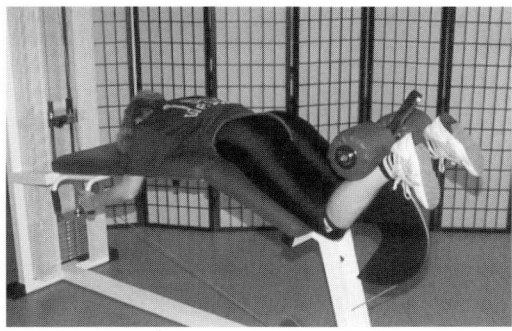

*Ausführung:*
*Wichtig ist, daß das Gerät eine Hüftbeugung zuläßt, um im Kniegelenk besser zu beugen, außerdem damit der Hohlrücken nicht überstreckt werden kann. Fußspitzen in Richtung Knie ziehen und Fersen in Richtung Gesäß bewegen (90 Grad Beugen im Kniegelenk).*

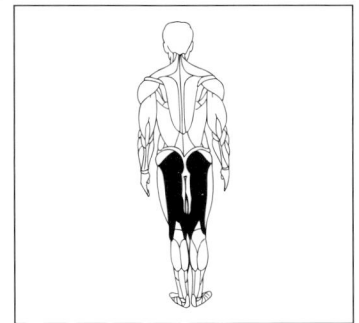

*Agonist: Ischiocruale Muskelgruppe*
*Synergist: Gesäß, Waden*

## 32 Hüftextension-Variation

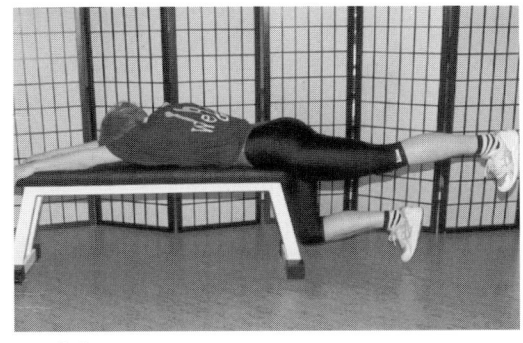 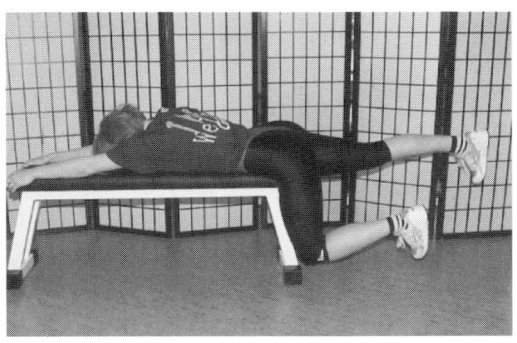

*Ausführung:*
*Oberkörper und Hüfte müssen aufliegen. Arme fixieren. Nun wird in einer Art Radfahrbewegung abwechselnd ein Bein gestreckt. Fußspitzen zeigen kniewärts. Durch das nicht Abstellen eines Beines wird der Anteil LWS – BWS Übergang besser beansprucht.*

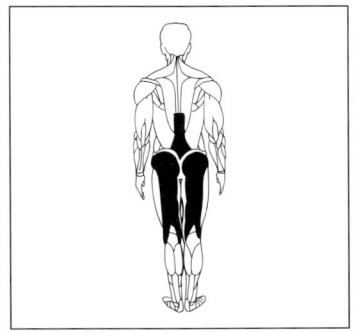

*Agonist: Gesäß, LWS – BWS Rückenstreckeranteil,*
*Ischiocruale MG.*
*Synergist: Bauchmuskeln*

## Sekundäre Muskelgruppen (Übungen)

Wie beim vorangegangenen Haltungsfehler Totalrundrücken wird auch hier versucht, mit 20% Belastung im Kraftausdauerbereich den Muskeltonus zu senken. Probleme ergeben sich meist mit dem Hüftbeuger, der das Becken in die Lordose zieht, dieser ist mit einem Dehnprogramm besser zu beanspruchen. Da er in der Hüfte beugt, sollen zwei aktive Übungen vorgestellt werden, um einen Anhaltspunkt zu haben. Gleich vorab Übung 1 und 2.

### 33 Modifiziertes Beinbewegen bei 90-Grad-Hüftbeugung

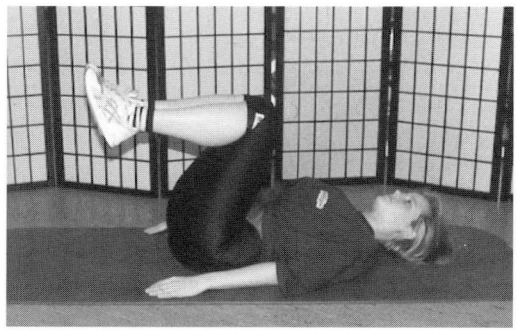 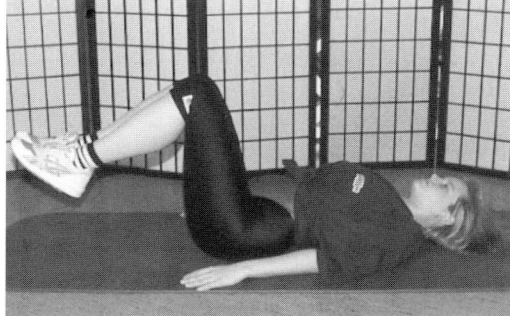

*Ausführung:*
*Man drückt die LWS auf die Matte, um aus der Lordosestellung zu kommen. Nun bewegt man die angewinkelten Beine soweit nach vorne, bis man das Gefühl hat, die LWS „hebt ab", kleiner Bewegungsradius ist möglich. Die Bauchmuskeln dienen als Stütze.*

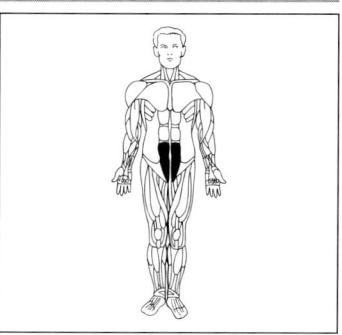

*Agonist: ½ Hüftbeuger*
*Synergist: Bauchmuskeln, Oberschenkel*

## 34 Modifizierte Beinflexion im Wechsel am Seilzug

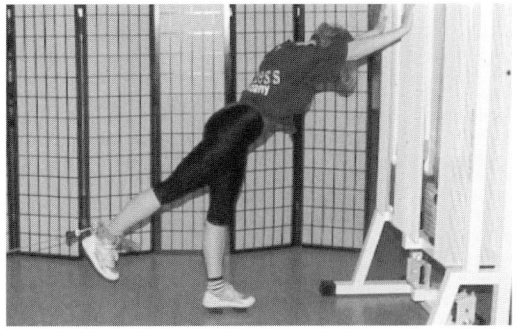 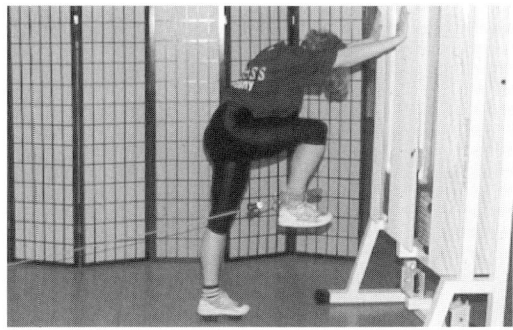

*Ausführung:*
*Die Arme stützen, die Hüfte und Wirbelsäule bilden eine „Linie". Nun wird das Bein angewinkelt.*

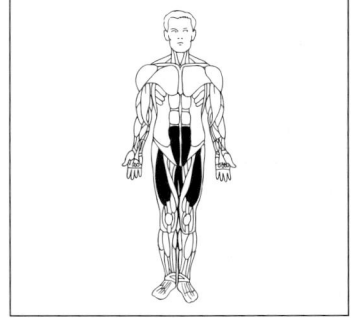

*Agonist: ½ Hüftbeuger, Oberschenkel*
*Synergist: Bauch-Rückenmuskulatur im unteren Bereich hauptsächlich*

## 35 Hüftextension – einbeinig

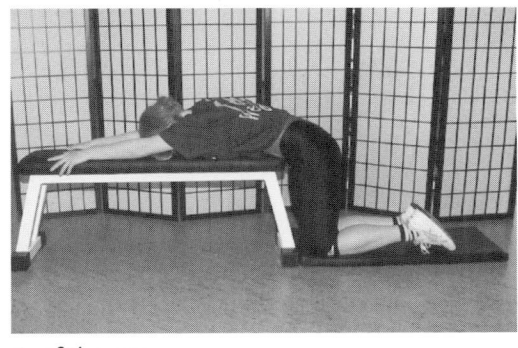 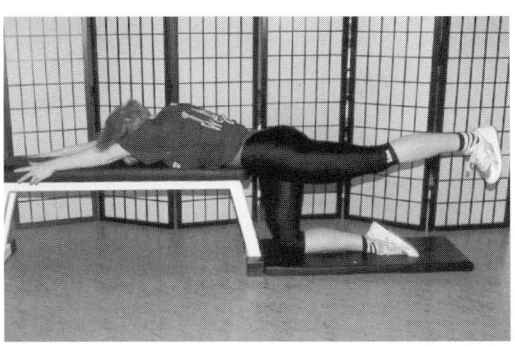

*Ausführung:*
*Ein Bein angewinkelt abstellen bei aufliegender Hüfte. Ein Bein strecken und wieder heranziehen ohne abzulegen. Jede Seite abwechselnd. Hier wird mehr der Bereich Gesäß-LWS Übergang berücksichtigt, Vergleich Übung 32.*

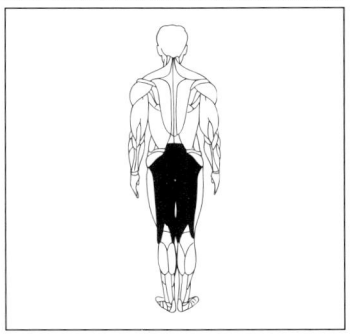

*Agonist: Gesäß, LWS-Übergang, Ischiocruale MG*
*Synergist: Wade*

## 36 Beinpressen

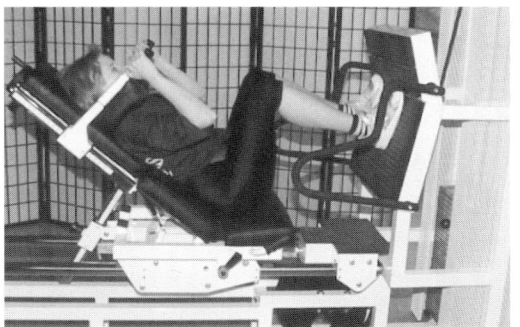 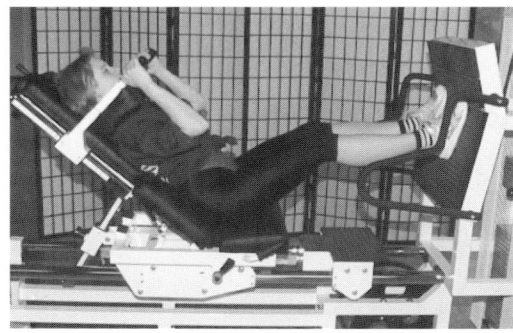

*Ausführung:*
*Schulterbreiter Stand, Arme fixieren, Kopf anlehnen. 90 Grad*
*beugen und strecken, aber nicht ruckartig überstrecken.*

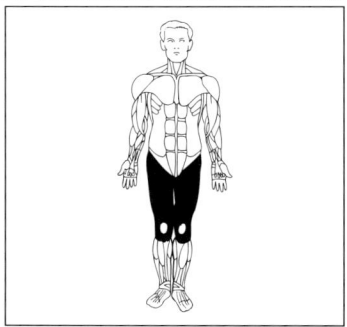

*Agonist: Vordere Oberschenkel*
*Synergist: Adduktoren, Gesäßmuskel, hinterer Oberschenkel*

## 37 Kniebeugen

Kniebeugen fallen dem Hohlrücken leichter als dem Totalrundrücken, dadurch, daß die Lordose übermäßig ausgeprägt ist. Der Hohlrücken hat aber die Tendenz – durch Geradehalten des Rückens – sich noch mehr in die Lordose zu schieben, weil es ihm leichterfällt, eine Beckenkippung nach vorne zu vollziehen. Das „Brust-raus-Prinzip" dieser Übung bedeutet eher einen Nachteil für die LWS. Um die Lordose zu verringern, müßte man **Frontkniebeugen** machen, also Hantel vor der Brust aufliegend. Diese axiale Belastung (Lotverlauf) ist eigentlich die günstigste. Die Ausführung allerdings schwerer als mit der Hantel auf dem oberen Rücken. Mit sehr leichtem Gewicht und einer 90-Grad-Beugung dürften keine Beschwerden auftreten, die Bauchmuskeln haben hier eine gute synergistische Funktion! Nicht für den Anfänger geeignet!

## 37 Frontkniebeuge

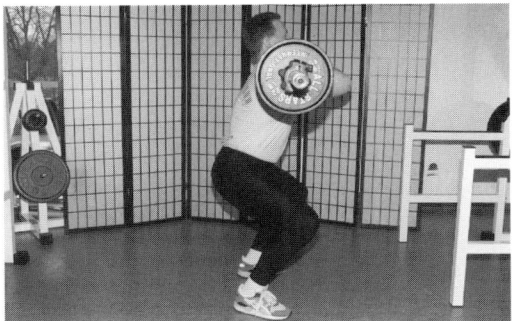

*Ausführung:*
*Hantel liegt bei überkreuzten Armen auf dem vorderen Schultermuskel auf. Die Haltung mit hochgestellten Ellenbogen bei Fassung mit den Handgelenken (s. Gewichtheben) ist auch möglich (besser!) aber durch Unbeweglichkeit meistens nicht möglich. Nun bis 90 Grad beugen und dabei Bauchmuskeln mitanspannen, der Blick ist eher nach oben gerichtet, um nicht nach vorne zu fallen.*
*Anm.: Bei schweren Gewichten liegt die Hantelstange auf dem Schultermuskel sowie auf den darunterliegenden Schleimbeutelanteilen auf, dies muß berücksichtigt werden – bei mangelnder Muskelpolsterung in diesem Bereich treten Beschwerden*

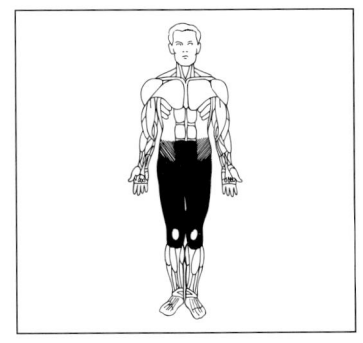

*auf. Wird die Frontkniebeuge in einer geführten Maschine, d. h. Hantelstange wird seitlich fixiert geführt, gemacht, ist auf eine Beckenkippung zu achten wegen sonst mangelnder Vorspannung der hinteren Oberschenkel. Da der Hohlrücken sich hier stark in die Lordose drücken kann, sollte man darauf verzichten.*

*Agonist: M. Quatrizeps*
*Synergist: Bauch-Rückenmuskeln, Adduktoren, Gesäß, Ischiocruale Muskeln.*

## 38 Das Training der Armmuskeln Kurzhantel-Bizepscurls im Sitzen

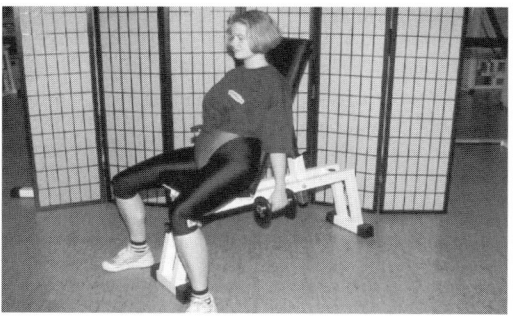 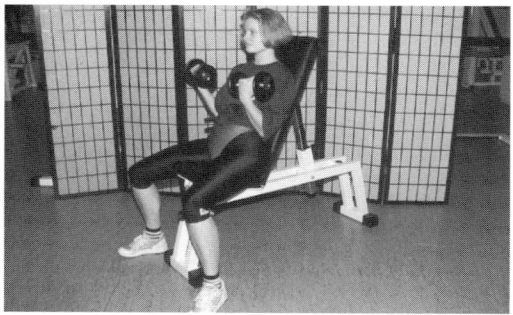

*Ausführung:*
*Leichte Beingrätsche mit fixierter LWS an der Lehne. Kopf gera-*
*dehalten. Beugen der Unterarme gleichsinnig. Beim Ablassen*
*Handflächen nach innen drehen, beim Beugen aufdrehen wie*
*die Abbildung zeigt.*
*Anm.: Bei Curls im Stand besteht bei schwerer Belastung die*
*Tendenz in der LWS zu überstrecken.*

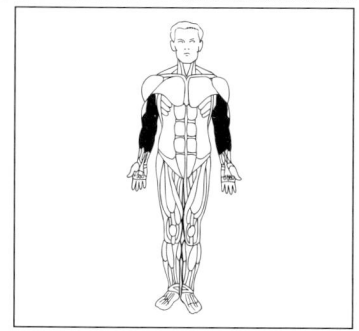

*Agonist:  M. bizeps, M. brachialis*
*Synergist:  Unterarmflexoren*

## 39 Trizepsdrücken liegend mit Sz-Stange

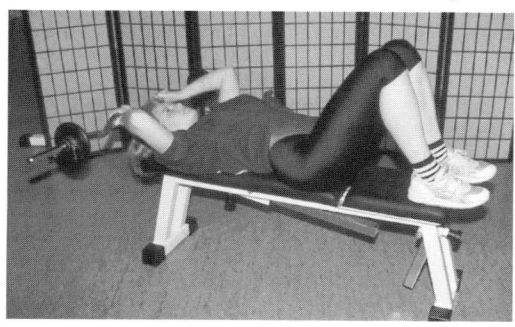 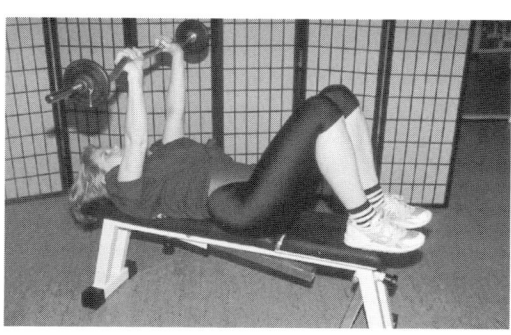

*Ausführung:*
*Beine anwinkeln, um aus der Lordose zu kommen. Diese Aus-*
*führung anfangs verringert die Gefahr einer Überstreckung der*
*LWS. Wenn eine verringerte Lordose gehalten werden kann, Bei-*
*ne abstellen. Hantelstange kurz hinter der Stirn (1. Drittel des*
*Kopfes) aus Unterarmen abbeugen. Ellenbogen können durch die*
*Sz-Stange etwas nach außen gedreht werden und verringern*
*den Hebel Elle–Handgelenk. Streckung muß kontrolliert erfol-*
*gen, bei zu starken Vordehnung nach hinten in Richtung Kopf*
*wird der Rücken automatisch zusätzlich mitbeansprucht.*

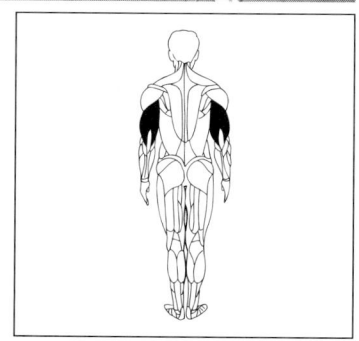

*Agonist:  M. Trizeps (langer Muskelbauch)*
*Synergist:  Unterarmextensoren, M. Trizeps (kurzer Muskelbauch)*

## 40 Trizepsdrücken im Stand

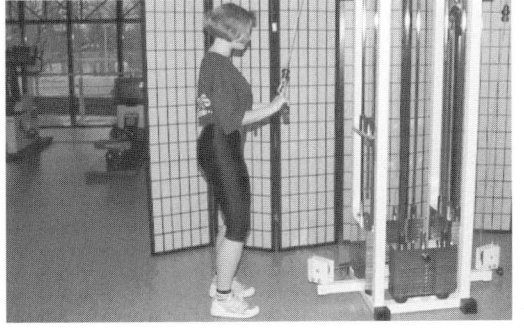 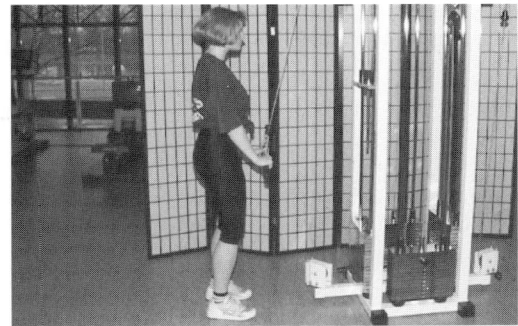

*Ausführung:*
*Beine leicht gebeugt, etwas aus der Lordose gehen und Bauchmuskeln anspannen. Enger Griff, bei gebogener Stange, Ellenbogen an den Körper legen, Handgelenk fixieren und strecken aus Unterarm-Beugen bis zum rechten Winkel. Daumen liegen auf dem Griff auf – erlaubt besseres Fixieren der Handgelenke.*

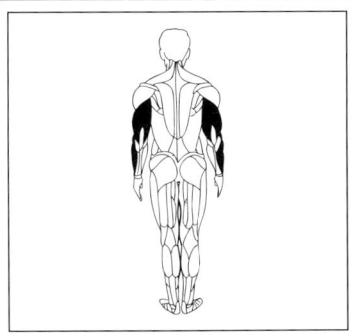

*Agonist: M. Trizeps (kurzer Muskelbauch)*
*Synergist: M. Trizeps (langer Muskelbauch),*
*Unterarmextensoren*

## 41 Enges Bankdrücken mit Sz-Stange

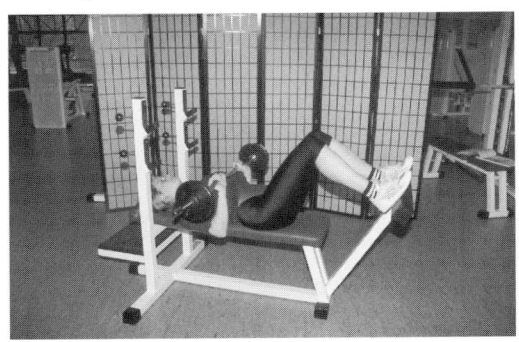 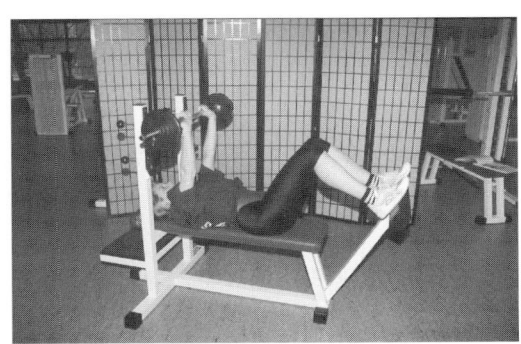

*Ausführung:*
*Lordose durch Beinwinkel anfangs aufheben. Griffbreite etwa 20 cm auseinander, Ellenbogen zeigen leicht nach vorne, dann Durchstrecken und Ablassen bis zum Brustbein.*

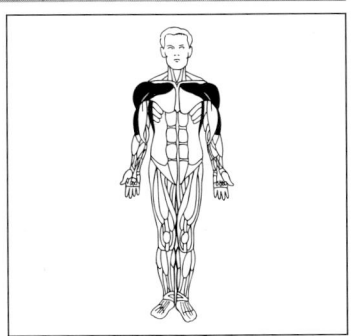

*Agonist: M. Trizeps (mehr kurzer Muskelkopf)*
*Synergist: Brust-Schultermuskel (vorderer Delta) Latissimus*

# C  FBG-Übungen

Reihenfolge-FBG, Funktionszirkel BB, Hauptübungen

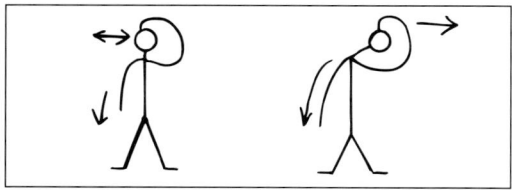

*Trapezmuskel: Kopf leicht zur Seite bewegen, Gegenarm nach unten fixieren. Mehrmals wiederholen.*

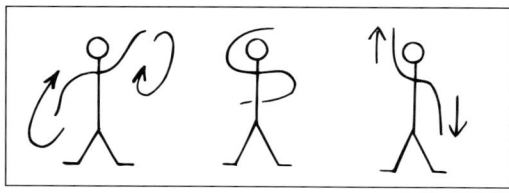

*Schulterkreisen gegengleich.*
*Diagonales Armschwingen, ein Arm geht hinter die LWS. Paralleles gegengleiches Frontheben.*

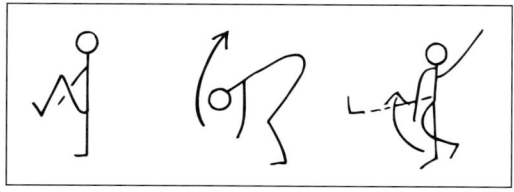

*Bein wechselseitig anheben und umfassen. Mit leicht gebeugten Beinen WS absenken und aufrollen. Gestrecktes Beinschwingen im Stand (an der Wand seitlich).*

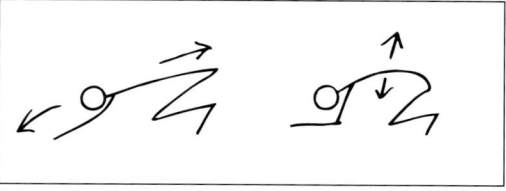

*WS-Streckung, Gesäß absetzen – Arme strecken „Katzenbuckel" (im Wechsel mit oberer Übung).*

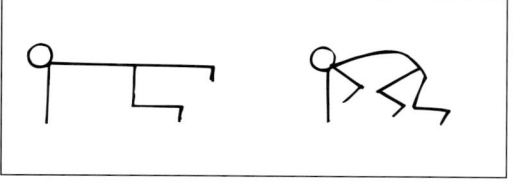

*Vierfüßerstand – re Arm und li Bein im Wechsel zusammenführen.*

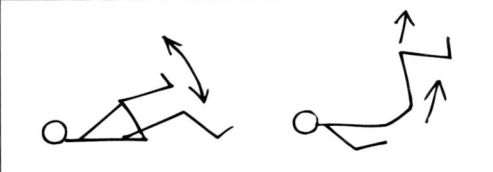

*Bein zur Brust bewegen und Unterschenkel leicht strecken. Arme fixieren, Hüfte abheben – Knie senkrecht stellen.*

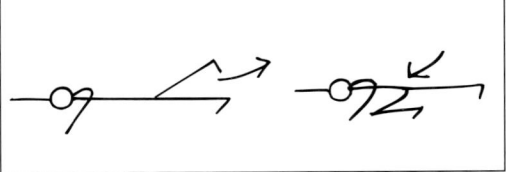

*Seitlage: Knie zur Brust bewegen und strecken.*

## Der Funktionszirkel

**Teil des weiterführenden Aufwärmens
Spezielles Aufwärmen der primären
Muskelgruppen des Hohlrückens**

Der Funktionszirkel umfaßt vier Trainingsübungen nachdem der Kreislauf allgemein am Fahrradergometer vorgewärmt wurde. Nach der FBG wird der Zirkel mit den Übungen –

1. Bankdrücken,

2. Chrunches,

3. Beincurls,

4. Rückenzugstation

5–10 Minuten durchlaufen. Pro Station werden 15 Wiederholungen ohne große Belastung ausgeführt. (Bsp. Bankdrücken genügt Hantelstange ohne Gewichtsscheiben).

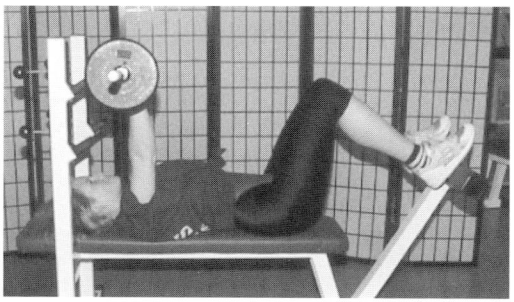

Station 1

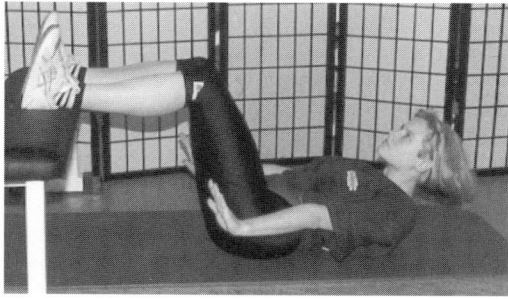

Station 2

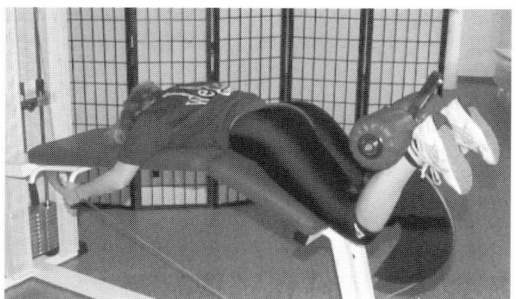

Station 3

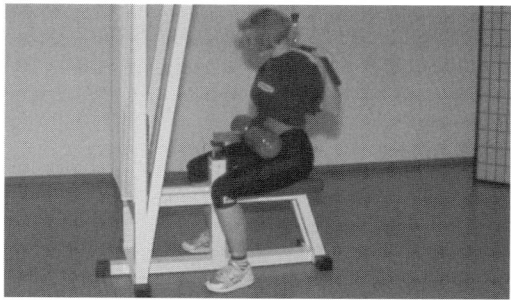

Station 4

# 11 Der Hohlrundrücken

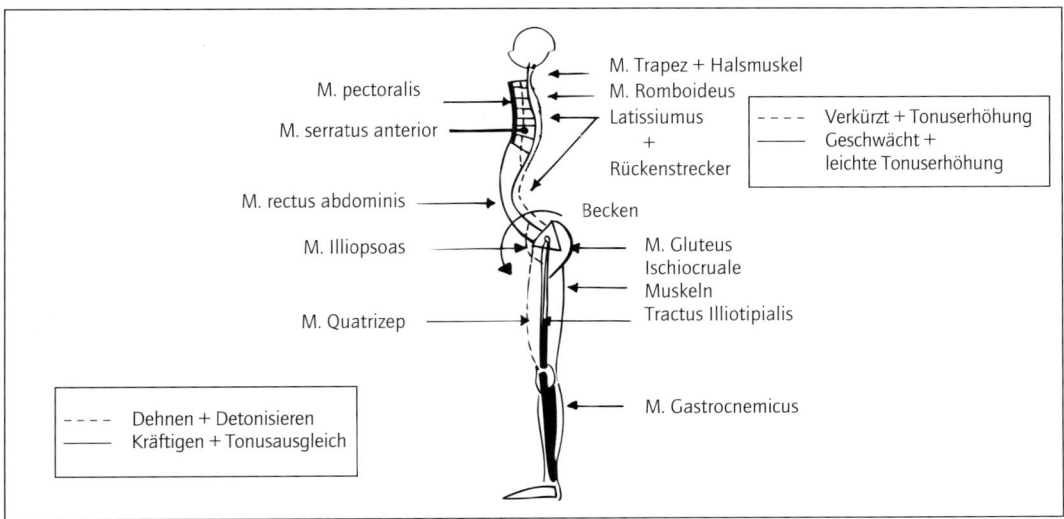

M. pectoralis
M. serratus anterior
M. rectus abdominis
M. Illiopsoas
M. Quatrizep

M. Trapez + Halsmuskel
M. Romboideus
Latissiumus
+
Rückenstrecker

- - - - Verkürzt + Tonuserhöhung
——— Geschwächt +
leichte Tonuserhöhung

Becken
M. Gluteus
Ischiocruale
Muskeln
Tractus Illiotipialis

M. Gastrocnemicus

- - - - Dehnen + Detonisieren
——— Kräftigen + Tonusausgleich

## Die Auswirkungen der muskulären Dysbalance

Das Kennzeichen eines Hohlrundrückens ist eine Schwäche der Schulter- und Rückenmuskulatur mit einer „Buckelbildung", bei gleichzeitiger Hyperlordose der Lendenwirbelsäule. Eine „Zusammensetzung" sozusagen aus Totalrundrücken und Hohlrücken! Die Auswirkungen einer verkürzten Brustmuskulatur auf Atmung und Zwerchfell sind vom Kapitel des Totalrundrückens bereits bekannt. Eine schwache Bauchmuskulatur bei gleichzeitiger Schwächung von oberer Rückenpartie lassen den Körper gedrungen wirken. Durch die verlorene Spannung tritt ein unnatürliches Hervorschieben der Bauchorgane auf. Die Neigung zu Übergewicht verstärkt den Bauchansatz bei gleichzeitigen Rückenschmerzen. Bei Korrektur des Haltungsfehlers durch Übung zeigt sich aber ein Schwinden des Bauchansatzes. Ein Mensch mit Übergewicht kann mit Übung und Diät viel für den Haltungsfehler tun. Die Haltung wirkt sich dann auch günstig auf die Magen-Darmfunktion aus, wenn die „Gedrungenheit" schwindet, die Organe können sich besser entfalten. Verspannte Bauch- und Rückenmuskulatur behindern die Peristaltik durch eine ungünstige Becken-Beineinstellung, verkrampftes Sitzen und Stehen letztendlich. Eine andere Erscheinung einer Hyperlordose ist eine unnatürliche Verschiebung der Hüftpfanne nach hinten. Der Hohlrundrücken ist besonders beansprucht bei sitzender oder lang stehender Tätigkeit.

## Der Hohlrundrücken – nur Haltungsfehler?

Ein verstärkter Hohlrundrücken als reinen Haltungsfehler zu betrachten, dürfte nicht ganz richtig sein. Der Hohlrücken (s. Kap. 10), welcher zu vermehrter Inaktivität und schlechter Haltung am Arbeitsplatz neigt, kommt mit der Zeit in einen vermehrten zusätzlichen Rundrücken. Der schwache Muskelmantel bewirkt einerseits eine vermehrte Brustkyphose, andererseits ermöglicht er eine Beckenkippung nach vorn (Hyperlordose). Dies würde bedeuten, von einem Hohlrücken durch muskuläre Dysbalance in einen Hohlrundrücken zu gelangen. Schwache Bauch-Rücken- und hintere Oberschenkelmuskulatur als primären Schwachpunkt! Beim Hohlrundrücken kann die Krankheit des M. Scheuermann bei nicht rechtzeitigem Behandeln dazu führen. Beginnt dies schon vor dem 10. Lebensjahr (= 1. Stadium), wird nicht gleich über Schmerzen geklagt, aber eine funktionelle Störung (Haltungsschwäche = hohlrunder Rücken) ist je nach Lokalisation schon vorhanden. (H. COTTA, BECKER u. a., Orthopädie Bd. 5). Erst im zweiten Stadium kommt es zur fixierenden Kyphose durch Umwandlung der Bandscheiben in festeres Gewebe. Durch Stoffwechselstörungen kommt es dann zum Bruch der Wirbeldeckplatten (zw. 12. bis 18. Lebensjahr). Der weitere Verlauf hat dann eine Versteifung zur Folge, das versteifte Gebiet bleibt aber häufig von der Schmerzsymptomatik ausgespart. Die Muskulatur wird weiter überfordert, wenn durch eine spezielle Therapie nichts gemacht wird. Dadurch werden Spätfolgen und Beschwerden entgegengewirkt. Beim Hohlrundrücken sowie Totalrundrücken sind die physiologischen Krümmungen sozusagen übertrieben ausgeprägt. Der Hohlrundrücken macht durch die Brustkyphose sowie Lendenlordose einen gedrungenen Eindruck. Der vermehrten Lordose können auch angeborene Formveränderungen des 5. Lendenwirbels durch Rückverlagerung des Drehpunktes der Hüftgelenke (bei Hüftluxation) infolge beschränkter Streckfähigkeit der Hüften (Beugekontrakturen) die Ursache sein. Durch die dann insuffiziente Gesäßmuskulatur kommt es dann zusätzlich zur Beckenkippung nach vorn (Hyperlordose) (vgl. PITZEN/RÖSSLER, S. 198; W. MÜLLER, F. SCHILLING: Differentialdiagnose).

### Methoden der Rückenschule zur Linderung des Hohlrundrückens

Die Rückenschule und Krankengymnastik hat die Aufgabe, den komplexen Hohlrundrücken aus sozusagen 2 zusammengesetzten Haltungsfehlern zu betrachten (LWS = hohl, BWS = rund). Deshalb ist es wichtig, nicht schwerpunktmäßig Übungen in Rückenlage für die Bauchmuskulatur zu machen, die beim Einrollen die Lordose zwar ausgleicht, aber die Rundung der BWS – Schulter und oberer Rückenpartie dann verschlechtert (auf Dauer). Der Übende darf nicht in Lieblingsübungen verfallen, welche nur in eine Richtung ausgleichen, sondern er muß Kombinationsübungen machen. D. h. 2 bis 3 Übungen in Rückenlage für die Bauchmuskeln, dann wechselt er in Bauchlage, um Übungen für den Rücken und das Gesäß etc., auszuführen. Dazu die Verbindungen im Vierfüßerstand sowie teilweise in Seitenlage wenn möglich.

## A  Kräftigung der Bauchmuskeln in Rückenlage

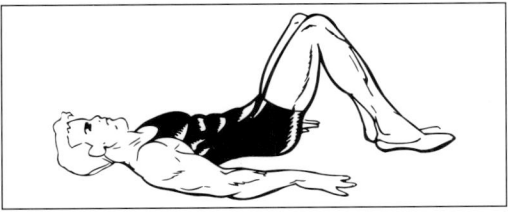

*Schulterblätter zur WS bewegen, Arme fixieren, Becken nach hinten kippen und Brustbein in Richtung Hüfte schieben und Bauchmuskeln anspannen.*

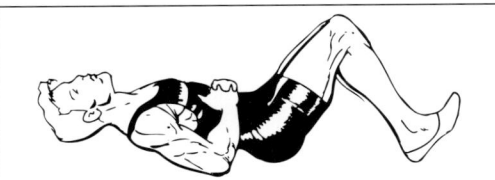

*Wie oben, nun Becken leicht nach vorne kippen. Arme auf Bauchdecke legen und Anspannung spüren. Es sind die Beine angewinkelt und Fußspitzen anheben.*

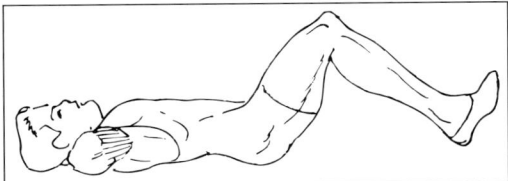

*Arme am Hinterkopf fixieren, Becken nach hinten kippen. Schulterblätter leicht abheben.*

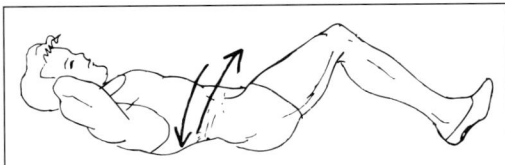

*Wie oben, nur Becken leicht nach vorne kippen. Blick ist immer nach hinten oben.*

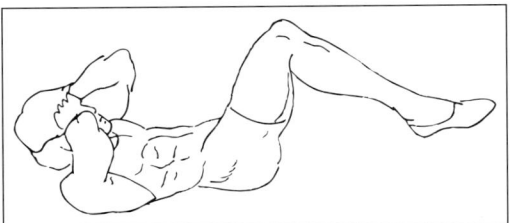

*Schräge Bauchmuskulatur. Wie die oberen zwei Übungen die Beckenstellung einnehmen. Nun geht rechter Ellenbogen in Richtung linkes Knie. Schultern bleiben aber weitgehend unten. (siehe Anmerkung S. 86)*

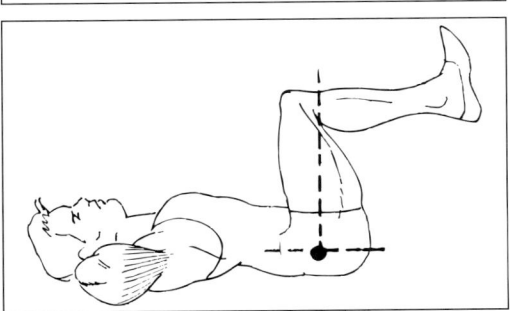

*Beine rechtwinklig anstellen. Ellenbogen fixieren. Brustbein in Richtung Hüfte bewegen.*

**Nach den Bauchmuskelübungen Wechsel in Bauchlage für die Rückenmuskeln, das 2 Haltungsfehler in Kombination vorhanden sind.**

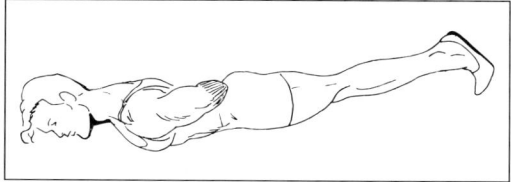

*Schultern in Richtung Hüfte nehmen, Schulterblätter zur WS ziehen. Stirn leicht abheben, Gesäß anspannen und Knie durchdrücken.*
*Füße bleiben am Boden gestützt, „kein Hohlrücken machen".*

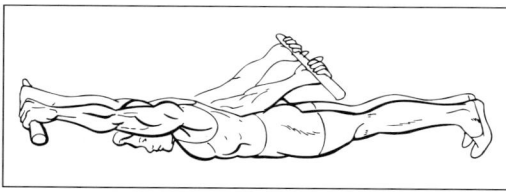

*Wie oben, Stab vor dem Kopf abheben und über LWS im Wechsel.*

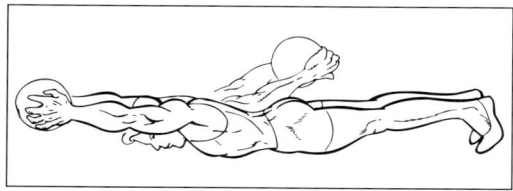

*Wie oben, nun Gegenstand (Ball) mit gestreckten Armen vor dem Kopf übergeben und über LWS weiterreichen.*

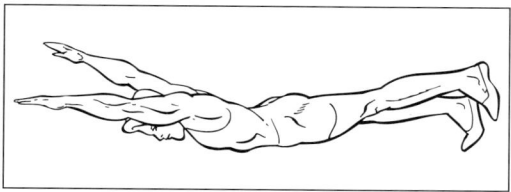

*Diagonales Arm-Bein-Abheben, minimal von Unterlage.*

## Nun wieder in die Rückenlage wechseln, um Bauch-Hüftbereich zu beanspruchen

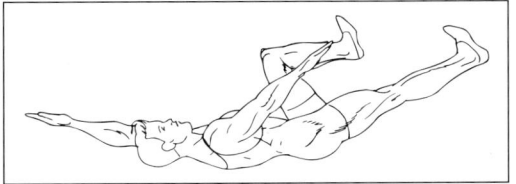

*Oberkörper bleibt fixiert, diagonales Arm-Bein-Zusammenführen mit angehobenem, gestrecktem Bein im Wechsel beidseitig.*

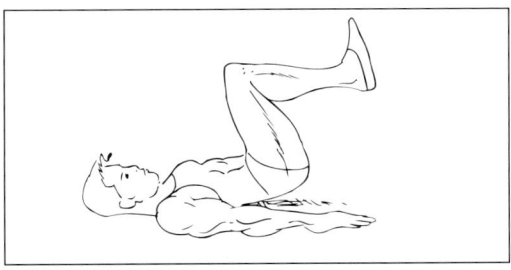

*Untere Bauchmuskeln, Beine rechtwinklig anstellen und Becken abheben in Richtung Knie nach oben.*

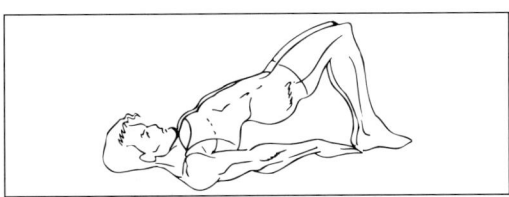

*Schultern aufliegen, Hüfte abheben bis Oberschenkel Bauchübergang in einer Linie fixiert sind.*

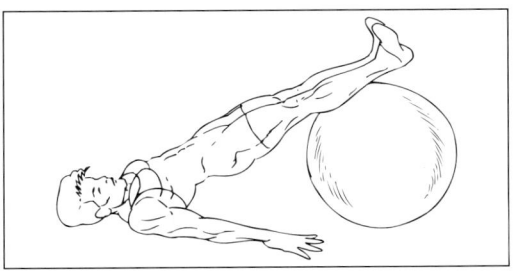

*Gestreckt auf Ball fixieren und Ball leicht zur rechten und linken Seite bewegen.*

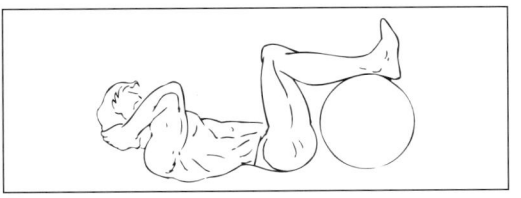

*Fersen auf Ballmitte drücken und Oberkörper mit am Hinterkopf fixierten Armen leicht abheben.*

## Wechsel in den Vierfüßerstand

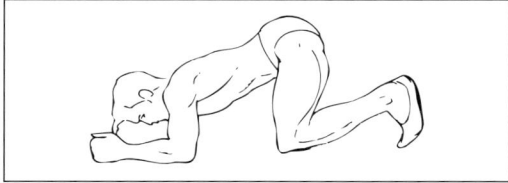

*Stütz auf den Unterarmen und Knie.*

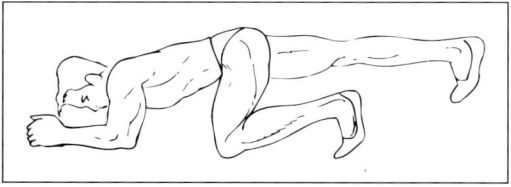

*Beine wechselseitig wegstrecken.*

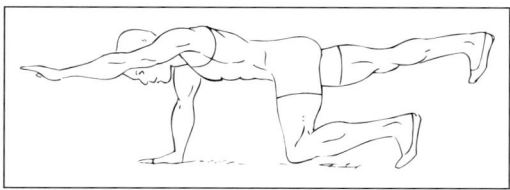

*Stütz auf langen Arm, diagonales Arm-Bein-heben.*

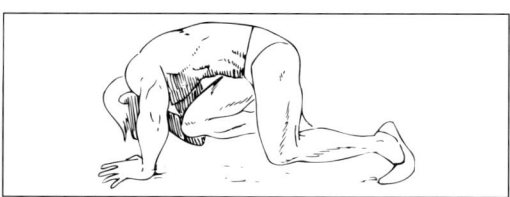

*Diagonal dann Ellenbogen zum Knie führen, z. B. linker Arm zum rechten Bein unterm Körper.*

## Dehnung der verkürzten Muskulatur des Hohlrundrückens

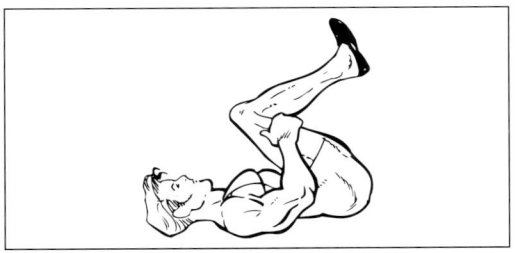

*Lendenwirbelsäule. Dehnen durch Heranziehen der Knie zur Brust. Kopf bleibt auf Unterlage.*

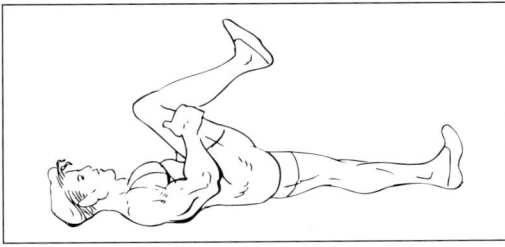

*LWS unter Berücksichtigung des Hüftbeugers in minimaler Dehnung.*

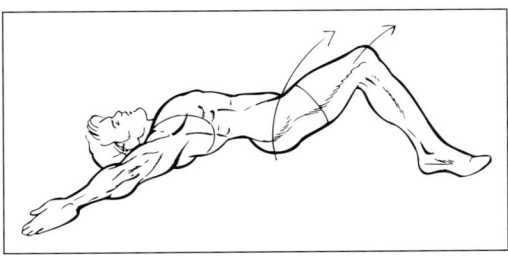

*Diagonales Abwinkeln der Beine in Verbindung des Armes für Brustmuskeln und seitlichen Bauch-Hüft-Übergangsbereich.*

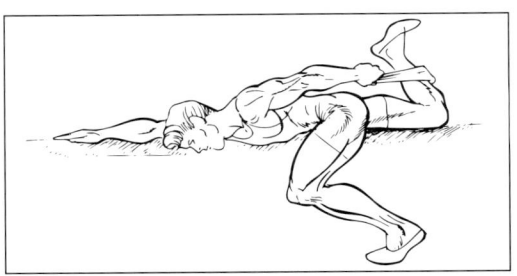

*Oberschenkeldehnung: Mit Gymnastikband als Hilfe um Hüfte fixiert zu lassen. Vorher hintere Oberschenkelseite dehnen, um keinen Krampf zu bekommen.*

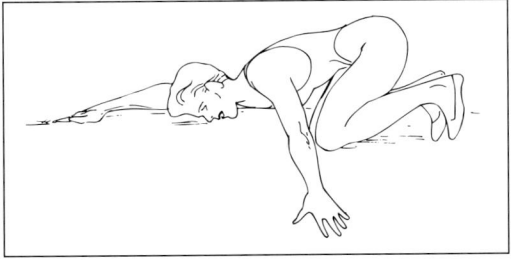

*Dehnung der WS mit Schwerpunkt der Brustmuskeln. Arm seitlich strecken und dann mit Schulter zur Matte bewegen. Kopf schaut zur anderen Seite.*

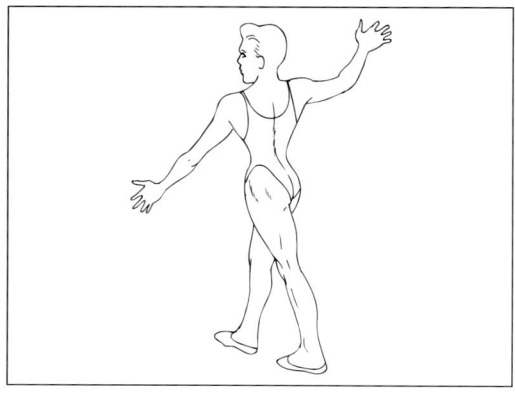

Im Stand: Schrittstellung – Arm gestreckt an der Wand mit nach hinten gestellter Handfläche (Fingerspitzen in Verlängerung des Armes gestellt) fixieren und Schulter nach vorne drehen.

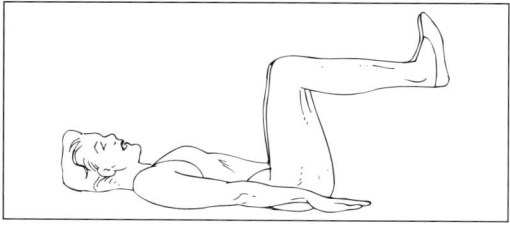

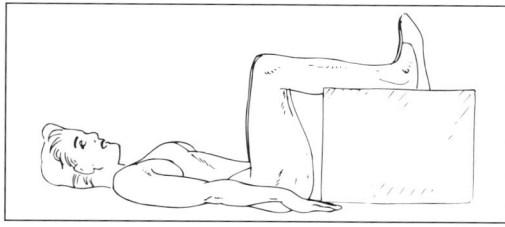

Entlastungshaltungen der LWS an Wand und mit Würfel.

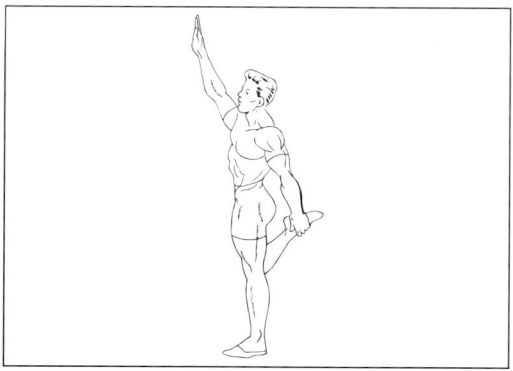

Dehnung des Oberschenkels vorne im Stand: Ein Arm zeigt nach oben, ein Bein zum Gesäß führen – Knie stehen parallel – kein Hohlkreuz machen.

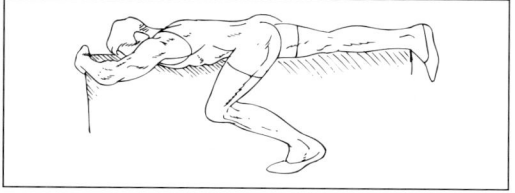

Dehnung des Oberschenkels bei fixierten Becken. Ein Arm faßt Knöchel, dabei dehnt man die Brustmuskeln etwas mit.

# B Muskeltraining des Hohlrundrückens

Die primär zu trainierenden Muskelgruppen:
a) Oberer Rückenbereich, mittlere Schulterpartie des Trapez, hintere Deltamuskeln.
b) Bauchmuskulatur
c) Gesäßmuskeln und hinteren Oberschenkel

b) Vordere Oberschenkelmuskulatur und Hüftbeuger
c) Waden, Arme

Die sekundär zu trainierenden Muskelgruppen:
a) Brustmuskeln

## Primäre Muskelgruppen (Übungen)

### 42 Rückenzugmaschine-Frontal

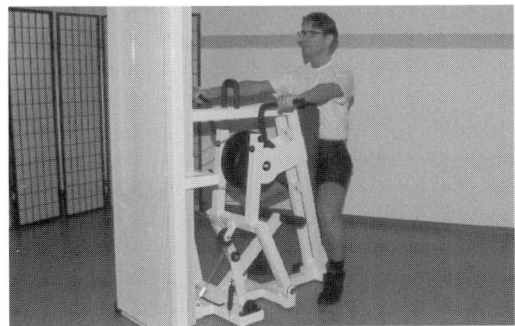 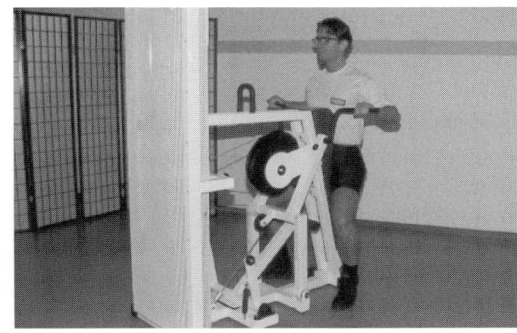

*Ausführung:*
*Aufrechter Sitz, durch Lehne bessere Fixierung der Lordose und Ausgleich der Brustkyphose. Heranziehen und Ellenbogen anlegen, langsam wieder in die Streckung gehen, ohne das der Oberkörper wieder in eine Kyphose kommt.*

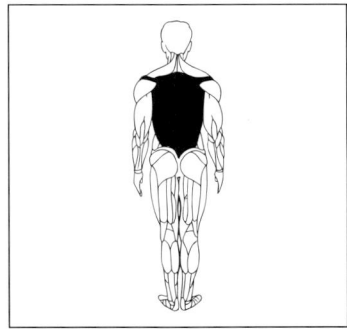

*Agonist: M. Latissimus*
*Synergist: Bizeps, Schulterpartie – vorderer Delta, Rückenstrecker*

## 43 Seitheben liegend auf leicht schräger Bank

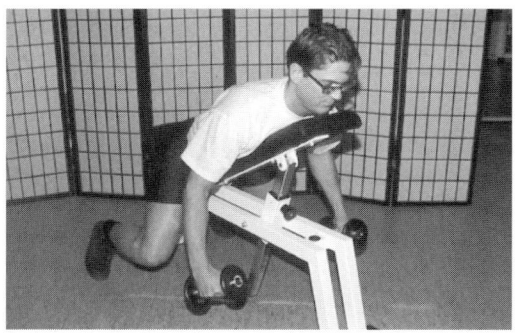 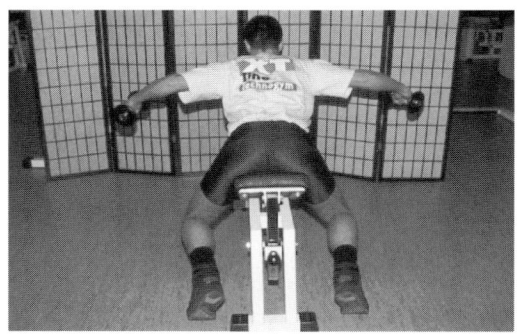

*Ausführung:*
*Beine anwinkeln, um Lordose zu verringern. Arme seitlich hoch-*
*führen bei leicht angewinkelten Unterarmen.*

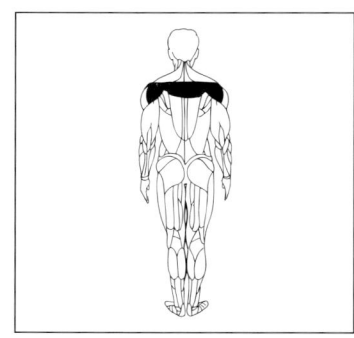

*Agonist: Hinterer Deltamuskel, M. romboideus, mittlerer*
*Trapezmuskelanteil*
*Synergist: Gesamte Armmuskeln*

## 44 Butterfly-Negativ

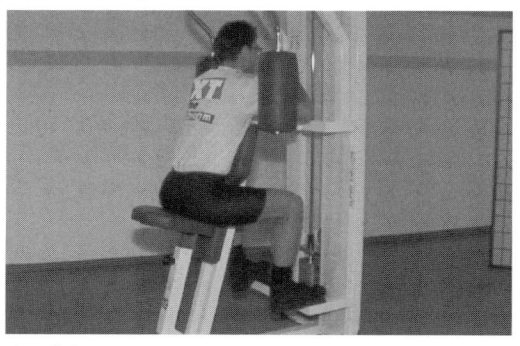 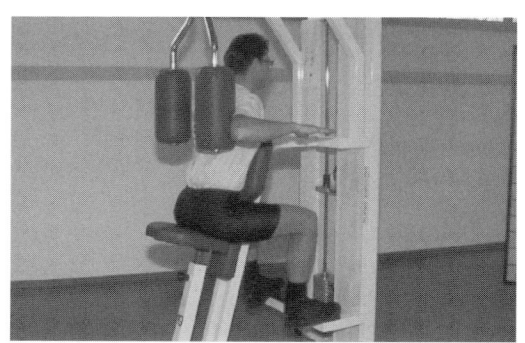

*Ausführung:*
*Unterarm anwinkeln, zeigen wie Blickrichtung. Beide Arme*
*zurückführen, ohne daß der Oberkörper zurückgeneigt wird.*
*Schulterblätter gehen aktiv zur WS hin.*

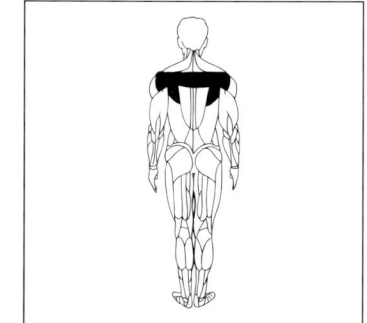

*Agonist: Hinterer Delta- und mittlerer Trapezmuskel,*
*M. romboideus*
*Synergist: Oberarmtrizeps, Latissimus*

## 45 Rudern einseitig mit der Kurzhantel

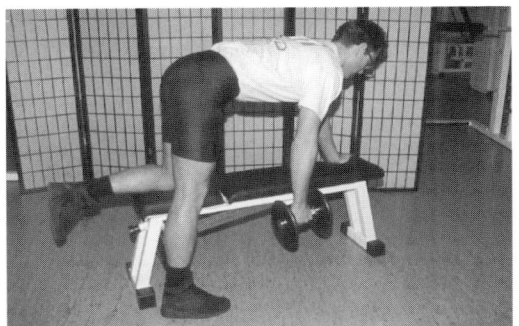 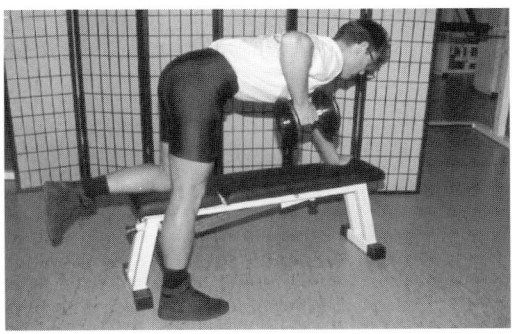

*Ausführung:*
*Schrittstellung bei fixierter Seite an der Bank. Lordose im BWS-Bereich herstellen, LWS durch Bauchmuskeln gerade halten. Kurzhantel nah am Körper heranziehen und soweit strecken, daß Oberkörper stabil bleibt – nicht ausweichen.*

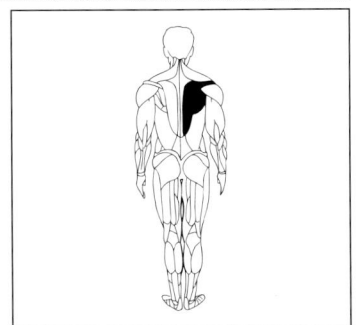

*Agonist: Latissimus, mittlerer Trapezmuskel*
*Synergist: Bizeps, hinterer Deltamuskel*

## 46 Chrunches

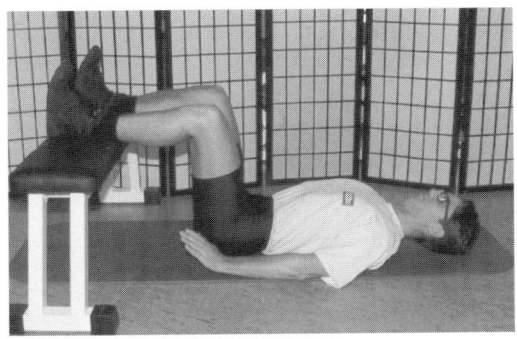 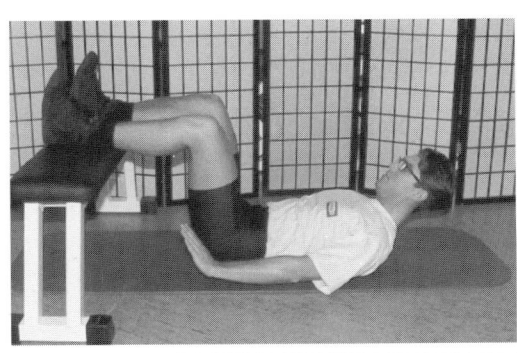

*Ausführung:*
*Schulterblätter zur WS schieben, Blick zur Decke. Schultern anheben, so daß Brustbein zum Bauchnabel geschoben wird – Bauchmuskeln anspannen und wieder lösen.*

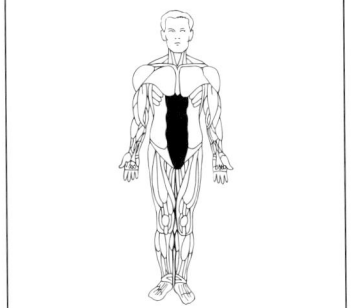

*Agonist: Gerade Bauchmuskeln*
*Synergist: Schräge Bauchmuskeln*

## 47 Chrunches-Beckenabhebung

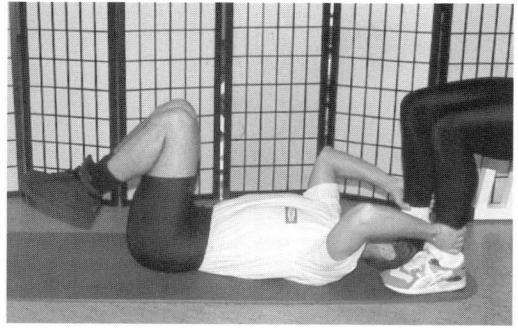 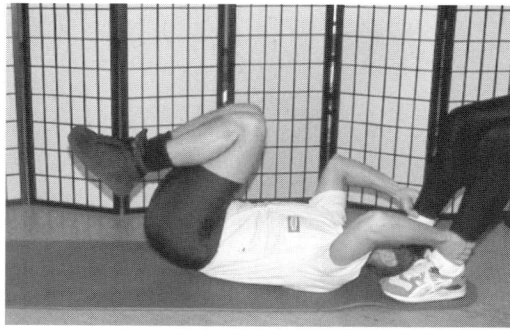

*Ausführung:*
*Rundrückenausgleich durch Fixieren der Arme. Beine in der Hüfte und im Kniegelenk 90 Grad anwinkeln. Nun Knie senkrecht zur Decke schieben und Becken abheben lassen.*

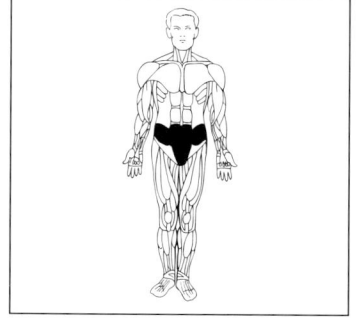

*Agonist: Untere Bauchmuskeln*
*Synergist: Unterer Rückenstreckeranteil, Arme, schräge und gerade Bauchmuskeln*

## 48 Beincurls

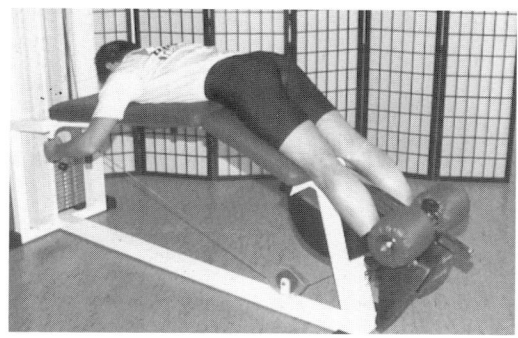 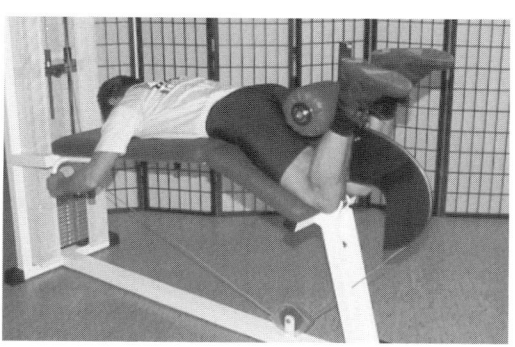

*Ausführung:*
*Zehenspitzen zeigen kniewärts, Unterschenkel 90 Grad beugen. Wichtig ist, daß das Gerät eine Beckenkippung zuläßt, um die Lordose auszugleichen.*

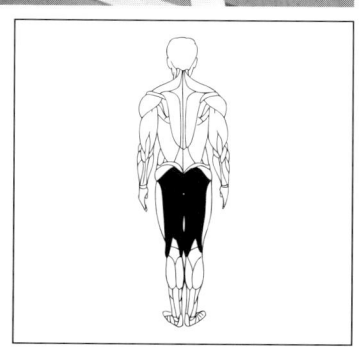

*Agonist: Hintere Oberschenkelmuskeln*
*Synergist: Gesäß, Waden*

## 49  Hüftextension – Einbeinig

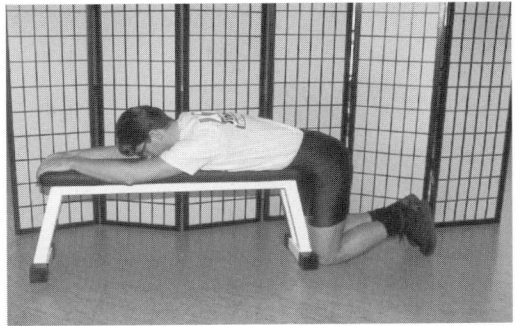 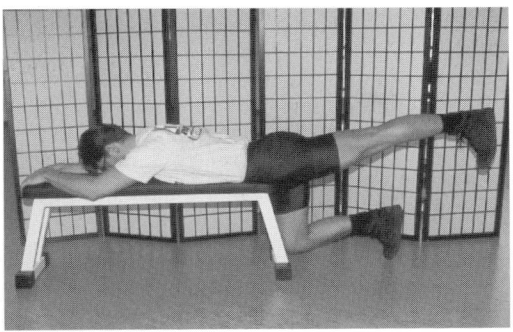

*Ausführung:*
*Ein Bein angewinkelt abstellen, das andere Bein strecken und wieder in der Hüfte anbeugen. Schwerpunkt mehr Gesäß – LWS-Übergang. Jede Seite wechseln.*

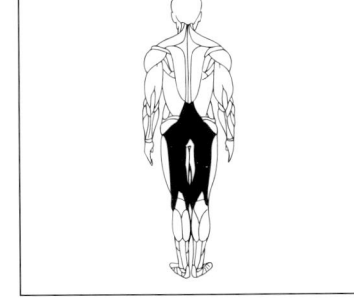

*Agonist:  Gesäß, Übergang untere LWS, hintere Oberschenkelmuskeln*
*Synergist:  Waden*

## 50  Hüftextension – beidbeinig im Wechsel

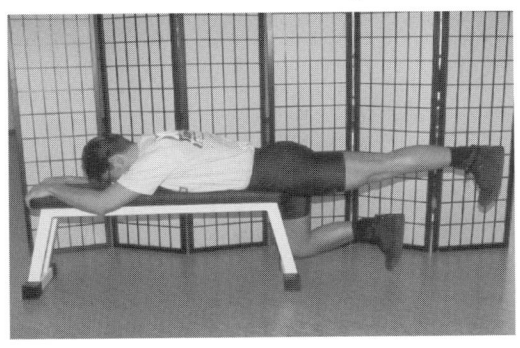 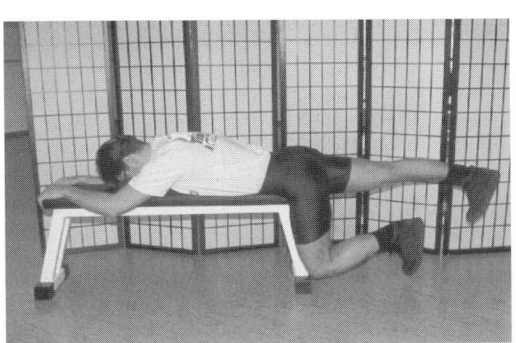

*Ausführung:*
*Hüfte und Oberkörper fixieren, dann beide Beine im Wechsel in der Hüfte beugen und strecken – Schwerpunkt ist LWS-BWS-Übergang.*

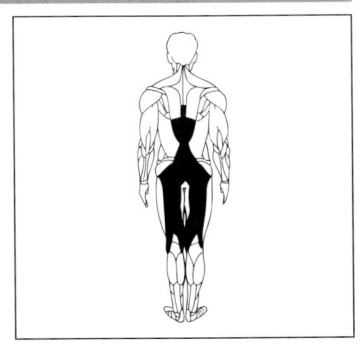

*Agonist:  Gesäß, LWS-BWS-Rückenstreckeranteil, Ischiocruale M.*
*Synergist:  Waden*

## 51 Extension – modifiziert

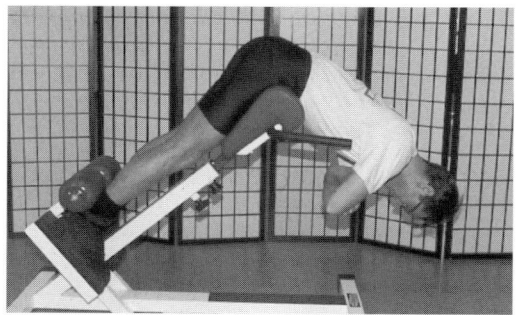 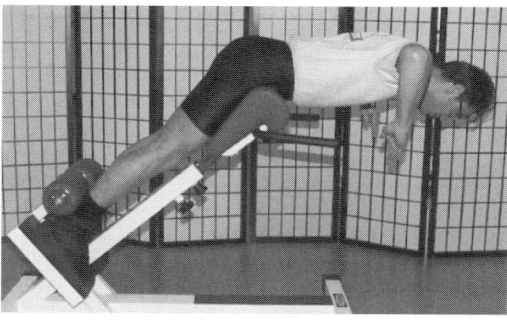

*Ausführung:*
*Hüfte muß aufliegen, nun Aufrollen bis zur Waagerechten des Oberkörpers bei angewinkelten, nach hinten genommenen Armen. In der Endposition halten und abrollen. Wichtig ist das Spüren der Schulterblätter zur WS.*
*Hüft- und Kniegelenk in Flexion halten.*

*Agonist: Rückenstrecker, Trapezanteil ab BWS*
*Synergist: Gesäß, Vorderer- und hinterer Oberschenkel*

## Sekundäre Muskelgruppen

### 52 Das Bankdrücken

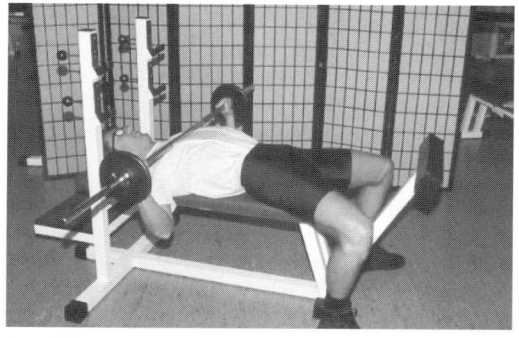 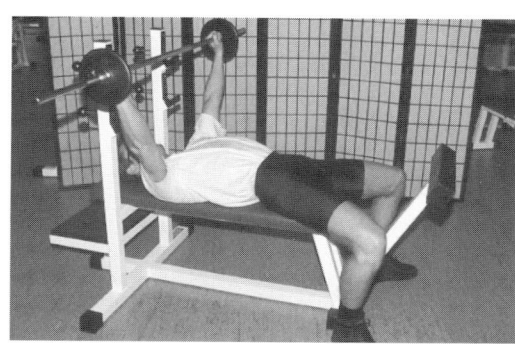

*Ausführung:*
*BWS-Kyphose durch das Abstellen der Beine aufheben, Langhantel zur Brust ablassen und wegdrücken. Etwas breiter greifen und beim Ablassen einatmen, beim Drücken ausatmen.*

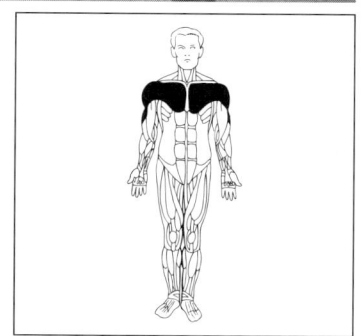

*Agonist: Brustmuskel, vorderer Deltamuskel, Trizeps*
*Synergist: Latissimus*

## 53 Fliegende Bewegung mit den Kurzhanteln

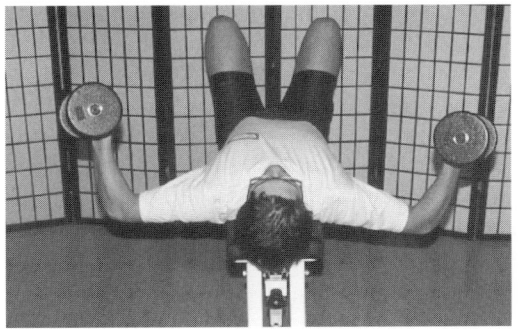 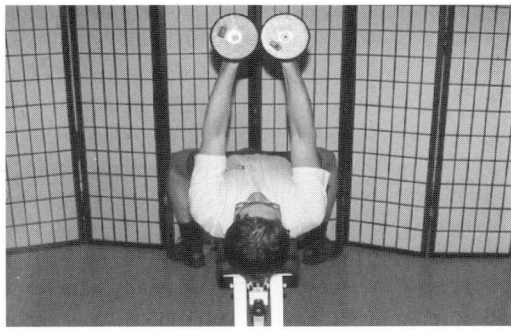

*Ausführung:*
*Unterarme weit öffnen und im Bogen nach außen in die Dehn-*
*stellung bringen. Einmal mit Aufhebung der LWS-Lordose mit*
*aufgestellten Beinen, wenn Lordose verringert werden kann.*
*Beine abstellen.*

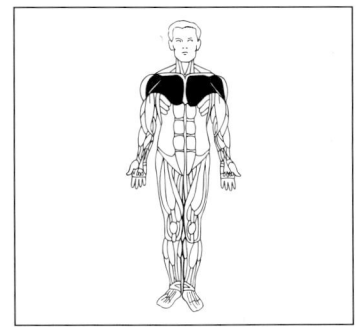

*Agonist: M. Pectoralis*
*Synergist: Arme, vordere Schultern*

## 54 Die Beinpresse

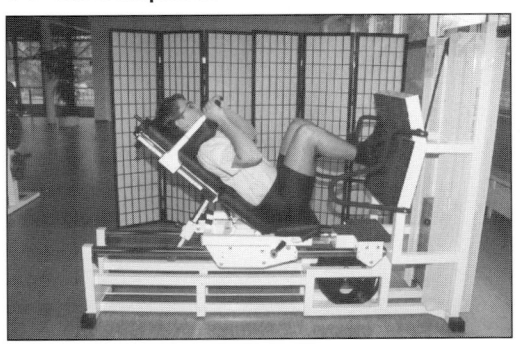 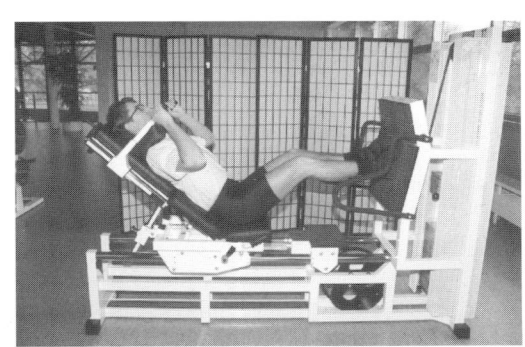

*Ausführung:*
*Arme fixieren, Oberkörper zurücklehnen, so daß Kopf angelegt*
*werden kann. Beine bis 90 Grad beugen und strecken.* **Knie-**
**beugen soll der Hohlrundrücken nicht machen!**

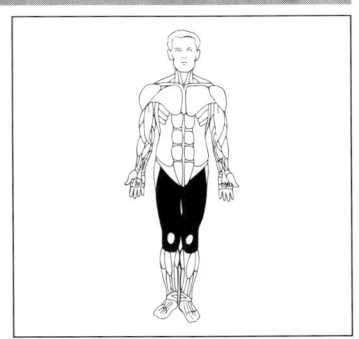

*Agonist: Vordere Oberschenkelmuskeln, Rücken*
*Synergist: Gesäß, Adduktoren, Bauch, hintere Oberschenkel*

## 55 Wadenheben sitzend

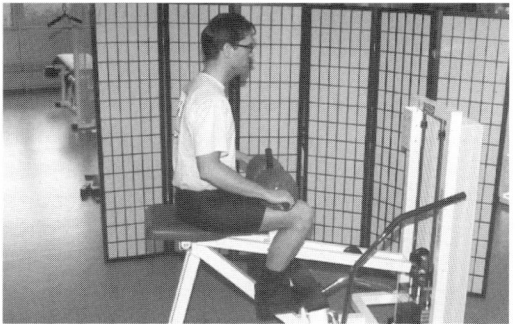
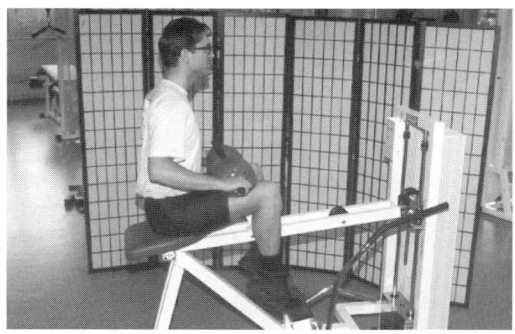

*Ausführung:*
*Oberkörper aufrecht halten, auf dem Fußballen stehen und Fersen so weit wie möglich anheben und senken. Wadenheben im Stand soll durch die BWS-Kyphose durch Druck auf die Schultern nicht gemacht werden. Meistens drückt Halterung am Gerät im Stand auf die Schulterhöhe und klemmt somit bei schwerem Gewicht Gefäße des eh schon verkürzten Muskels ab. Daß nicht direkt die Wade trainiert wird, muß in Kauf genommen werden – siehe Erklärung auf Seite 76.*

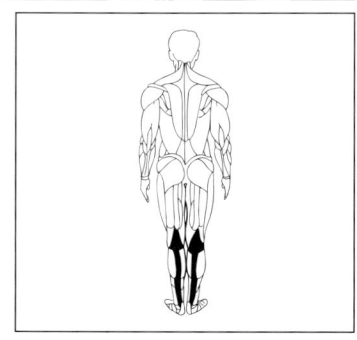

*Agonist:  M. soleus*
*Synergist:  M. gastrocnemicus – Wadenanteil 2köpfig*

## 56  Kurzhantelcurl im Sitzen

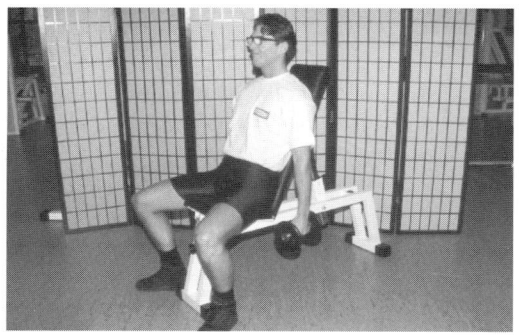
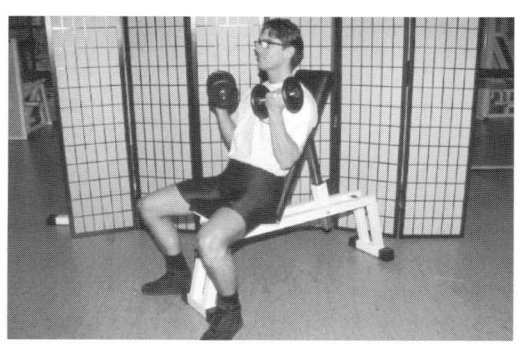

*Ausführung:*
*LWS andrücken, Schulterblätter zur WS drehen, Kopf aufrechthalten. Kurzhantel gleichsinnig mit dem Unterarm beugen, dabei beim Strecken Handflächen nach innen drehen, beim Beugen wie Abbildung.*

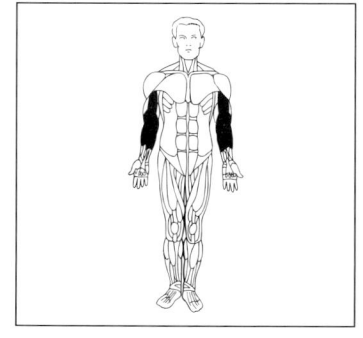

*Agonist:  M. bizeps, M. brachialis*
*Synergist:  Unterarmflexoren*

## 57  Trizepsdrücken sitzend Abändern – Im Sitzen am Seilzuggerät

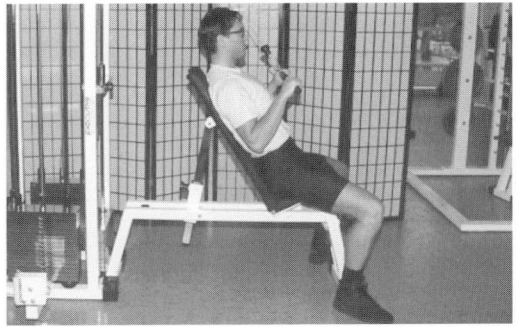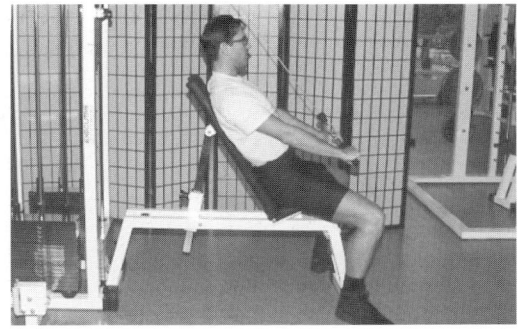

*Ausführung:*
*Leichteschräge Rückenlehne. Schulter und Rücken fixieren. El-*
*lenbogen an den Körper. Nur Unterarmstrecken und beugen.*

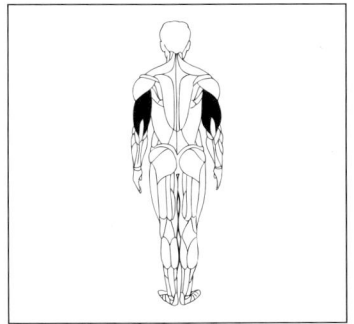

*Agonist:  M. trizeps (langer Muskelbauch)*
*Synergist:  M. trizeps (kurzer Anteil) Unterarmextensoren*

## 58  Enges Bankdrücken mit der Sz-Stange

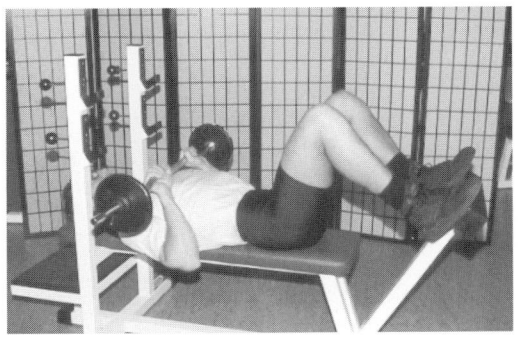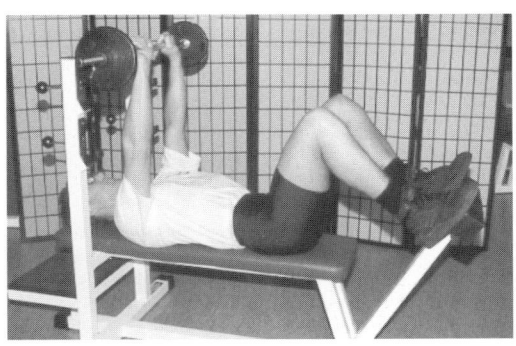

*Ausführung:*
*Ellenbogen etwas nach vorn zur Hüfte drehen, Hantelstange*
*zur Brust ablassen und durchstrecken. Beine anfangs anwin-*
*keln, wenn Lordose verringert werden kann, abstellen.*
*Eine Sz-Stange ist zum trainieren günstig.*

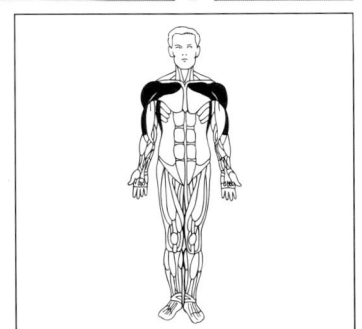

*Agonist:  M. trizeps*
*Synergist:  Pectoralis, vorderer Deltamuskel, Latissimus*

# C FBG Übungen

Reihenfolge – FBG, Funktionszirkel BB, Hauptübungen

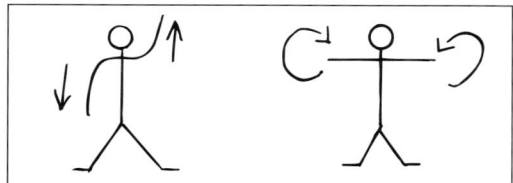

*Frontales Armheben. Armkreisen seitlich.*

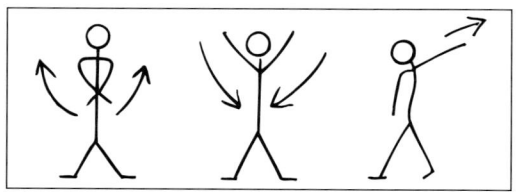

*Diagonales Armstrecken. Dehnung (kurz) im Wechsel – Brustmuskel.*

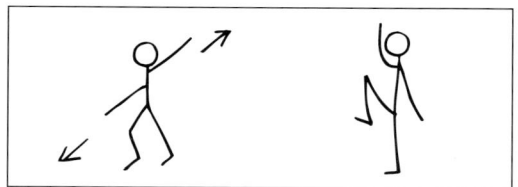

*Handflächen vorm Körper zusammenführen, dann einen Arm gleichzeitig mit dem anderen nach hinten oben und vorne unten führen. Beweglichmachen von Schulter und Brustbereich.*
*a) Beinanziehen mit Armarbeit (Gehen im Stand).*

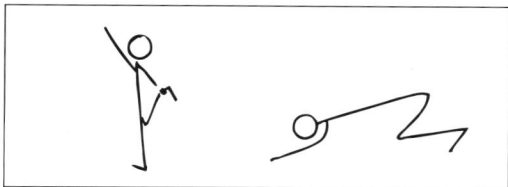

*Dehnung und Beweglichmachen von Oberschenkel und Brustbereich im Wechsel. Ferse zum Gesäß mit Armstreckung an der Wand.*
*b) in Rutschhalte Gesäß zur Wade und Arm strecken.*

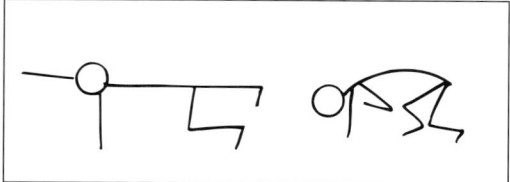

*Vierfüßerstand: Diagonales Arm-Beinzusammenführen.*

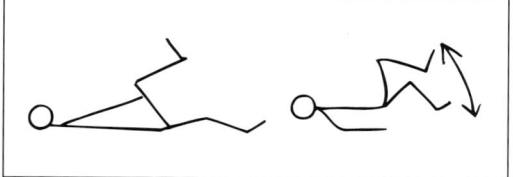

*Arm umfaßt Knie und zieht wechselseitig Bein zur Brust.*
*Wechselseitig angewinkeltes Bein abheben.*

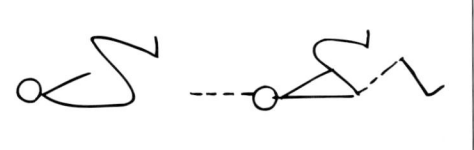

*Beidbeiniges Heranziehen mit gleichseitigem Strecken des Armes nach hinten und Bein nach vorne.*

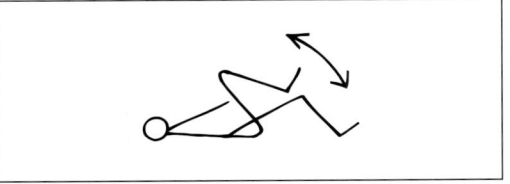

*Bein angewinkelt im Wechsel heranziehen mit Umfassung des hinteren Oberschenkels plus Berühren der Finger. Kein Abheben des Oberkörpers.*

## Der Funktionszirkel –
### Teil des weiterführenden Aufwärmens

*Spezielles Aufwärmen der primären*
*Muskelgruppen des Hohlrundrückens*

Der Funktionszirkel umfaßt vier Trainingsübungen nachdem der Kreislauf allgemein durch das Fahrradergometer vorgewärmt wurde.

Nach der FBG wird der Zirkel mit Übungen durchgeführt, um dann mit den eigentlichen Belastungsstufen zu beginnen. 5–10 Minuten und pro Station 15 Wiederholungen ohne große Belastung durchführen
1. Rückenzugmaschine Frontal
2. Beinheben in Rückenlage
3. Beincurls
4. Butterfly-Negativ

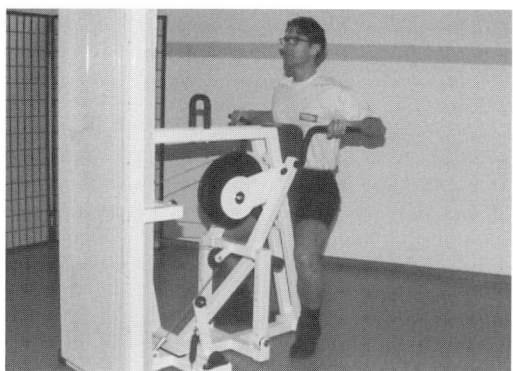

*Station 1*

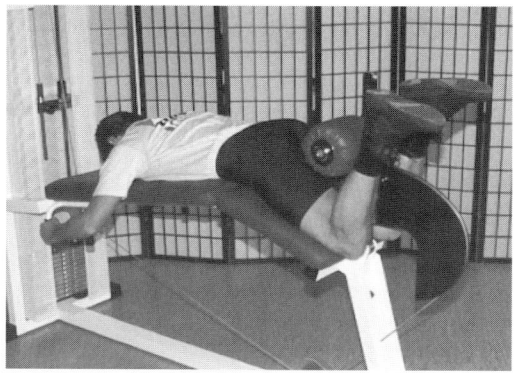

*Station 3*

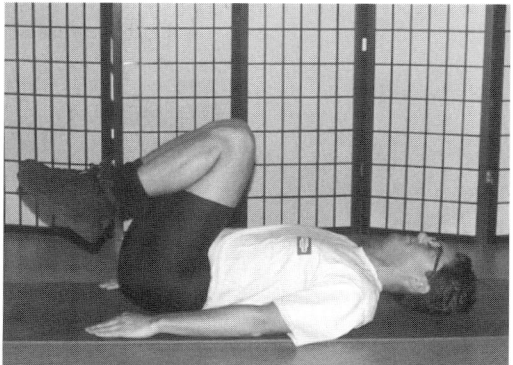

*Station 2*

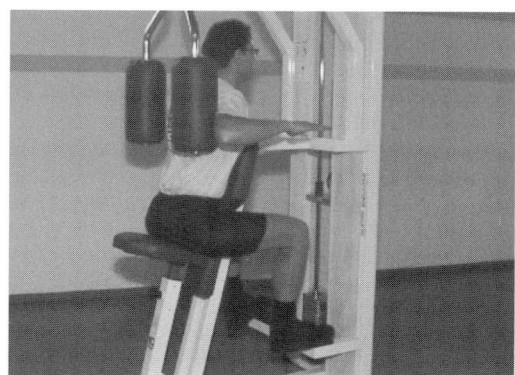

*Station 4*

# 12 Der Flachrücken

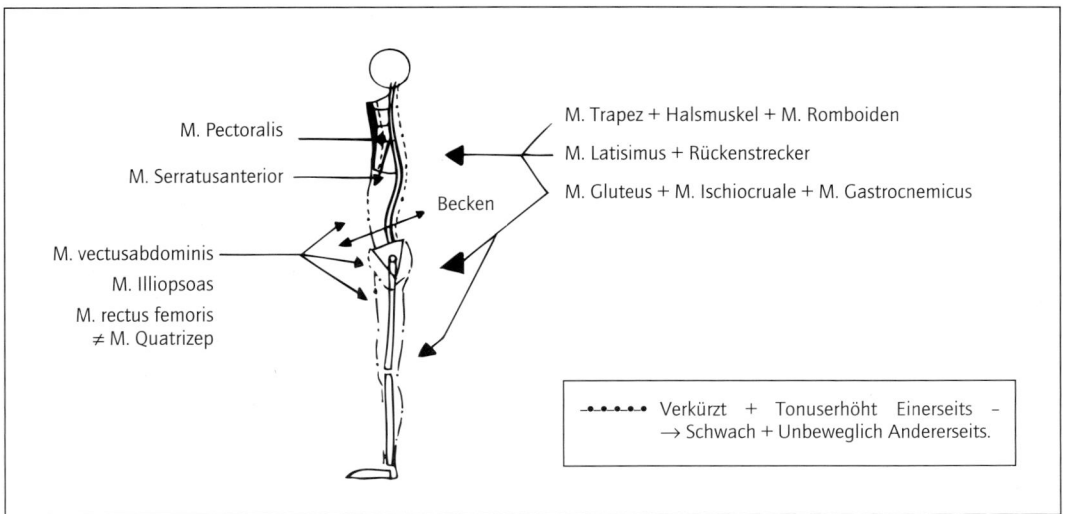

M. Pectoralis

M. Serratusanterior

M. vectusabdominis
M. Illiopsoas
M. rectus femoris
≠ M. Quatrizep

Becken

M. Trapez + Halsmuskel + M. Romboiden

M. Latisimus + Rückenstrecker

M. Gluteus + M. Ischiocruale + M. Gastrocnemicus

●●●●● Verkürzt + Tonuserhöht Einerseits –
→ Schwach + Unbeweglich Andererseits.

## Die Auswirkungen der muskulären Dysbalance

Auffällig beim Flachrücken ist die fehlende physiologische Schwingung, d. h. Halslordose, Brustkyphose und Lendenlordose fehlen. Dem Körper fehlt dadurch die Federwirkung – sprich Dämpfung bei Belastung. Dies führt allgemein zu einer relativen Unbeweglichkeit, wobei die Druckverhältnisse auf Bandscheiben und Gelenke wachsen. Insgesamt wirkt der Flachrücken steif, durch die mangelnde Beweglichkeit ist der Muskelmantel insgesamt schwächer ausgeprägt und auch etwas hyperton.

Durch die fehlende Kyphose der BWS stehen die Schulterblätter etwas von der Wirbelsäule ab. Die Atmung ist flach und das Herz-Kreislaufsystem kann manchmal noch zusätzlich durch eine Trichterbrust negativ beeinflußt werden.

## Eigenschaften des Flachrückens

Durch die steile Stellung des Beckens beim Flachrücken wird die natürlich-physiologische Krümmung der Wirbelsäule völlig aufgehoben. die Wirbelkörper stehen bambusartig übereinander und bewirken durch die gesamte muskuläre Schwäche ein „flügelartiges" Abstehen

der Schulterblätter. Diese Schwächung der Muskulatur wirkt sich schlecht auf die Stoffwechselfunktion, dem Herz-Kreislaufsystem und der allgemeinen Beweglichkeit aus. Die Segmente der Brustwirbelsäule unterliegen einer sogenannten Anteflexionseinschränkung – d. h. die kyphotische Stellung der Brustwirbelsäule ist weitgehend aufgehoben und begradigt. Die Rückenstrecker sind verkürzt und kontrakter, so daß es nach TOMASCHEWSKI bei abnehmender Stabilität von einer symmetrischen zur asymmetrischen Kontraktur kommen kann, und dies führt dann außerdem zur pathologischen Rotation innerhalb der Wirbelkörper – sprich in eine Skoliose. Anlaß dazu kann eine Blockierung sein. TOMASCHEWSKIS Untersuchungen an Schulklassen ergab, daß bei Kindern mit Anteflexionshemmung sich zusätzlich eine Skoliose entwickelte. Beim Flachrücken wird durch einen verkleinerten Durchmesser des Brustkorbes die Atmung behindert, später im Alter kann der Flachrücken Rückenbeschwerden (auch vorher) hervorrufen, wenn nichts dagegen unternommen wird. Diese Auffälligkeiten sind demjenigen zunächst klar. Er weiß zwar, daß diese Schwächung im Schulsport oder Verein durch seine „Steifheit" auffällig wurde, aber durch Bewegung in seiner Sport- und Spielart fiel dies im allgemeinen nicht so auf wie wenn man Übergewicht hat. An sich ist der Flachrücken wenig auffällig wenn von schlechter Haltung gesprochen wird. Aber im Erwachsenenalter werden durch Inaktivität die Bandscheiben schneller verbraucht und mancher Flachrücken „täuscht" durch eine Schonhaltung im Sitzen oder Stehen einen Rundrücken vor. Im Rückblick dürfte so mancher Aktive im Schulsport durch Niederlagen z. B. im Hochsprung (Fehlende Krümmung über der Latte etc.) oder Gymnastik (Beckenblockade ...) und in den Wurfdisziplinen (fehlende Vorspannung und mangelnde Hüftdrehung) einiges weggesteckt haben. Bei vielen WS-Problemen ist in vielen Fällen eine Blockade des Kreuz-Darmbeingelenkes (Iliosacralgel. = ISG) Abb. 33 vorhanden. Durch die dann hervorgerufene schiefe Stellung des Kreuzbeines vollzieht sich die Ausgleichskrümmung bis zur HWS. HWS-Probleme sind oft auf diese Kompensation zurückzuführen. Findet keine Eigenaktivität (Überkompensation des Problems) statt, wird der Mensch irgendwann doch beim Physiotherapeuten „landen" und sich von den Bereichen der Krankengymnastik (Mobilisation) und physikalischen Therapie (Lockern, Muskelpflege etc.) behandeln lassen. Der Therapeut hat dann die Aufgabe diesen Patienten zur gesamten Haltungsschulung und Beweglichkeit zu bringen. Ein solides Kreislauftraining sollte hier als Notwendigkeit gesehen werden. Mit dieser „Vorstufe" kann er dann an ein Training mit Hanteln und Geräten herangeführt werden. Wichtig noch, daß durch einen röntgenologischen Befund nachgewiesen wird, ob nicht im LWS-Bereich evtl. zusammengewachsene Wirbel Grund der Unbeweglichkeit ist. Hier ist dann nicht die verkürzte hintere Oberschenkelmuskulatur der Faktor für eine LWS-

Flexionshemmung, wie oft der Fall. Ein erfahrener Therapeut kann dies bei Befunderhebung und ärztlicher Diagnose prüfen. Klar muß sein, daß durch die Behandlungsmethoden die physiologischen Schwingungen nicht komplett wiedergewonnen werden können, weil teilweise angeborene Ursachen das Ausschlaggebende ist. Aber: Funktionstüchtige Muskeln haben eine gesteigerte Stoffwechselgrundlage. Eine Muskulatur, die gut durchblutet ist, wird belastbarer und dient als Puffer für den Bewegungsapparat. Eine bessere Atmung durch eine Kreislaufbelastung durch Rücken- oder Kraulschwimmen erhöhen die Vitalkapazität, weiten den Brustkorb durch vertieftes Atmen. Ein trainierter Muskel ist dehnbarer und verhindert durch einen natürlichen Muskeltonus, daß Kontrakturen zustandekommen.

Die allgemeine Beweglichkeit, Kraft und Kraftausdauer sowie eine verbesserte Herz-Kreislauf-Grundlage muß als Faktor für einen Übertragungseffekt (Erleichterung) in anderen Sportarten gesehen werden. Alltägliche Belastungen werden leichter ertragen. Diese Körperbeweglichkeit entspricht auch einer Flexibilität des Geistes, der Gradlinie hat sich „gebeugt".

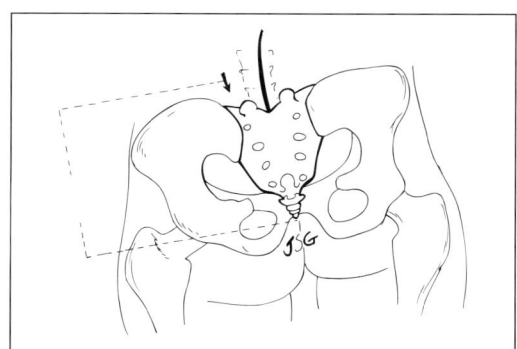

*Abb. 33.*

# A  Methoden der Rückenschule zur Linderung des Flachrückens

Beim Flachrücken ist es wichtig, eine Stabilisation sowie eine Mobilisation für den gesamten Bewegungsapparat durchzuführen. Die Übungen aus der Rückenschule, welche Bauch-, Rücken-, Becken- und Beinmuskulatur dehnt, kräftigt und beweglich macht, können aus den vorangegangenen Kapiteln der Haltungsfehler entnommen werden. Beim Flachrücken sind insgesamt sowohl Agonist und Antagonist einerseits schwach ausgebildet – andererseits hyperton. Trotzdem müssen die Übungsschwerpunkte und die Ausführung auch beim Flachrücken beachtet werden. Am besten führt man eine Reihe von Kombinationsübungen (siehe Hohlrundrücken-Ausführung der Rückenschule) aus, hierbei werden die Agonisten sowie Antagonisten in gleichem Maße berücksichtigt. Übungen auf dem Gymnastikball haben sich für eine allgemeine Mobilisation sowie Stabilisation gut bewährt. Als günstig erweist

sich, nachdem die Grundlagen der einzelnen Übungen beherrscht werden, ein Gymnastikzirkel mit und ohne Geräte. Weiterhin kann ein Gymnastik-Gerätezirkel oder Gymnastik-Hantelzirkel ausgeführt werden. Das Aufwärmen durch eine funktionelle Gymnastik zur Vorbereitung an das Training mit schwerer Belastung soll das Agonistische-Antagonistische Prinzip berücksichtigen. Dasselbe Prinzip gilt dann auch bei einem Training an Geräten oder Hanteln. Berücksichtigen bei der Gymnastik sollte man eine Kombination aus statischen und dynamischen Übungen innerhalb eines Gymnastikzirkels. Es kann dann ein Übungszirkel zusammengestellt werden, wobei eine Muskelgruppe statisch die dynamisch arbeitende Muskelgruppe unterstützt. Natürlich kann auch zwischen rein statischen Übungen und dann dynamisch-statischen getrennt vorgegangen werden.

## Vorschlag für einen Gymnastikzirkel

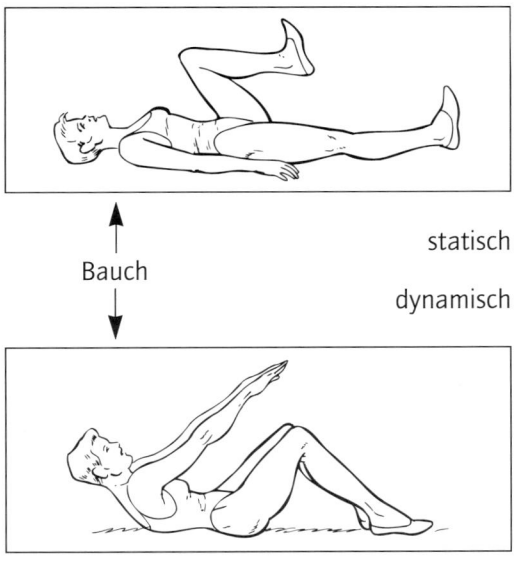

*Beine dynamisch*          *Einzeln heranziehen*

statisch

Bauch

dynamisch

*Beine statisch*          *Oberkörper abheben (leicht)*

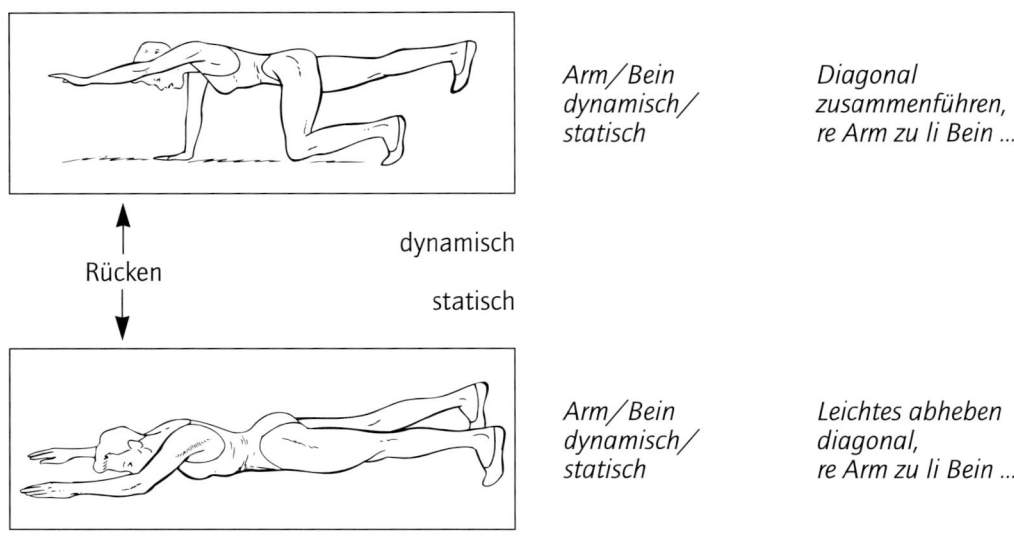

Arm/Bein
dynamisch/
statisch

Diagonal
zusammenführen,
re Arm zu li Bein ...

dynamisch

Rücken

statisch

Arm/Bein
dynamisch/
statisch

Leichtes abheben
diagonal,
re Arm zu li Bein ...

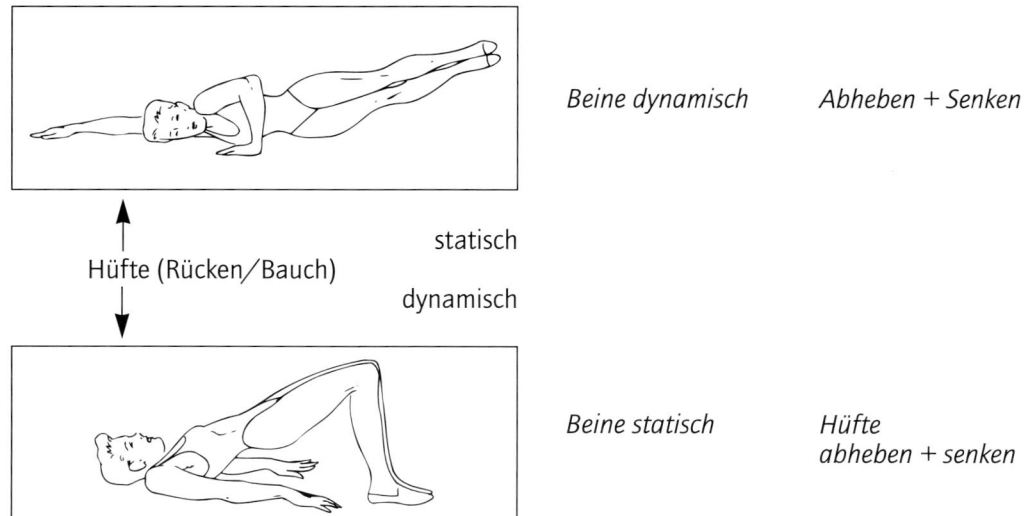

Beine dynamisch

Abheben + Senken

statisch

Hüfte (Rücken/Bauch)

dynamisch

Beine statisch

Hüfte
abheben + senken

# B Muskeltraining des Flachrückens

Bei einem Training der Muskelgruppen gilt das Prinzip entsprechend der anderen Haltungsfehler. Begonnen wird mit dem Radfahren als allgemeines Aufwärmen, dann folgt die FBG, um danach mit einem Funktionszirkel an die Belastung herangeführt zu werden. Es sollten immer 3 Muskelgruppen trainiert werden. Bestehend aus einer größeren als Grundübungs-Beispiel. Bankdrücken für die Brust-Schulterpartie sowie den Trizeps.

Günstig für den Flachrücken würde die Berücksichtigung von Agonist zu Antagonist sein, da der Flachrücken sowohl geschwächt und zugleich unbeweglich erscheint (beidseitig des Körpers) ist dieses Prinzip als Schwerpunkt von Druck- und Zugübungen besser!

Wird ein Kraftausdauerprogramm gemacht, kommt das Agonisten : Antagonisten-Prinzip zur Geltung, in Variation eines Zirkelprogrammes, wobei dann immer der Gegenspieler Pause hat: Beispiel:

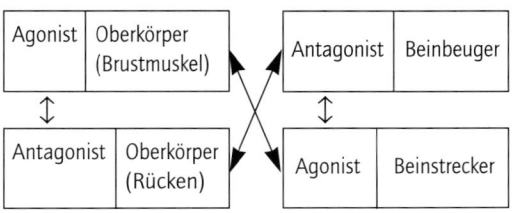

| 1. Brustmuskulatur (Bankdrücken) | + | Ischiocruale Muskelgruppe (Beinbeugen) |
|---|---|---|
| + | + | + |
| 2. Rückenmuskulatur (Zugstation) | + | Quatrizeps (Beinpressen) |

Im Wechsel mit jeweiligen Pausen nach beiden Übungen.

**Das Prinzip besteht dann aus:**

| Agonist | Oberkörper (Brustmuskel) | | Antagonist | Beinbeuger |
|---|---|---|---|---|
| ↕ | | | ↕ | |
| Antagonist | Oberkörper (Rücken) | | Agonist | Beinstrecker |

Aus diesem Schema ist ersichtlich, selbst wenn man nach den diagonalen Pfeilen trainiert, daß die Agonisten des Oberkörpers und die Agonisten des Unterkörpers (Beine) die ganze vordere Seite beinhaltet. Werden dann die Antagonisten des Oberkörpers zusammen mit den Antagonisten der Beinbeuger trainiert, hat die ganze vordere Seite der Agonisten Pause.

Bei einem Training des gesamten Oberkörpers haben dann die Agonisten und Antagonisten des Unterkörpers Pause. Dieser Zusammenhang gewährleistet auch innerhalb einer Serie, daß schon bei Beanspruchung der nächsten Muskelgruppe die gerade trainierte eine aktive Pause hat. Satzpause nach jeweils 2 Übungen sollte 2 Minuten sein. 5 Doppelsätze bei einem Durchgang jeweiliger beidiger Muskelgruppen entsprechen dann 10 Einzelsätze. Bei Durchgängen von Ober- und Unterkörpermuskelgruppen wären es dann 10 Doppelsätze und 20 bzw. Gesamtsätze im einzelnen. **Wer dieses Prinzip durchläuft, hat einen Ausdauerzirkel für den gesamten Bewegungsapparat absolviert.** Der Synergist wurde berücksichtigt, weil nur Übungen ausgeführt werden mit Hauptmuskelgruppen. **Die Belastung der Intensität ist 30% bei 15–20 Wiederholungen innerhalb dieses Zirkels.**

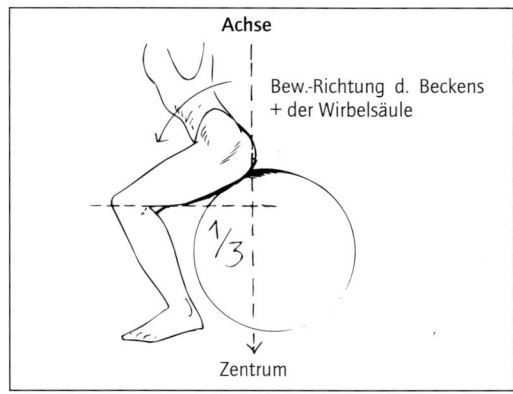

*Abb. 34: (nach KLEIN-VOGELBACH)*

Hervorragende Übungen zur Stabilisation und Mobilisation kann man mit einem für seine Größe angepaßten Ball ausführen. Die Höhe des Balles sollte so sein, daß der Hüftkopf höher steht als das Kniegelenk, um eine Beckenkippung nach vorne zu ermöglichen (Abb. 34).

Übungen im Sitzen werden im vorderen Drittel der parallelverlaufenden zentrischen Achse ausgeführt. Hiermit kann man die Beckenaufrichtung und -kippung schulen. Man hat dann die richtigen Sitzverhältnisse mit aktivem Muskeleinsatz. Die Hüft-Bauchmuskulatur muß zum Einsatz kommen, da der Ball gerollt und gehalten werden muß.

## C Übungen auf dem Ball

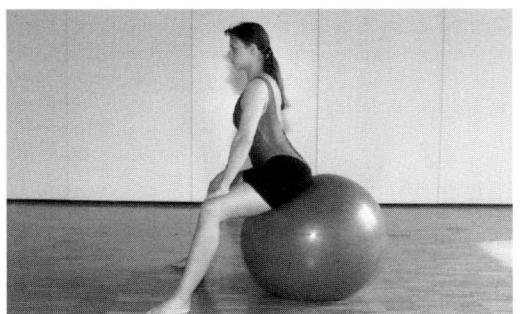
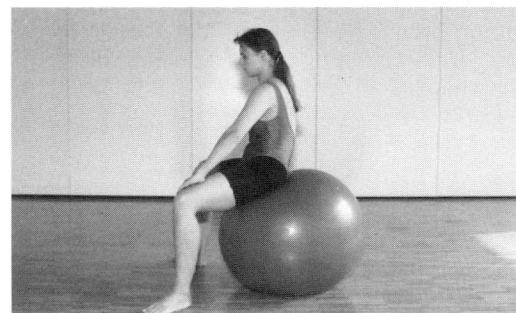

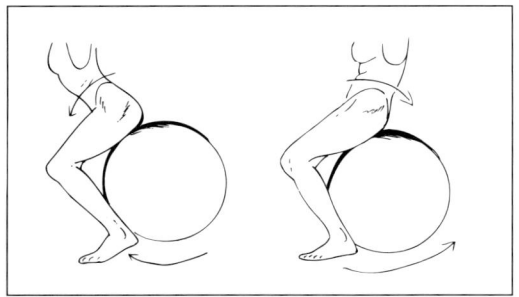

*Der Sitz: Beckenkippung und -aufrichtung*

*Beine leicht gespreizt abstellen. Das Becken nach vorne kippen und nach hinten bewegen. Der Ball rollt unterm Gesäß.*

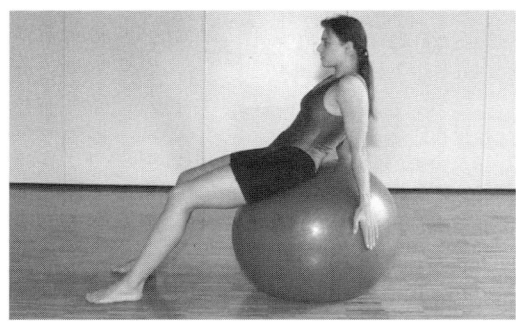
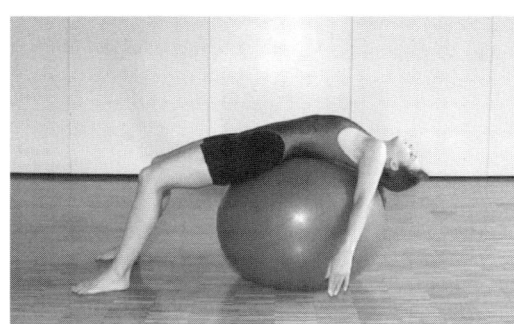

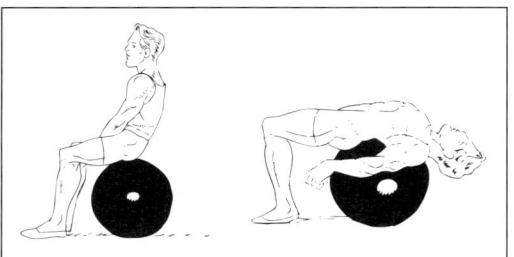

*Abrollen der LWS in Rückenlage auf dem Ball vom Sitz.*

*Becken nach hinten kippen, mit Beinen nach vorne tippeln. Der Ball rollt zwischen LWS und BWS, der Rücken liegt in Lordosestellung auf. Entspannen dabei. Beim Zurückgleiten aufrichten, wenn BWS leicht nach hinten „überzukippen" scheint.*

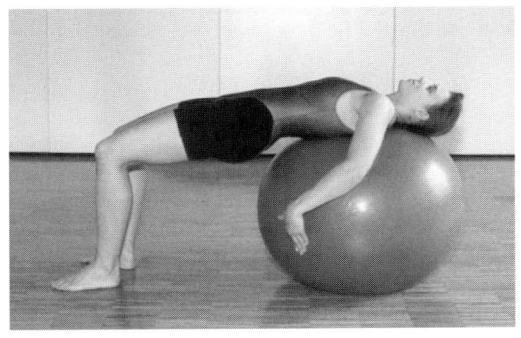

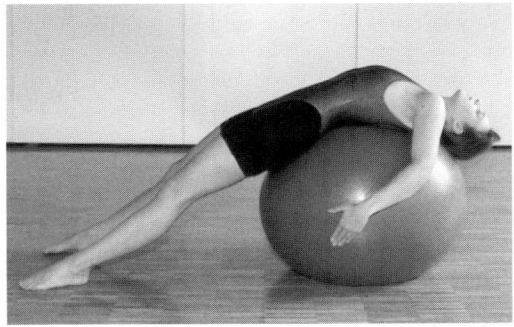

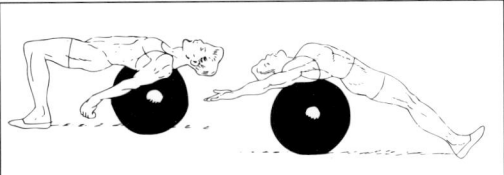

*Bauch-Hüftstabilisation und
Entspannungsphase
Auflagepunkt ist die obere BWS
Abrollen zur Stellung Abb. wie vorherige Seite*

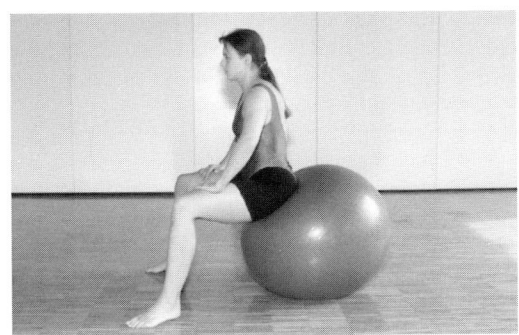

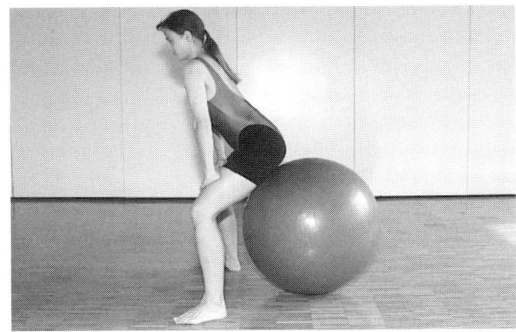

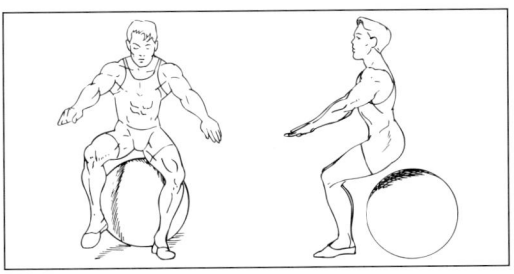

*Hüpfen mit stabiler Haltung und 3-Punkt-Stellung
Gesäß hebt zunächst ab, abfangen durch Oberschenkelmuskeln
Fortführend, wenn Gesäß sich hebt, wird ein
Bein zur Seite abgehoben + abgestellt. ¼-Kreis
nach re + li.*

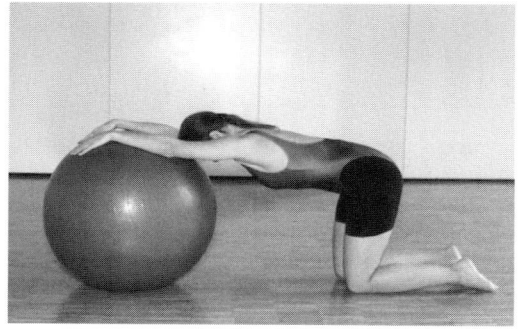 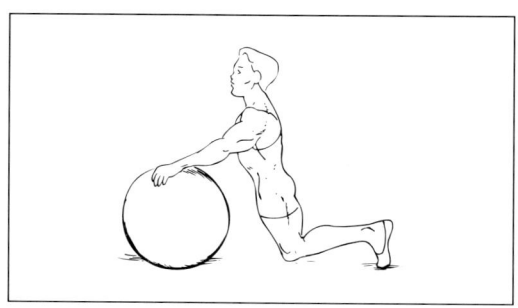

a) Aufrollen in Bauchlage aus Kniestand

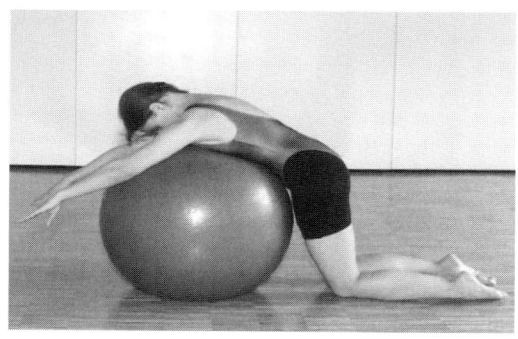 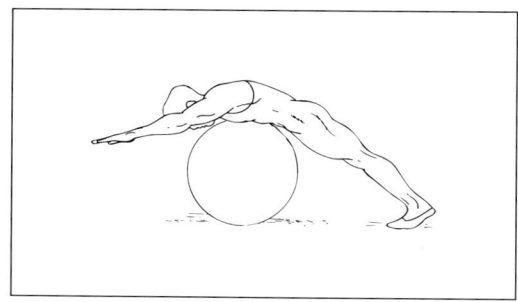

b) BWS liegt auf und Beine sowie Gesäß stützen

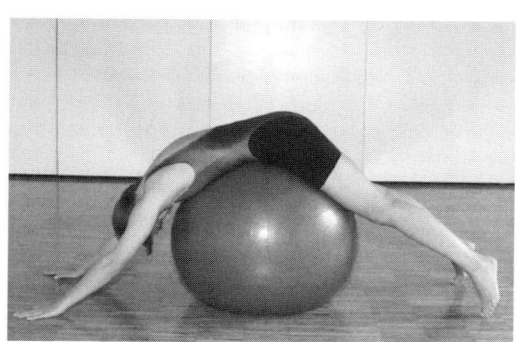 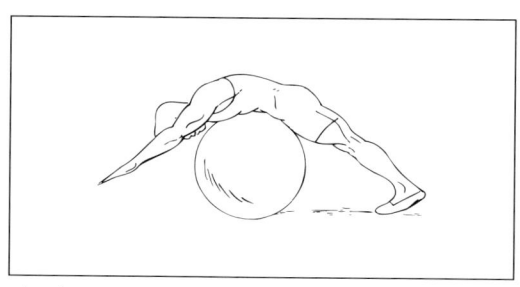

c) Obere BWS mit Kopf und Armen liegen frei und fixiert.

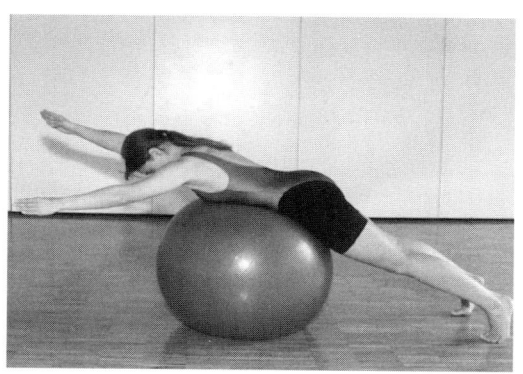 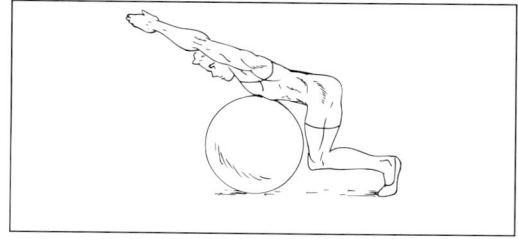

Aus obengenannter Stellung abknien und Arme nach vorne mit Handkante nach unten leicht auf und ab bewegen. Kräftigung BWS und Beweglichmachen der Schulter.

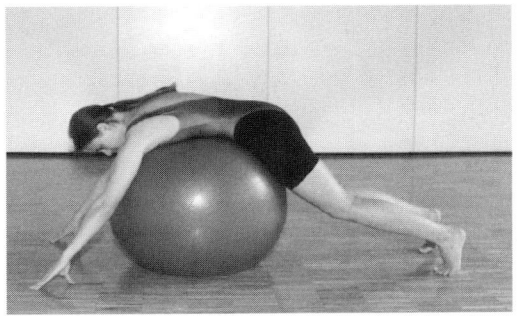

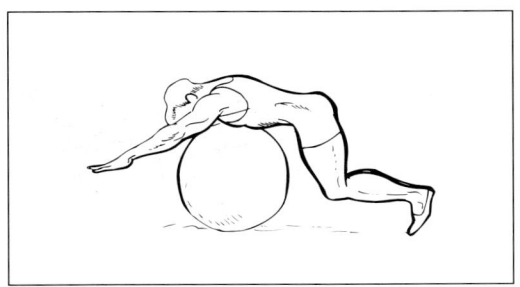

a) Nach vorne gehen in den Schulterstütz.

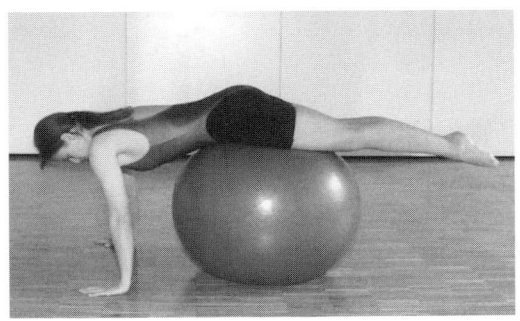

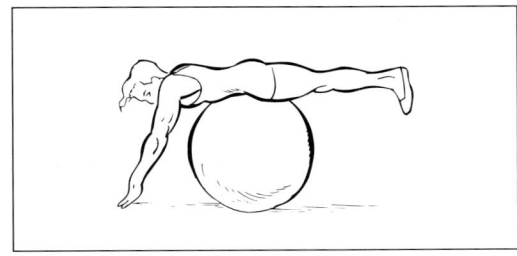

b) Dabei Gesäßmuskeln anspannen und Beine schließen.

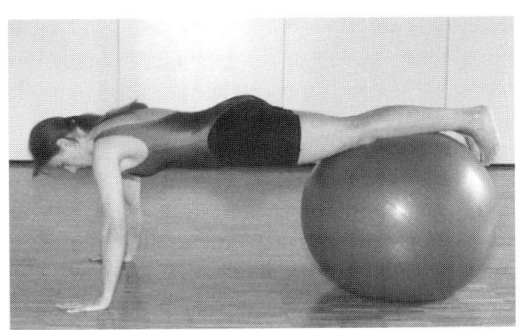

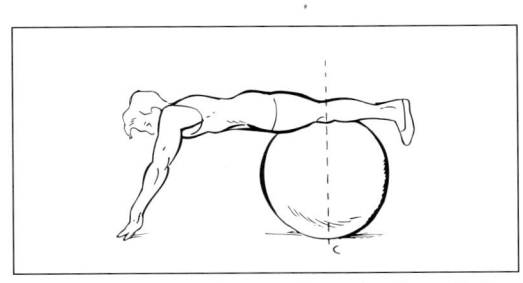

c) Soweit nachgehen bis die Knie die Balloberfläche fixieren.

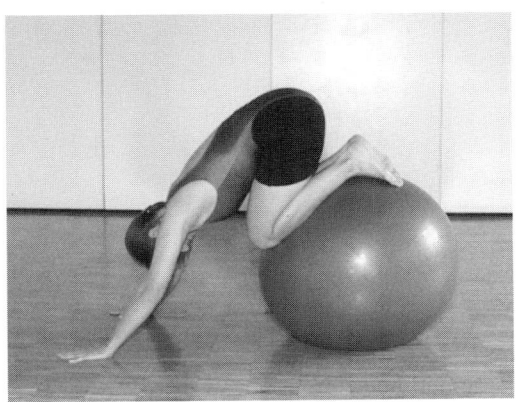

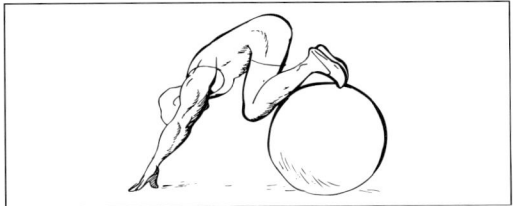

d) Nun den Ball durch Knieanziehen zur Brust in den Unterschenkel bewegen. Notfalls Hilfestellung an Hüften geben lassen. Anziehen und Strecken. Zurückgleiten in Ausgangsstellung (siehe oben) erst bei Streckung des Körpers, sonst fällt man zur Seite weg.

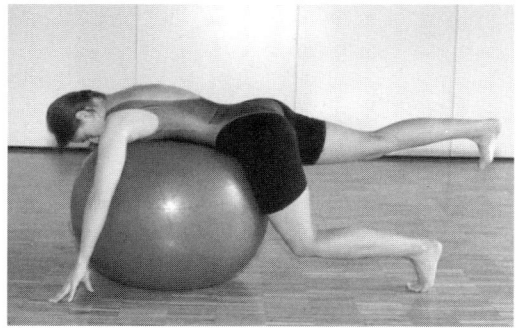

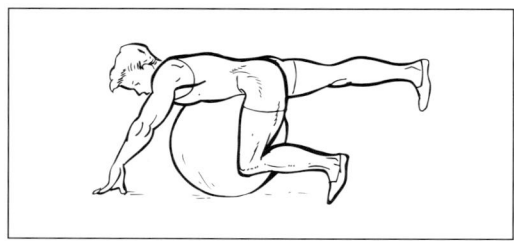

*Gesäß liegt „frei", ein Bein stützt in den Knien. Ein Bein wegstrecken und heranziehen ohne Überstreckung.*

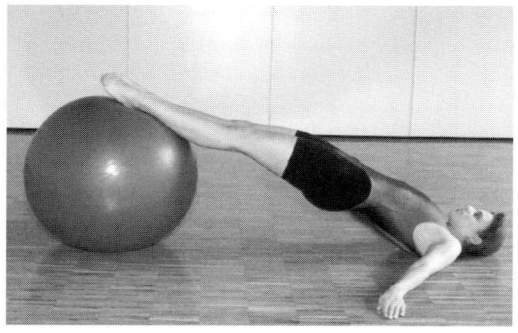

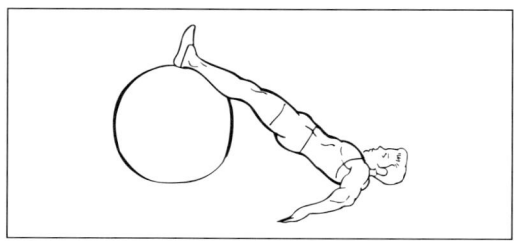

*Fersen auf Ballmittelpunkt fixieren und Hüfte abheben. Fußspitzen in Richtung Knie ziehen, Gesäß anspannen.*

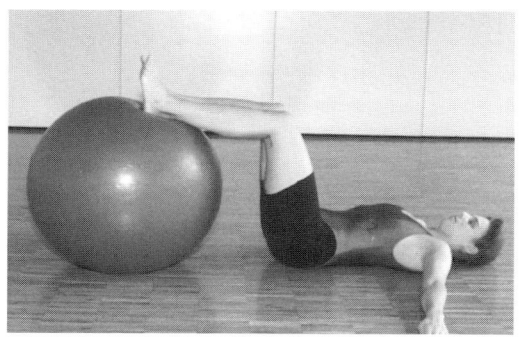

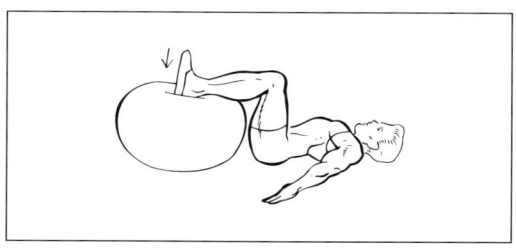

*a) Fersen aufdrücken und Fußspitzen zum Knie ziehen, Gesäß anspannen und kräftig fixieren in Beugestellung.*

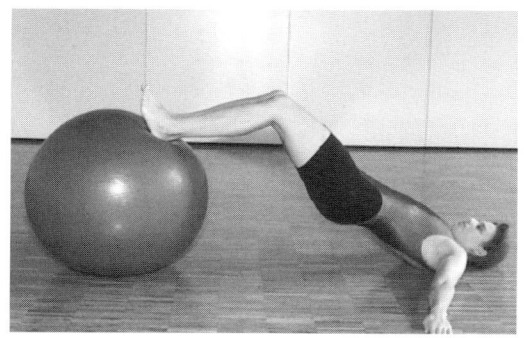

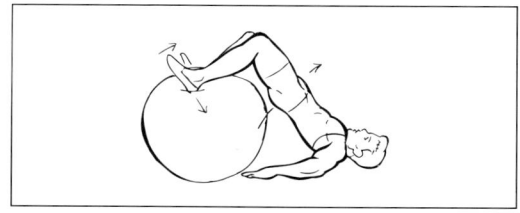

*b) Wenn man aus obengenannter Stellung die Hüfte hebt, werden die hinteren Oberschenkel und Gesäßmuskeln einschließlich Bauch und Rücken kontrahiert!*

Weitere Übungsvarianten bleiben dem Üben-den nun selbst überlassen. Wichtig ist nur die optimale Stabilisation, wenn z. B. auf den Ar-men gestützt wird, darf die LWS nicht durch-hängen. Die Bauch- und Rückenmuskulatur so-wie das Gesäß müssen zum Einsatz kommen.

Anfangs wird es ungewohnt sein, den Ball un-ter Kontrolle zu bringen, bei weiterer Übung wird man aber feststellen, wie die Muskelket-ten koordinativ zusammenarbeiten, so daß mit dem Ball auch „spielerisch" umgegangen wer-den kann.

# 13  Die Skoliose

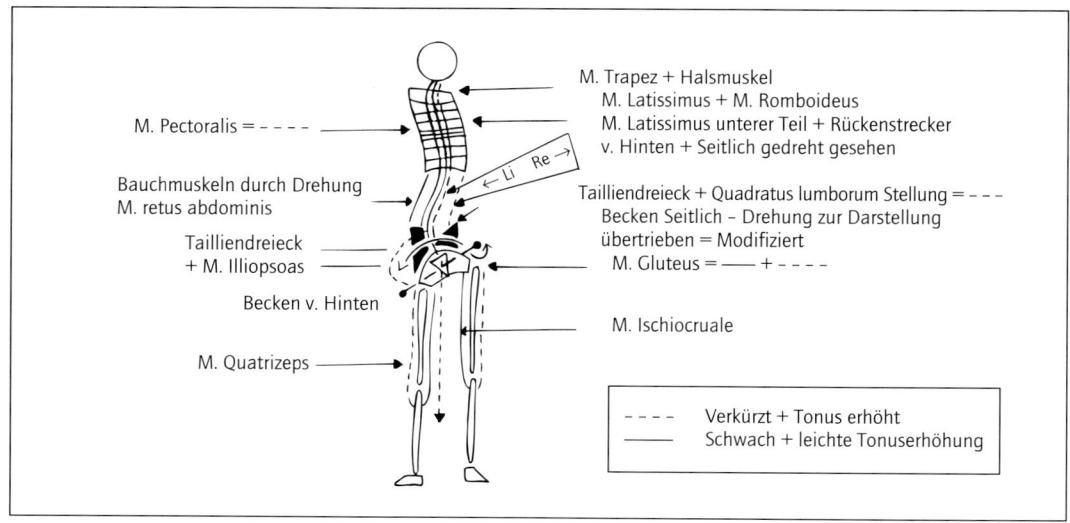

M. Trapez + Halsmuskel
M. Latissimus + M. Romboideus
M. Latissimus unterer Teil + Rückenstrecker
v. Hinten + Seitlich gedreht gesehen

M. Pectoralis = - - - -

Bauchmuskeln durch Drehung
M. retus abdominis

Taillendreieck + Quadratus lumborum Stellung = - - -
Becken Seitlich - Drehung zur Darstellung
übertrieben = Modifiziert

Taillendreieck
+ M. Illiopsoas

M. Gluteus = —— + - - - -

Becken v. Hinten

M. Ischiocruale

M. Quatrizeps

- - - -   Verkürzt + Tonus erhöht
——   Schwach + leichte Tonuserhöhung

## Die Auswirkungen der muskulären Dysbalance

Bei der „einfachen" Skoliose handelt es sich um eine seitliche Abweichung der WS in Frontalebene. „Künstliche" Skoliosen entstehen durch einseitiges Tragen von Gegenständen oder Bewegungen (Wurf) im Sport. Starke Krümmungen mit Buckelbildung (BWS) und meistens einer Rotation der LWS sind an sich „richtige" Skoliosen, sie muß man als Schaden betrachten. Eine völlig gerade WS in Frontalebene haben nur ca. 10% der Bevölkerung (Wahrscheinlich weniger). Durch die S-Form (Rechts- oder Linkskonvex) werden die Taillendreiecke der LWS kleiner. Es kommt zu einseitiger Belastung des Beines. Ein Bein wird überlastet und damit Hüfte und Knie stärker in Anspruch genommen. Auf einer Seite werden die Gesäßmuskeln hyperton, auf der anderen Seite atroph. Einseitige Alltagsbelastungen verstärken die Tendenz zu Arthrosen in Hüfte und Kniegelenken. Bei extremen Skoliosen mit Buckelbildung ist der Brustkorb „verdreht" und es kann das Zwerchfell auf die Herzspitze drücken, die Folge sind Herz-Kreislaufbeschwerden. Eine Verkürzung der Muskeln im LWS-Bereich als Ausgleich der „Gegenkrümmung" im BWS-Bereich wird leichter durch den Muskel Quadratus Lumborum (von letzter Rippe zum Beckenkamm laufend), einen „Hexenschuß" bei einer mittelschweren Belastung hervorrufen. Eine ausgleichende Stellung versucht auch die Halswirbelsäule einzunehmen, muß selbst eine leichte Buckelbildung ausgeglichen werden - neigt man tendenziell zu Kopfschmerzen.

Kinder, welche die Schultasche beispielsweise immer rechts tragen, neigen an dieser Seite zur Verkürzung der Lendenwirbelsäulenmuskeln, sie werden verspannt sein. Es wird dann oft empfohlen, die Tasche links zu tragen, die an sich logische Folgerung ist falsch. Es wird dadurch gerade die eh schon verkürzte Seite durch Ausgleichen wieder zu einer - zwar natürlichen Anspannung gebracht, aber die an sich schwache „andere Seite", welche ja dauernd überdehnt wurde - nicht gefordert. Richtig wäre es, die Tasche auf der gleichen Seite zu lassen, um von der schwachen Seite durch Kontraktion die WS aufrichten zu lassen. Dies gilt auch beim Tragen von Kästen, die diagonal liegende Muskelkette muß gestärkt werden!

## Arten der Skoliose-Behandlungsmethoden – medizinische Beschreibung

Die Methoden bei der Behandlung der Skoliose in Krankengymnastik sind individuell. Es gibt verschiedenartige und verschiedengradige Skoliosen, manche sind fast nicht mehr zu lindern, andere durch frühzeitiges Erkennen, vor allem während des Wachstums, völlig zu beheben. Der Sportlehrer kann durch ein Schulsonderturnprogramm mit Absprache eines Arztes nach genauer Diagnose, zusammen mit der Einzeltherapie präventiv arbeiten. Unterscheiden muß man bei hochgradigen Skoliotikern zwischen innerer und äußerer Verfassung. Die Ursache primär wird wohl bei fast allen Skoliotikern auf seelischem Gebiet liegen, vergegenwärtigt man sich, was der Ausdruck „Nichtinform sein" sagen will. Äußerlich betrachtet kann man sagen, daß die an Konstitutionsschwäche Leidenden der Verlust des inneren Gleichgewichts notwendig zu einem Formmangel, und damit einer mangelnden Funktion des Körpers nachgeht (vgl. LEHNERT-SCHROTH).

Sofern nicht eine Knochenerkrankung vorliegt, beschränkt sich die Veränderung der Wirbelsäule bei der Skoliose auf die Weichteile wie Bänder, Muskeln etc. Weiterhin auf die im Anfang noch reparablen Veränderungen der Zwischenwirbelscheiben (B. KLAPP). PITZEN und RÖSSLER geben an, daß nur 10% der Skoliosen ihrer Herkunft nach zu erkennen sind, der Rest von 90% lassen keine genaue Kausalität erkennen. Unterschieden hinsichtlich der 10%igen werden osteopathische, d. h. angeborene Skelettmißbildungen wie Keilwirbel, Spaltbildung und Verschmelzung mehrerer Wirbel etc., ebenso Entwicklungsrückstände. Weiterhin myopathische Skoliosen, welche auf primären Muskelerkrankungen wie progressive Muskeldystrophie (Schwund) beruhen. Neuropathische Skoliosen sind Folgen schlaffer Lähmung mit Störung der symmetrischen Rücken- und Bauchmuskelaktionen. (Poliomelitis, paralithische Skoliose). Dies sind schwer zu behandelnde Skoliosen. Ist es also über Weichteilveränderungen zu Deformierungen der Zwischenwirbelscheiben mit Veränderungen der Wirbelkörper gekommen, kommt es neben der seitlichen Abweichung auch zur Rotation innerhalb der Längsachse. Bei Skoliosen nimmt die Rotation immer mehr zu, was zur Torsion der Wirbelkörper führt. Meistens geht auch eine Buckelbildung einher. C. LEHNERT-SCHROTH kam zu der Erkenntnis, daß die Buckelbildung allein durch die verdrehten Rippen zustande kommt. Dies hat zur Folge, daß die Verbiegungen auf der konkaven Seite die Wirbelkörper zusammendrückt. Um dem Druck auszuweichen, versucht der Körper dies über die etwas beweglichen Wirbelgelenke. Infolgedessen gelangen die Wirbelkörper nach der konvexen, die Dornfortsätze etwas nach der konkaven Seite (B. KLAPP, 10). Wird die Krümmung auf der konkaven Seite im Scheitelpunkt immer größer, desto

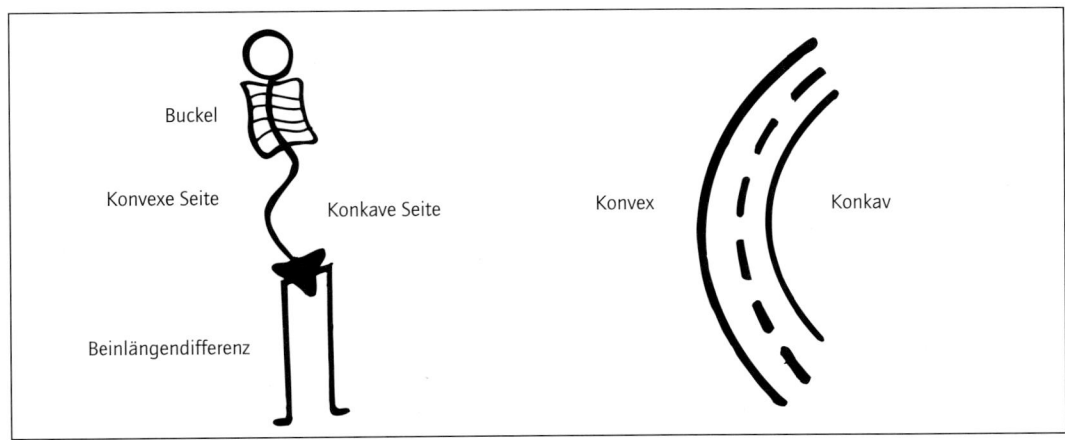

*Abb. 35*

*Abb. 36: Die normale physiologische Blockeinteilung (nach LEHNERT-SCHROTH, S. 13)*

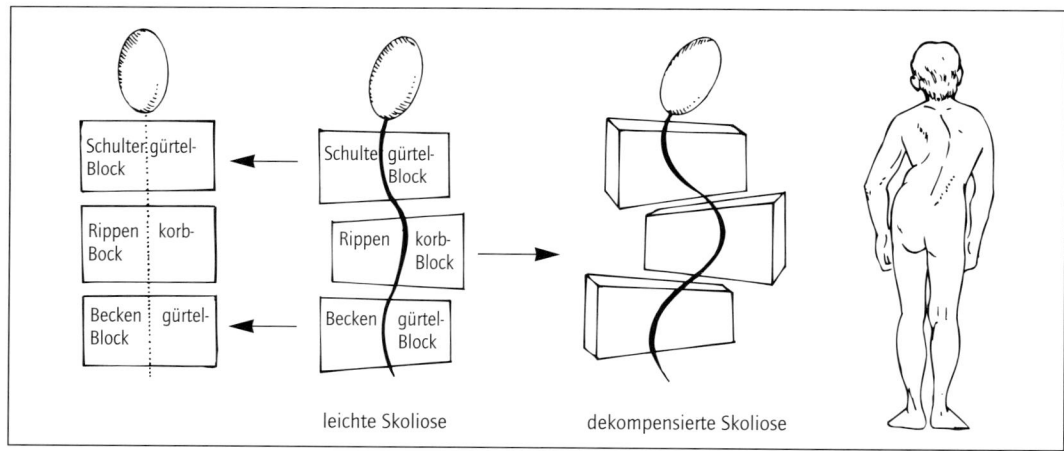

*Abb. 37: Die skoliotische Blockeinteilung (nach LEHNERT-SCHROTH, S. 31) (Gedankliche Einteilung der „dreibogigen Skoliose in entsprechende Rumpfblöcke)*

stärker ist die Belastung. Im Extremfall können die Rippen auf dem Beckenkamm aufliegen, die Folgen für die Beeinträchtigung an den Organen kann man sich, glaube ich, gut vorstellen. Abbildung 35 zeigt zum Verständnis die Seiten konkav-konvex. Bei einer Kurve würde die konkave Seite die Innenkurve sein und umgekehrt! Durch die schon erwähnte Torsion entstehen starke Veränderungen bei Übertragung auf die Rippen im Brustbereich. Der Rippenbuckel steht auf der Konvexseite, das Rippental dann auf der Konkavseite. **Von vorne** am Thorax betrachtet, steht das Rippental konvexseitig, der Rippenbuckel konkavseitig, also genau gegengleich. Dies ist leicht zu verstehen, wenn man die aty-

pischen Skoliosen außer Betracht läßt, daß „normalerweise" (nach LEHNERT-SCHROTH): sich die Wirbeldornfortsätze bei der Skoliose nach der bogeninneren Seite drehen. Die Querfortsätze drehen sich konvexseitig nach dorsal (hinten), konkavseitig nach ventral (vorne) und nehmen auch die Rippen mit nach diesen Richtungen. Je größer die Verdrehung, desto stärker fällt die Thoraxdeformität auf, weil sich der Rippenbuckel weiter nach hinten dreht. Eine Einengung der Thoraxorgane plus Schädigung auf das Herz-Kreislaufsystem sind die Folgen. Ebenso können Intercostalneuralgien durch Druck der einander stark genäherten Rippen entstehen (R. KLAPP).

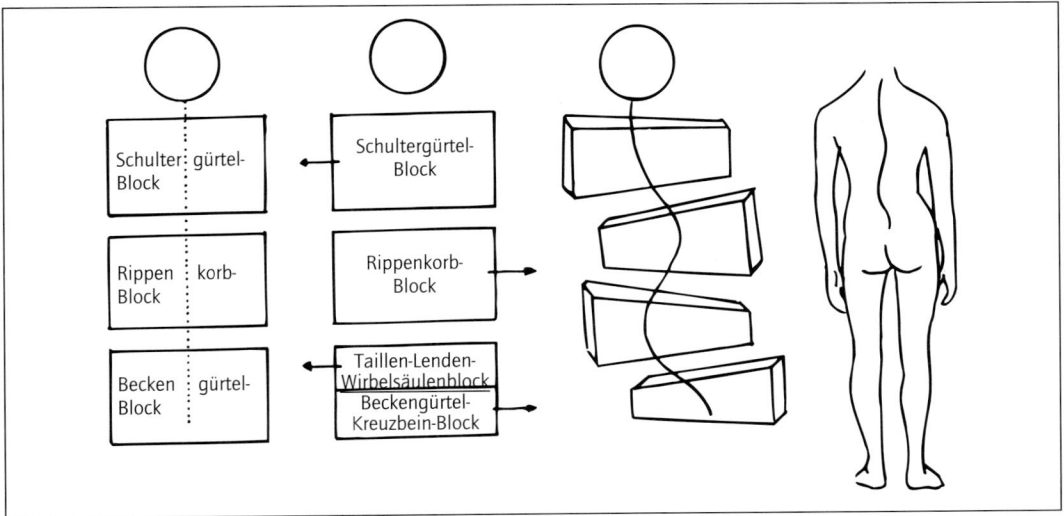

*Abb. 38: Gedankliche Einteilung der „vierbogigen" Skoliose in entsprechende Rumpfblöcke (aus:* LEHNERT-SCHROTH, *S. 75)*

## Formen der Skoliose

Um den Rahmen des Themas nicht zu „sprengen" werden bei den Abbildungen und Übungen vornehmlich die einbogige bzw. dreibogige Skoliose mit lateralen (außen) Formverschiebungen behandelt, da bei der Kyphoskoliose (vierbogig und mehr) die sagitalen und frontalen Verschiebungen das Verständnis nur mindern, bestenfalls ein rein fachliches Thema wäre. Um sich die Verschiebungen der Skoliose vorstellen zu können, teilt man am besten den Körper frontal und seitlich gesehen in sogenannte Blöcke ein (Abb. 38).

An Hand der Einteilung kann man ersehen, wie bei einer Skoliose die Blockbildung verschoben ist. Dort, wo es spitz zuläuft, ist die konkave Seite mit Eindrehen der Rippen nach vorne. Die konvexe Seite betrifft den großen Bogen mit nach hinten nehmenden Rippen und Buckelbildung. Eine genaue röntgenologische Befunderhebung läßt die Gradzahl der Verschiebung ersehen. Zum Vergleich noch eine vierbogige Skoliose (Abb. 38).

Es zeigt sich deutlich, daß im Bereich der LWS beim 4. Block eine entgegengesetzte Blockbildung auftritt. Die Beckenstellung ist nun anders als bei der dreibogigen Skoliose. Dies ist für die Einzeltherapie für die Übungsaus-

führung durch Röntgenbefund zu sichern! Abbildung 38 zeigt deutlich die drei Rumpfverschiebungen bei einer Skoliose, d. h. die Bildung einer Skoliose ist fast immer ein dreidimensionales Geschehen.

Bei der dreibogigen Skoliose finden sich folgende Merkmale (vgl. Abb. 37):
1. Becken und Schultergürtel sind gleichsinnig verdreht.
2. Der Rippenkorb steht entgegengesetzt.

Zum weiteren Verständnis nahm Klapp eine Gradeinteilung vor:
1. Grad: Geringe, jedoch fixierte Verkrümmung und leichte Torsion.
2. Grad: Ausgeprägte Skoliose, S- oder C-Form (C-Form = 1 Bogen, Anm. d. Verf.). Torsion bei aufrechtem Stand deutlich erkennbar ohne Überhang. Die einzelnen Verkrümmungen bezeichnete er als leicht bis mittelschwer und in sich ausgeglichen.
3. Grad: Schwere, das gesamte Rückgrat erfassende Verkrümmungen mit starkem Rippenbuckel und Lendenwulst. Überhang des Thorax und starker Verformung des Brustkorbs.

Eine sichere klinische Einordnung der Skoliosen ist so nicht möglich, aber über Behandlung und Prognose können so Vergleiche angestellt werden. Wichtig sei hier noch vermerkt, daß durch Stellungsanomalien der Augen Wirbelsäulenverbindungen durch Ausgleichen zustandekommen können. Sekundär kann es durchaus zu Skoliosen kommen, im Schulsport sollten solche Veränderungen erkannt werden bei der Bewegung in Sport und Spiel. Solche Skoliosen gehören dann später zu den 90%igen idiopathischen, weil die Ursache nicht eindeutig nachzuvollziehen ist (vgl. PITZEN/RÖSSLER). Asymmetrische Wachstumsbeeinflussungen können ebenfalls zu Skoliosen führen. SCHEDE gibt an, daß durch Tierversuche nachgewiesen wurde, daß durch asymmetrische aktive und passive Wachstumsbeeinflussung der Wirbelkörper Skoliosen hervorgerufen werden können.

Eine Rachitis, zu der eine fehlerhafte, z. B. zu frühe Belastung kommt, kann ebenfalls zu einer Skoliose führen, aber nicht jede Rachitis allein macht eine Skoliose aus.

## Therapieformen der Skoliose

Die Therapieformen bei der Skoliose unterscheiden sich graduell in bezug auf die Schwere der zu behandelnden Skoliose. Grundsätzlich sollte man bei den Übungen in der Einzeltherapie dem Patienten gerecht werden, d. h. Gruppenbehandlung wie bei der Rückenschule sind hier nicht zu empfehlen. Da bei der Skoliose auch die Nervenareale in den Wirbelkörpern behindert werden, ist die Wichtigkeit der Aufrichtung durch Muskelspannung das Ziel. Einen Schwerpunkt nimmt neben Kräftigungsübungen die Atemtherapie ein, weil das Zwerchfell ein Muskel ist und durch die Krümmungen

„eingedrückt" wird. Auch die Lungenflügel und das Herz werden als weitere wichtige Organe in Anspruch genommen. In der Literatur findet sich keine komplette Skoliosetherapieform, welche für den Laien verständlich gemacht wird. Es beschränkt sich dies auf Fachbücher mit Fachausdrücken, so daß der Leser als medizinischer Laie einen Übersetzer bräuchte. Es werden hier nun einige Grundelemente von Therapieformen vorgestellt. Die Übungen im Anschluß betreffen dann die verschiedenen Möglichkeiten bei diversen Skolioseformen. Beschränkt wird dabei auf die dreibogige und die C-Form, sprich einbogige Skoliose. Wichtig bei der gedanklichen Vorstellung für die Übungen sind die Bezeichnungen konkav, konvex (s. Einleitung).

Atem ist Leben, ohne Sauerstoffzufuhr würden wir nichts tun können. Da bei der Skoliose die Atmung eingeschränkt wird, ist diese primär zu beachten, um den Muskel mit sauerstoffreichem Blut zu versorgen, damit er funktionsfähig bleibt. Um bei der Skoliose die Einatmung zu üben, kann man z. B. einen Luftballon aufblasen und messen, wie viele Züge man braucht, die Ausatmung kann in Sekunden (Länge der Zeit bei der Ausatmung) gemessen werden. Bei der Einatmung wird durch die Rippenhebung der eingeschränkte Brustkorb vergrößert. Wichtig bei der Atmung ist der Einsatz des Zwerchfells. Bei der Phase der Einatmung wird „kopfwärts" die konvexe Kuppel abgeflacht und somit die Pleurahöhle vergrößert.

Die Lunge folgt somit den Bewegungen der Zwerchfellkuppel (Abb. 39) und den Rippen und wird größer. Ein Skoliosebrustkorb ist

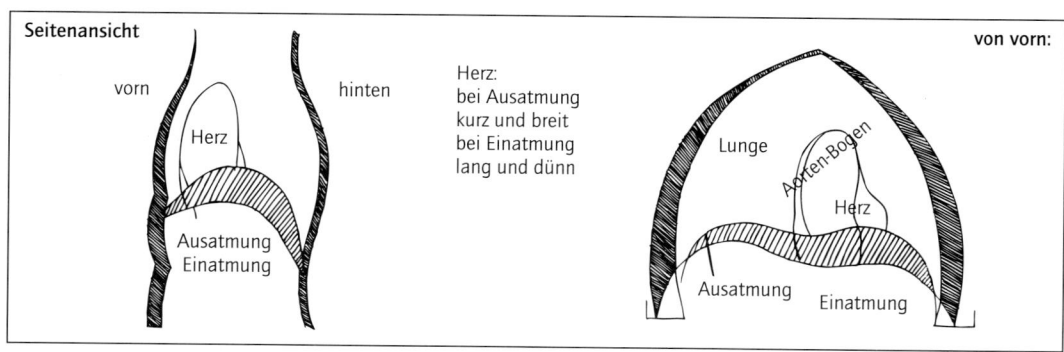

*Abb. 39: Die Zwerchfellbewegung bei Ein-Ausatmung (aus: LEHNERT-SCHROTH, S. 22)*

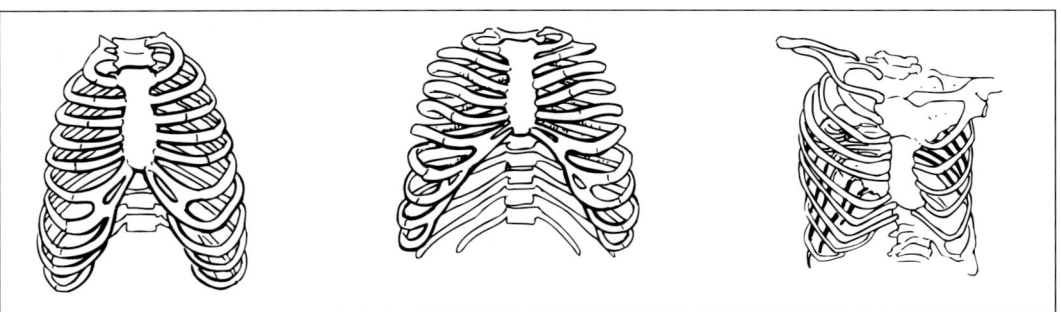

*Abb. 40: Brustkorbstellung, Ein-Ausatmuntg (aus: LEHNERT-SCHROTH, S. 71)*

durch die Verdrehung eingeschränkt, Weichteile sind mitbetroffen (Abb. 40). Weiterhin ist die Wichtigkeit von Beckenkippung und -aufrichtung. Bei der Einatmung und Abflachung der Zwerchfellkuppel weichen die Bauchdecken nach vorn, bei nach vorn gekipptem Becken. Wird das Becken aufgerichtet, werden die Bauchdecken entlastet, da die Eingeweide ins Becken sinken. Die Folge ist ein Streckimpuls der Wirbelsäule durch die Aufhebung der Lendenlordose. Der Hohlrücken kann durch eine richtige Atmung seine Hyperlordose mit beeinflussen. Bei der Zwerchfellatmung treten die Bauchdecken nur leicht nach vorn, gleichzeitig weiten sich die Flanken bis in die Lendengegend. Da durch Formveränderung eine Vollatmung oft nicht möglich ist, ist diese Atembewegung wichtig. Bei der Ausatmung geht das Zwerchfell wieder in seine Ausgangsstellung zurück. Nun hat der Skoliosepatient die Aufgabe, nicht „in sich zusammenzusinken", sondern die aufrechte Haltung durch Heben des vorderen Beckenrandes beizubehalten. Der Totalrundrücken kann durch Atemübungen üben, das Becken in der richtigen Stellung zu halten, da er eh die Tendenz hat, „zusammenzusinken" beim Sitzen. Einen positiven Einfluß erfährt auch der Thorax. Wenn der Übende diese Haltung automatisiert hat, soll er bei der Ausatmung den Körper kräftig anspannen, um die Rumpfmuskulatur zu stärken. Entscheidend wird beim weiteren Üben, daß asymmetrisch geatmet wird. Das heißt, es wird versucht, in die konkave Seite hineinzuatmen, um die dortige Einschränkung aufzuheben. Dies kann durch manuelle Hilfe gelernt werden, später macht man dies dann alleine.

Durch die Atmung im Bereich der konkaven Seite werden die eingeschränkten Rippen mobilisiert und nichtbeatmete Lungenteile angesprochen. Durch Muskelspannung der konvexen Seite verhindert der Übende das Heraustreten und kann bei gleichzeitiger Entspannung der Konkavmuskulatur die Atemrichtung dorthin lenken. Dies alles ist nur optimal möglich, wenn durch Schulter, Brust und Beckenkorrekturen durch den Therapeuten die richtige Lage bzw. Einstellung vorgenommen wird. Vor dem Spiegel daheim wird dann selbständig geübt. Andere Übungen in den verschiedenen Lagen wie Bauch-, Rücken- und Seitlage sowie Kniestand werden unter Berücksichtigung der Skoliose ergänzt und ein Programm zusammengestellt. Da der Skoliotiker meist von pulmonaler und kardialer Insuffizienz betroffen ist, steht ein Ausdauerprogramm auf dem Ergometer und ein Kraftausdauerprogramm für geschwächte Teile der Muskulatur im Vordergrund. Bei leichten Skoliosen ist Rücken- und Kraulschwimmen das Mittel der Wahl, als zusätzlicher Anreiz. Schwere Skoliosen weichen auf Bewegungsübungen im Wasser aus, inwieweit korrekte Schwimmübungen möglich sind, entscheidet die Therapie.
Eine weitere Therapieform ist das KLAPPsche Kriechen, eine Form im Vierfüßerstand, welche durch Anschauung am Tier erfunden wurde. Da man im Vierfüßerstand im Kreuzgang gehen muß, wird dadurch die Wirbelsäule ausgeglichen beansprucht. Durch Variationen in der Länge des Schritts kann die Bogenform durch solche Übungen ausgeglichen werden. Da diese Therapieform für sich alleine genommen nicht das Absolute darstellt, kann durch die Grundelemente der Wichtigkeit der Atmung

dies mit „eingebaut" werden. Von jedem Etwas sollte der Individualität gerecht werden. Nachteile ergeben sich von vornherein bei Problemen der Knie- und Schultergelenke, außerdem müssen Hände, Knie und unteres Sprunggelenk durch spez. „Schutztaschen" vor Auflagedruck geschützt werden. Ansonsten können durchaus Übungsvarianten gemacht werden. Bei den „Kriechübungen kommen Skolioseformen zur Prophylaxe bis 25 Grad in Frage. Das „Kriechen" hat die besondere Aufgabe, den Halteapparat zu kräftigen und zu erhalten.

Anwendung des Kreuzganges findet sich bei der Korrektur einer Totalskoliose, der Paßgang bei einer S-Skoliose (zweibogig). Bei einer C-Skoliose kann entgegen dem Bogen im Kreis gekrochen werden, als Ausgleich dann eine Weile geradeaus und dann wieder im Kreis. LORETT und FRANKEL haben beobachtet, daß bei Tiefkriechen am besten die BWS mobilisiert wird und die LWS in vertikaler Haltung. Auch bei dieser Methode muß der Therapeut zur Korrektur und zur Absprache des weiteren Übungsprogramms zur Verfügung stehen. Jede Therapie verlangt vom Therapeuten genaueste Kenntnisse der Methode um den Patienten in der Wirkungsweise unterstützen zu können.

## Therapiemethoden der Krankengymnastik

Bei den Übungen ist nicht zu vergessen, welche Merkmale eine Skoliose hat. Es sind drei ineinander verdrehte Körperabschnitte, welche entgegengesetzt „verdreht" werden müssen. Die gleichsinnigen Becken und Schultergürtelseiten und der entgegengesetzte Rippenkorb. Es gilt dann folgendes zu beachten (dreibogige Skoliose):

1. Auf der Konkavseite:
a) Hüfte nach vorn
b) Rippenkorb nach hinten
c) Schultergürtel nach vorn

2. Auf der Rippenbuckelseite:
a) Hüfte nach hinten
b) Rippenkorb nach vorn
c) Schultergürtel nach hinten

Wichtig ist, daß z. B. in Rückenlage die Buckelseite durch Unterlegen eines Kissens ein Aus-

gleich verschafft wird. Dadurch wird verhindert, daß bei den Übungen in die schon vorhandene Drehung, welche ja falsch ist, gedreht wird.

Da die Bauchmuskeln eine wesentliche Beteiligung an der Haltung als stützende Funktion eine Rolle spielen, müssen die abgewichenen Rumpfteile auch erst „eingestellt" werden. Dies wäre der nach außen (lateral) abgewichene seitliche Rumpfrippenbuckel, Lendenwulst, und die nach außen getretene Hüfte. So wird der Bereich Thorax-Hüftübergang in Verbindung mit der Lendenwirbelsäule einigermaßen „begradigt". Das Prinzip ist das „Hereinnehmen" der nach außen getretenen Abschnitte! Durch die Verwringung sind dann die seitlichen Bauchmuskeln unterschiedlich überdehnt und verkürzt.

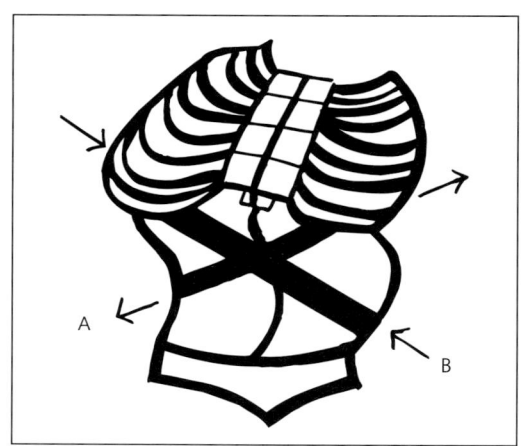

*Abb. 41.*

Dies muß bei der Diagnose und dann bei den Übungen berücksichtigt werden. Die Abbildung 41 zeigt wie so etwas aussehen kann, bei einer dreibogigen Skoliose. Bei A steht die konkave Seite rechts, B entspricht dann der linken Konvexseite (betrachtet von der Person aus). Durch die schematisch angenommene verkürzte Muskelkette der schrägen Bauchmuskulatur steht die Hüfte bei A nach vorn, hingegen weicht sie bei B durch die überdehnte Muskelkette nach hinten weg. Die Pfeilrichtungen zeigen an, nach welchen Richtungen geübt werden muß. **Muskelkette A = dehnen - Muskelkette B = kräftigen.**

Durch die Verdrehung kommt es auch beim M. Quadratus lumborum (Abb. 42), welcher an den Querfortsätzen der LWS und der Rippe entspringt, zum Ungleichgewicht. Durch Ausweichen der Hüfte verdreht sich dieser Muskel am Ansatzpunkt mit, und die Querfortsätze weichen an der äußeren Konvexseite aus. Die Folge ist eine Inaktivität des Muskels auf dieser Seite und eine Schädigung der Querfortsätze durch das Ausweichen. Auf der konkaven Seite kommt es im Gegenzug zur Torsion der Wirbelkörper.

Durch Entdrehung bei richtigem Üben der seitlichen Bauchmuskulatur kann der M. lumborum zusätzlich auf der verkürzten Seite gedehnt werden.

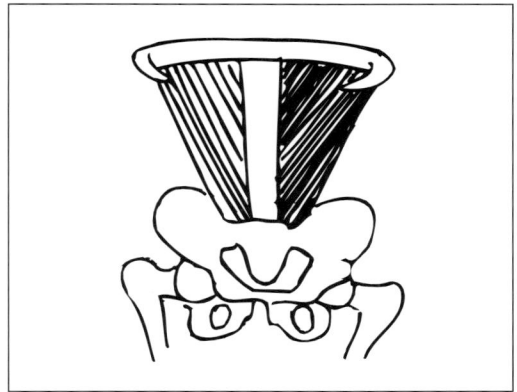

*Abb. 42: M. Quadratus lumborum*
*Dorsaler und ventraler Anteil*

# A Methoden der Rückenschule zur Linderung der Skoliose

Welche Form des Ausgleichs bei den Übungen verwendet wird, richtet sich nach den Seiten, welche konkav, konvex und verdreht sind sowie die Buckelbildung. Vorgestellt werden die Form der dreibogigen Skoliose mit leichter Buckelbildung sowie einem leichten Hohlrücken. Abbildung 41 veranschaulicht nochmals die Verkürzung, Überdehnung und Verdrehung der Hüfte in bezug auf die Bauchmuskulatur. Durch den Hohlrücken kommt der vermehrten Beckenkippung weitere Beachtung zu, ähnlich wie beim Hohlrundrücken. Es werden Übungen in der Rücken-Seit-Bauchlage, Vierfüßerstand, Sitz sowie an der Sprossenwand verwendet.

## Die Rückenlage Kräftigung der Bauchmuskeln

**Zu allererst muß der Rumpf entgegengesetzt verdreht werden, durch Korrekturhilfen wie harte Keilkissen etc. unterlegen.**

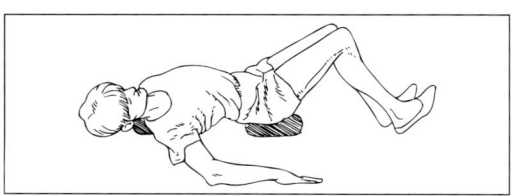

*Unterlegen:*
*Konkavseitige Hüfte und Schulterblatt gleiche Seite. Quer im Anschluß des hinteren Rippenbuckels, nicht in die Konkavseite hineinschieben.*
*Ausführung:*
*Anspannen der Bauch- und Rückenmuskulatur, Fuß anwinkeln und Ferse in Unterlage drücken.*

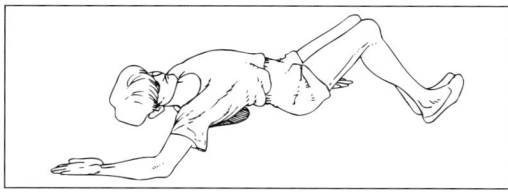

*Variation:*
*Konkavseitige Hand drückt mit auf den Boden. Der Ellenbogen der Rippenbuckelseite drückt hier mehr.*
*Ziel: Muskelkettenaktion und Verringerung der Lendenwulst und des Buckels.*

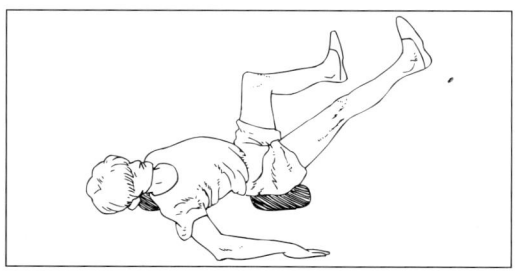

*Beine angewinkelt abheben und konkavseitiges Bein nach vorn schieben. Konkavseitenausgleich (Tendenz) und Kräftigung der überdehnten Seite durch Anziehen und leichtes Wegbewegen und Halten der Gegenseite.*

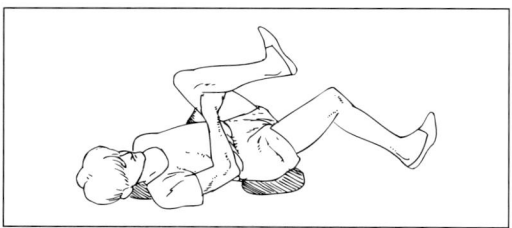

*Seitliche Bauchmuskeln der Konvexseite:*
*Konvexseitiges Bein anheben.*
*Konkavseitigen Arm andrücken bzw. beide Arme der S. Oberkörper bleibt liegen. Konvexe Seite bewußt kontrahieren, indem das Becken der Konkavseite nach unten geschoben wird.*

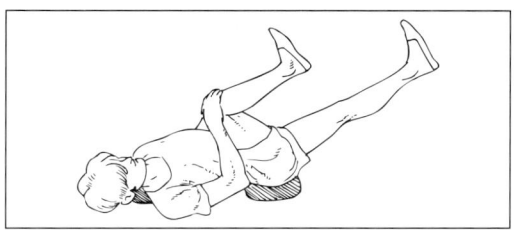

*Variation: Mit gestrecktem Bein der Konkavseite.*

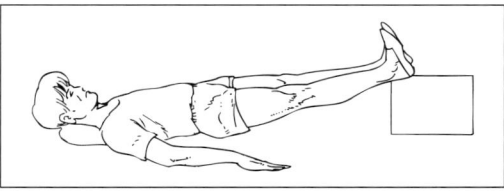

*Bauch-Hüftmuskulatur und Beckendrehung
Konkavseitiges Bein beim Ausatmen auf Erhöhung drücken, um die Hüfte zu drehen.
Gesäß anspannen dabei.*

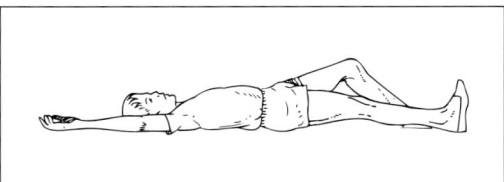

*Dehnung der konkavseitigen seitlichen
Bauchmuskeln:
Konkavseitiges Bein nach unten schieben. Beide
Arme über Kopf ablegen. Streckung u. a. gerade Bauchmuskeln. Bauchatmung, beim Einatmen „rausdrücken".*

*Die Bauchlage: Kräftigung der Rückenmuskulatur
Unterlegen:
1. Übergang Bauch-Hüfte-Ausgleich Hohlrücken
2. Unter der Rippenbuckelseite
3. Hüfte der Rippenbuckelseite (zusätzlich)
Ausführung:
Gesäß anspannen, Knie durchdrücken, dabei
Fußspitzen anziehen in Richtung Knie. Hände
nach vorne bewegen mit gestreckten Armen
und zurück.
Durch das Unterlegen versucht man so gut als
möglich die verkürzten Muskelketten nicht
noch mehr in die Verkürzung zu bringen.*

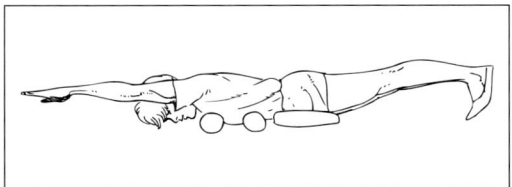

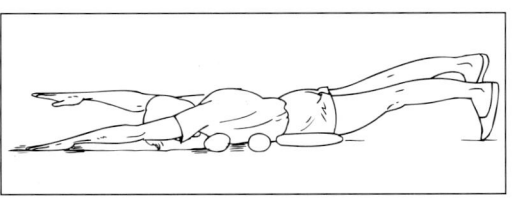

*Diagonales Arm-Beinheben im Wechsel für Koordination und Beweglichkeit.
Minimales Abheben der Extremitäten genügt.*

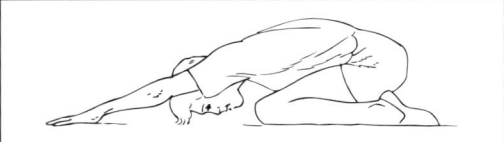

Dehnung der Rückenmuskulatur:
Arme nach vorne schieben und Gesäß auf der Wade ablegen.

Die Seitlage:

Unterlegen:
Hüfte konkavseitig, evtl. Achselhöhe.
LWS-BWS-Übergang gerade einstellen.
Nicht auf Rippenbuckelseite liegen, da sonst die Verdrehung verstärkt wird.
Ausführung:
Unteren Arm strecken, obenliegendes Bein über kreuz leicht nach hinten legen. Oberen Arm auf Beckenkamm pressen. Überkreuztes Bein in Boden drücken und Bauch-Gesäß(Hüft)-Muskulatur anspannen.

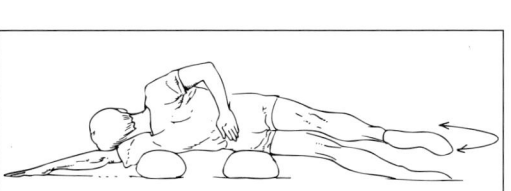

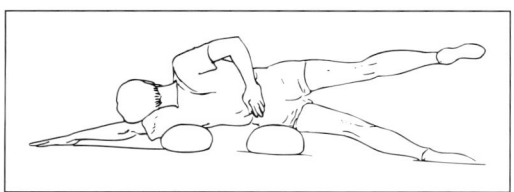

Bein anheben, Konvexseite wird kontrahiert.
Fußmanschette kann angebracht sein.

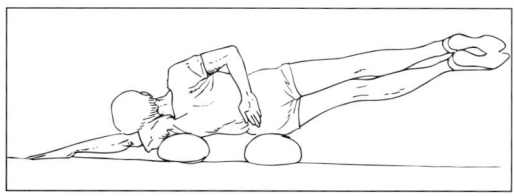

Beide Beine anheben und senken.

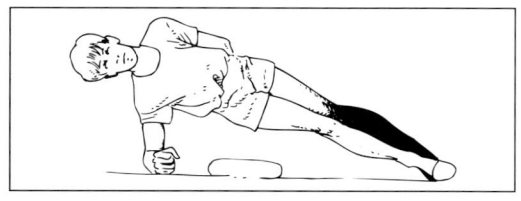

Unterarm angewinkelt aufstellen.
Oberes Bein nach hinten stellen.
Hüfte durch Kontraktion der Konvexseite abheben.

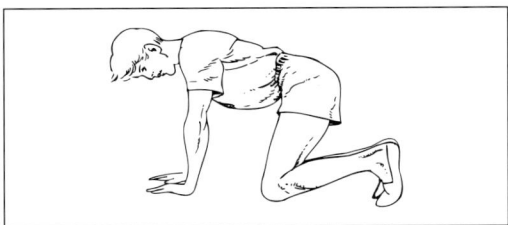

Der Vierfüßerstand:
Grundstellung für den Bogenausgleich.
Stand auf Händen und Knie in lotrechter Achse von Schulter–Hand sowie Hüfte–Kniegelenke. Knie stehen schulterbreit auseinander, das Gleichgewicht ist hierbei beim Üben günstig zu halten.

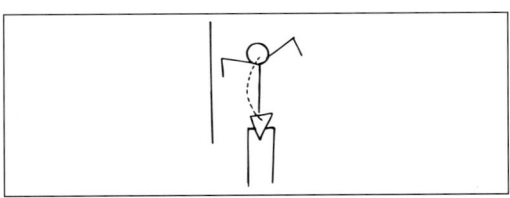

Ausgangsstellung der C-Form – Bsp. linkskonvex: Rechter Arm nach vorne links führen. Rechtes Bein nach hinten schieben. Der Bogen wird somit begradigt.

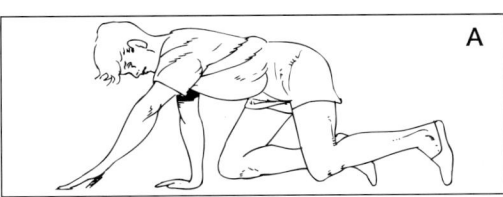

A

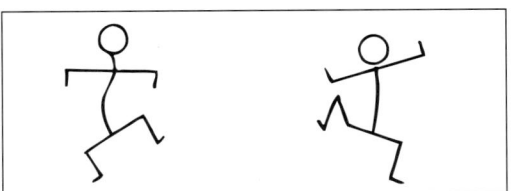

Gehen auf allen „vieren".
Der Diagonalgang: Bsp. Mehrbogige Skoliose.
Es wird die konkave Seite (jeweils) „geöffnet" und begradigt – die WS wird mobilisiert.
Linkes Bein und rechten Arm nach vorne schieben, nun ist die konkave Seite auf (Abb. A). Wichtig ist nach diesem Ausgleich daß beim weiteren Gehen das konkavseitige Bein nicht wieder zu weit nach vorn geschoben wird. Maximales Aufsetzen parallel mit dem Knie der Gegenseite.

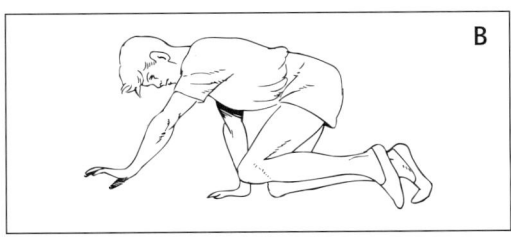

B

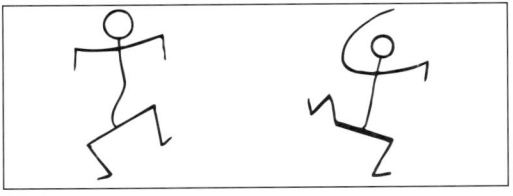

Der Paßgang: Bsp. S-Skoliose.

Hand und Knie der gleichen Seite nach vorn schieben. Knie etwas weiter auseinanderstellen, da es ein erhöhtes Gleichgewichtsgefühl erfordert.
Es werden die konvexen Seiten begradigt (Abb. B).

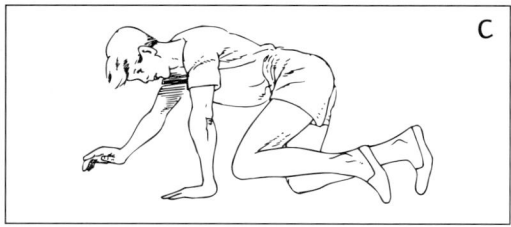

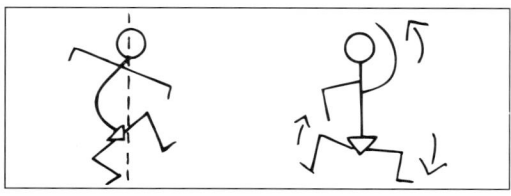

*Der Kreisgang: Beispiel linkskonvex (einbogig). Rechten Arm nach vorne auf die linke Seite über die Mittelachse mit der Hand aufsetzen lassen. Linkes Bein nach vorne schieben und immer rechts herum gehen. Dadurch wird die WS ausgeglichen und begradigt (Abb. C).*

Bei BWS-Kyphosen eignet sich eine tiefere Stellung der BWS beim Vierfüßergehen. Mit dem „Durchziehen" des Oberkörpers wird die Brustmuskulatur gedehnt. Die Arme werden dann seitlich angewinkelt abgestellt.

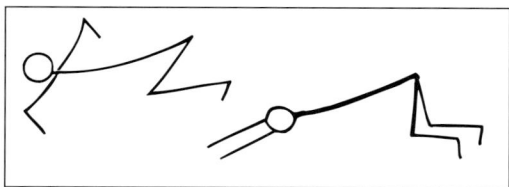

*Es können zur Streckung der WS und Rückenmuskulatur die Arme nach vorn gebracht werden. Wichtig ist die Beinstellung, um die konkave Seite auszugleichen. Diese Dehnübung sollte nach dem Vierfüßergehen im Anschluß gemacht werden.*

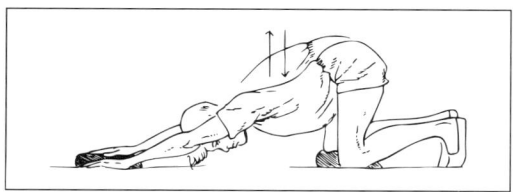

**Übungen am Platz in der Rutschhalte des Vierfüßerstands**
*Unterlegen: Handgelenk und Knie buckelseitig wegen Schulter- und Beckenaufdrehung. Heben und Senken der WS.*

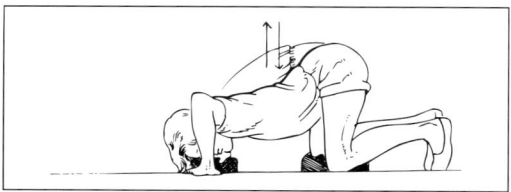

*Unterlegen: Wie oben.*
*Arme nach innen drehen (Handspitzen stehen gegenüber und Ellenbogen aufdrehen. Beim Anheben einatmen, beim Senken ausatmen.*

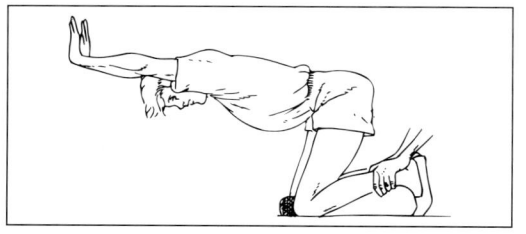

*Aufrichten des Oberkörpers mit Hilfestellung an den Beinen.*

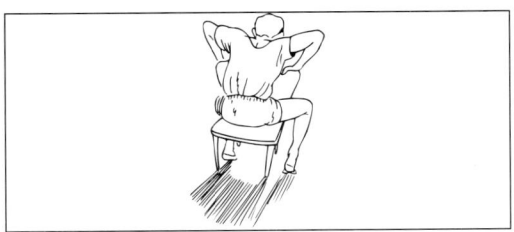

*Haltungsübungen im Sitzen:*
*Ellenbogen auf Lehne stützen und aufdrehen,*
*dabei BWS nach vorne drücken und Rücken be-*
*gradigen. Beim nach-vorne-gehen einatmen. Es*
*erfolgt eine Streckung der WS und Dehnung*
*der BWS.*

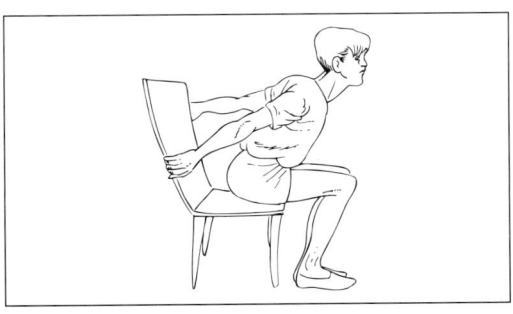

*Arme an die Lehne führen, WS begradigen.*
*BWS durchdrücken und Arme nach oben schie-*
*ben und zurück. Beim Hochführen einatmen,*
*beim Senken ausatmen und am Ende der Be-*
*wegung die Bauchmuskeln anspannen.*

## Übungen an der Sprossenwand (in Anlehnung an Lehnert-Schroth)

Der Vorteil bei Übungen an der Sprossenwand liegt einmal daran, daß durch das Hängen mit den Armen die Wirbelsäule gestreckt wird und dazu unter Berücksichtigung der konkaven Seite auch die Bauchmuskelübungen gemacht werden können. Weiterhin wird eine Pectoralisdehnung erlangt und die Beweglichkeit der Schulter gefordert. Während den Übungen müssen genügend Pausen eingelegt werden, damit sich die Finger vom Greifen erholen können. Ansonsten Griffhilfen wie Lederriemen etc. verwenden, welche auch im Krafttraining benutzt werden. Insgesamt müssen die Übungen langsam ausgeführt werden, um effektiv zu sein.

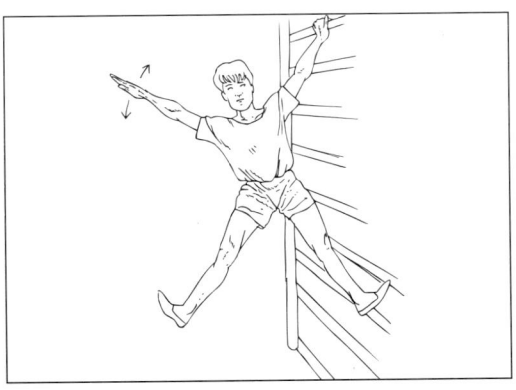

*Aushängen:*
*Konkavseite nach innen nehmen und äußeres*
*Bein sowie Arm auf- und abbewegen. Kräfti-*
*gung der Konvexseite.*

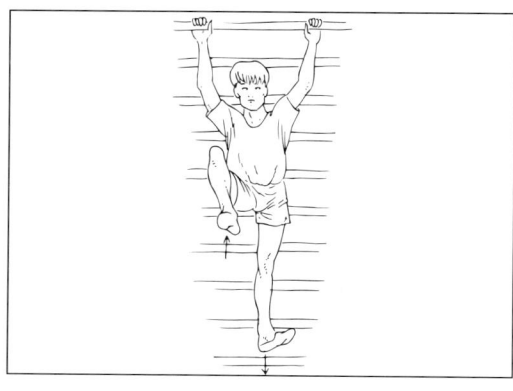

*Rücklings Einhängen:*
*Konvexseitiges Bein heben und konkavseitiges*
*aus halber Beugung strecken.*
*Es wird die schwache seitliche Bauchmuskula-*
*tur beansprucht.*

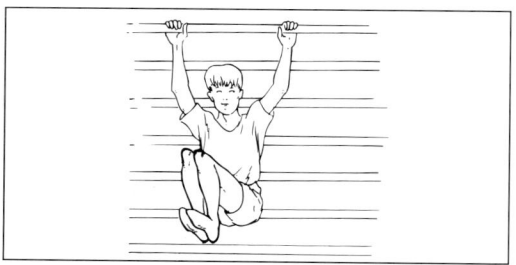

*Ausführung: Beide Beine anheben und senken,*
*die gerade untere Bauchmuskulatur wird bean-*
*sprucht.*
*Abwandlung: Aus dieser Stellung Beine*
*strecken und aus der Hüfte heraus Pendeln las-*
*sen, mehr in die konvexe Seite hinein.*

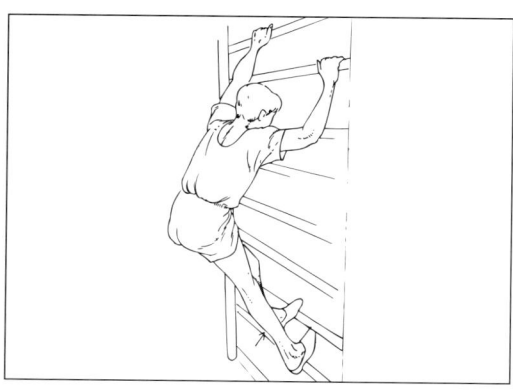

*Ausführung: WS geradehalten und dann mit*
*gestreckten Beinen einige Stufen höherklettern*
*und wieder zurück. Es erfolgt eine Endlordosie-*
*rung der LWS und eine Dehnung des gesamten*
*Rückens.*

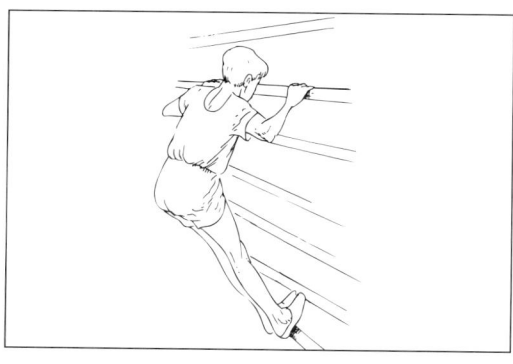

*Ausführung: Ellenbogen so anwinkeln, daß die*
*Schulterblätter zur WS gehen, gesamte WS ge-*
*streckt halten, ebenso die Beine. Dann werden*
*die Ellenbogen auf- und abbewegt, so daß die*
*Brust gedehnt wird und die Muskeln zwischen*
*Schulterblattinnenrand (M. romboideus) und*
*WS beansprucht werden.*

# B Muskeltraining für die Skoliose

Berücksichtigt werden muß (wenn vorhanden) die Buckelbildung, d. h. es ist im Bereich der BWS die Brustmuskulatur verkürzt und durch Drehung einerseits die Rückenmuskulatur in diesem Bereich erschlafft und verspannt. Durch die mögliche Beckenkippung nach vorn sind die Bauchmuskeln schwach, sowie ein Teil des M. Quadratus lumborum. Der Schwerpunkt des Ausgleichs liegt insgesamt in der Physiotherapie und im Anschluß daran ein spez. Muskelaufbauprogramm. Um die vorgegebene Haltung an Fitneßgeräten dieser Form der Wirbelsäulenkrümmung gerecht zu werden, empfiehlt es sich, evtl. Sitzhilfen oder Stehausgleichshilfen zu gebrauchen. Übungen beispielsweise in Bauchlage auf einer Bank kann die veränderte Beinstellung unter Berücksichtigung der konkaven oder konvexen Seite einigen Ausgleich schaffen. Insgesamt dürfte man der Tendenz gerecht werden, die im Alltag eingenommene Haltung (falsche!) mit einem Kraftausdauerprogramm zu schulen (richtige Haltung zum Trainingsgerät). Abgelehnt werden dürfen bei einer Schwächung der Beinmuskulatur Hantelkniebeugen, da die Gefahr besteht, daß die Wirbelkörper, die verdreht sind, durch weitere Torsion geschädigt werden können. Bei einer „schweren" Skoliose ist dies eh nicht möglich, aber der „leichte" Skoliotiker soll gut in seinen Körper hineinhorchen. Im Fitneßcenter wird man eben oft durch ehrgeizig Trainierende dazu verleitet, genau dies zu tun, was nicht „seiner Haltung" entspricht!

Die primär zu trainierenden Muskelgruppen der Skoliose sind:
a) Gesamter Rücken (oberer) mit Berücksichtigung einseitiger Schwächung
b) Bauchmuskeln (sowie Einstellung des Beckens)
c) Gesäß und hinterer Oberschenkel bei Hyperlordose

Die sekundär zu trainierenden Muskelgruppen – Kraftausdauer zur Sedierung:
a) Brustmuskulatur
b) Lendenwirbelsäule (Haltungsschulung und vermehrt Gymnastik)
c) Vordere Oberschenkel (bei Hyperlordose verkürzt), Hüftbeuger dehnen
d) Arme und Wadenmuskeln

## Übungen zur Kräftigung der primären Muskelgruppen der Skoliose

### 59  Die Rückenzugmaschine

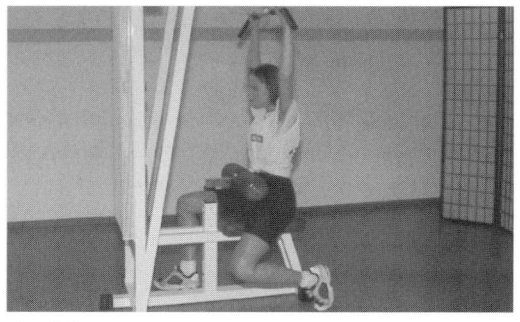 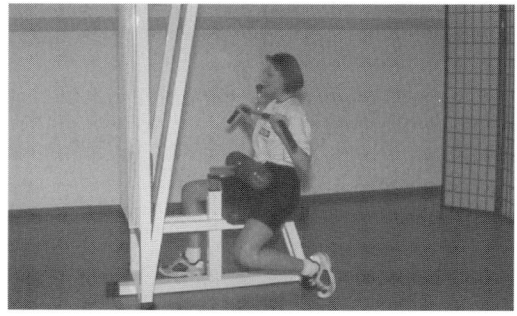

*Ausführung:*
*Aufrechter Sitz, konkavseitiges Bein nach hinten nehmen, um damit die LWS zu „entdrehen" und zu strecken. Brust durchdrücken und Stange an die oberste Stelle des Brustbeines ziehen. Griffbreite – schulterbreit.*

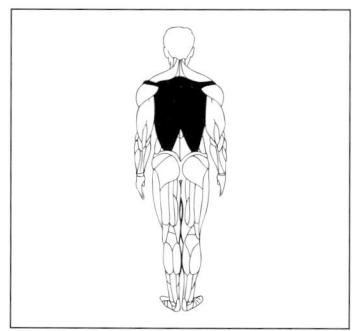

*Agonist: Latissimus*
*Synergist: LWS, Bauch, Bizeps, hintere und mittlere Schulterpartie*

### 60  Seitheben liegend auf schräger Bank

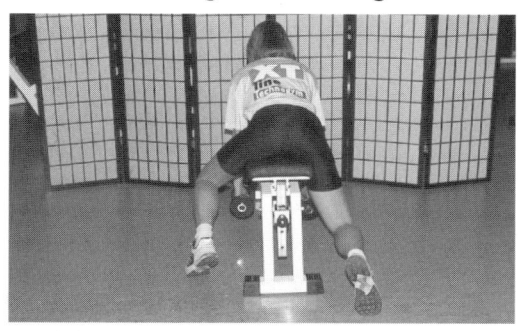 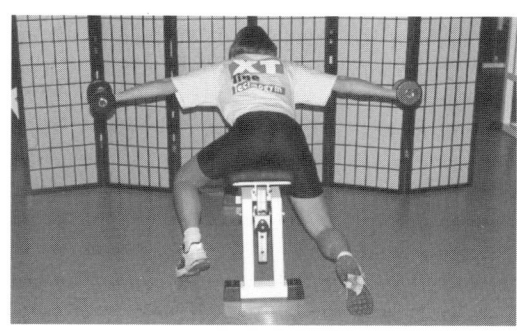

*Ausführung:*
*Konkaves Bein strecken, konvexes Bein anwinkeln. Durch Streckung des konkaven Beines wird die Seite „aufgemacht". Evtl. Unterlegen auf Rippenbuckelseite. Nun Ellenbogen leicht anwinkeln und Arme nach oben führen, Schulterblätter wandern zur WS.*

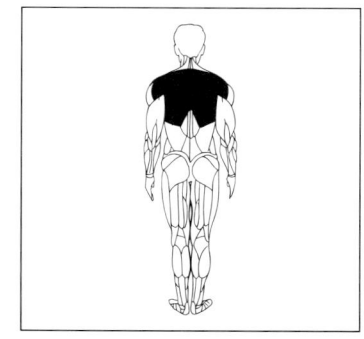

*Agonist: Hinterer Delta, M. romboideus und mittlerer Trapezmuskel*
*Synergist: Arme, Latissimus*

## 61 Butterfly-Negativ, modifiziert

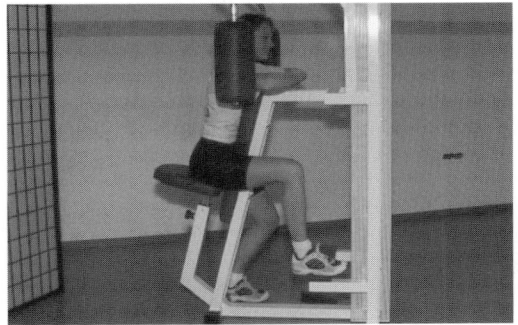 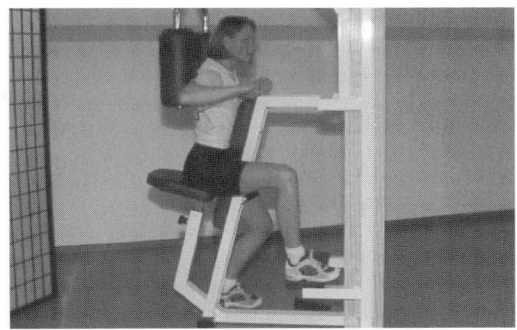

*Ausführung:*
*Konkavseitiges Bein nach hinten – konvexes Bein nach vorne stellen. Notfalls Korrekturkissen auf Rippenbuckelseite. Arme anwinkeln, zeigen in Blickrichtung mit Fingerspitzen. Nun nach hinten zur WS Schulterblätter bewegen. Oberkörper muß gerade bleiben.*

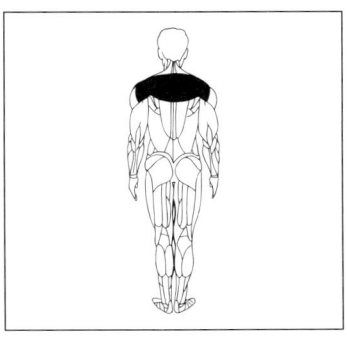

*Agonist:* Hinterer Delta, mittlerer Trapezmuskel und
M. romboideus
*Synergist:* Latissimus, Oberarme

## 62 Seitneigen

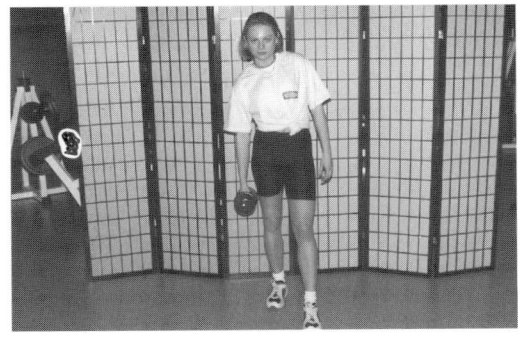 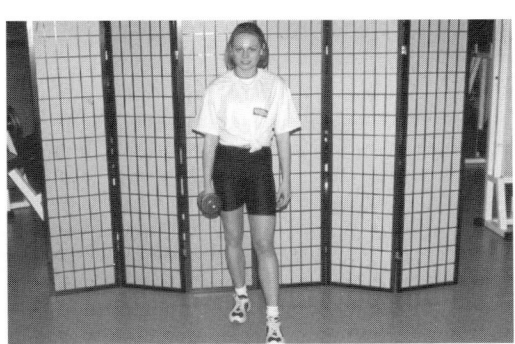

*Ausführung:*
*Hantel auf der konkaven Seite halten. Seitneigen etwa 10 cm nach caudal. Nun muß die konvexe Seite beim Aufrichten angespannt werden.*

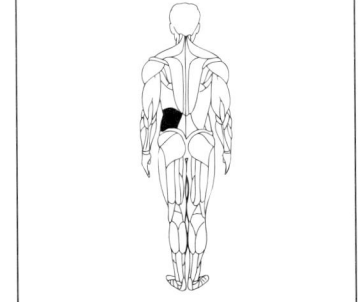

*Agonist:* Quadratus lumborum
*Synergist:* M. Illiopsoas, Rückenstrecker, Latissimus

155

## 63  Seitheben stehend-modifiziert

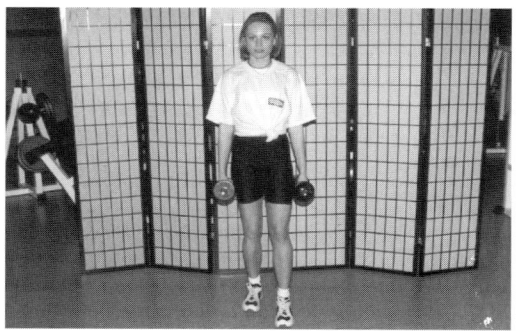 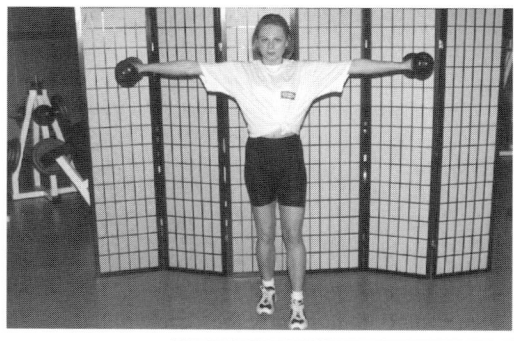

*Ausführung:*
*Konkaves Bein nach hinten nehmen, konvexes Bein leicht ge-*
*beugt nach vorne stellen. Arme leicht angewinkelt bis zur Schul-*
*terhöhe seitwärts nach oben führen.*
**Bauchmuskeln** werden im Sinne der Rückenschule spezieller
trainiert, siehe Kapitel der Rückenschule und Krankengymnastik der Skoliose.

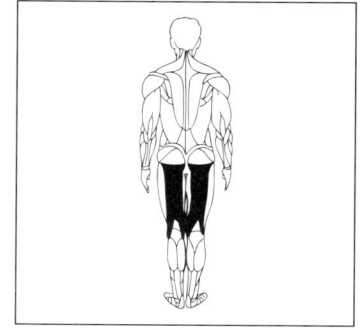

*Agonist:  Mittlerer Deltamuskel*
*Synergist:  Arme, Bauchmuskeln*

## 64  Beincurls

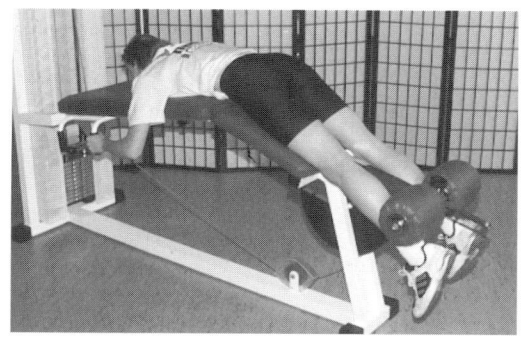 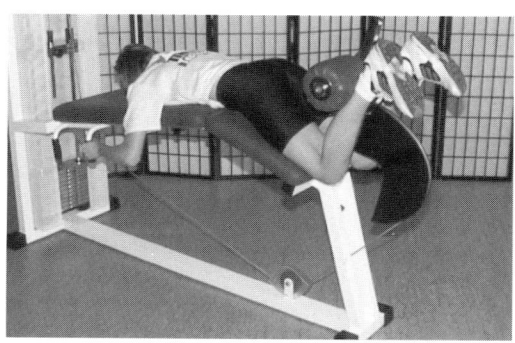

*Ausführung:*
*Unterlegen, Rippenbuckelseite und Hüfte der gleichen Seite.*
*Fußspitzen kniewärts ziehen und Anbeugen des Unterschen-*
*kels.*

*Agonist:  Ischiocruale Muskelgruppe*
*Synergist:  Gesäß, Waden*

## 65  Hüftextension einseitig

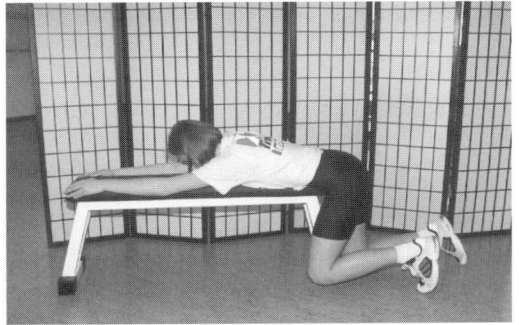 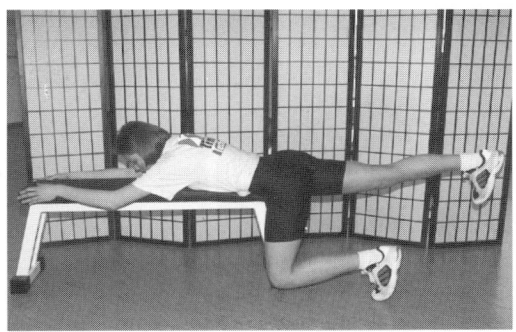

*Ausführung:*
*Konkaves Bein seitlich noch mehr nach hinten abstellen. Kon-*
*vexe, oft schwächere Gesäßhälfte kann somit trainiert werden.*
*Günstig ist es, wenn die konkave Seite noch mehr „Entdreht"*
*werden kann.*

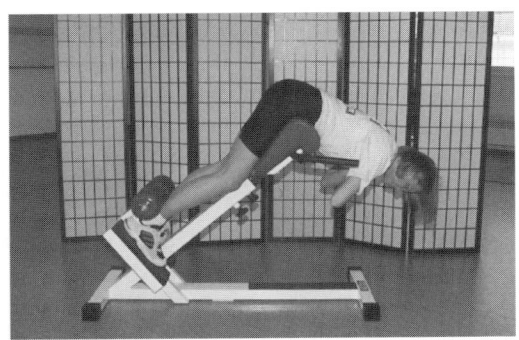

*Agonist:  Gesäß, Übergang LWS–Gesäß, Ischiocruale Muskulatur*
*Synergist:  Waden*

## 66  Extension – modifiziert

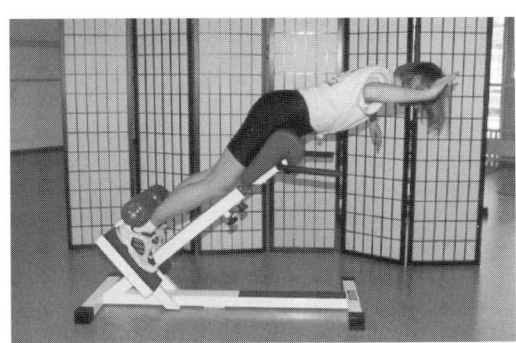 

*Ausführung:*
*Bis zur Waagerechten aufrollen, dann Arme auf Position ein-*
*stellen. Arm auf der Rippenbuckelseite nach vorn strecken und*
*Gegenarm mit nach oben gerichteten Ellenbogen und nach*
*unten gerichtetem Unterarm auf gleiche Höhen bringen.*

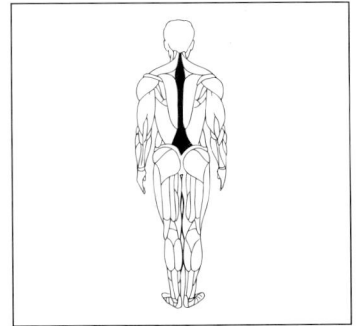

*Agonist:  Rückenstrecker*
*Synergist:  Gesäß, Oberschenkel*

# Die „sekundären" Muskelgruppen (Übungen)

## 67 Schrägbankdrücken mit Kurzhanteln

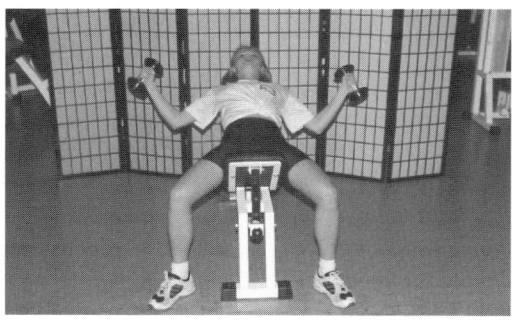 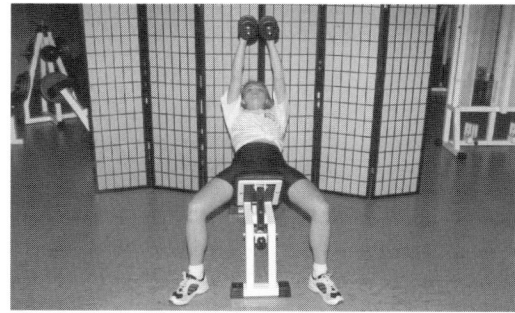

*Ausführung:*
*Evtl. Unterlegen der konkaven Schulterblattseite und Hüfte der gleichen Seite. Kurzhantel absenken und gerade nach oben drücken.*

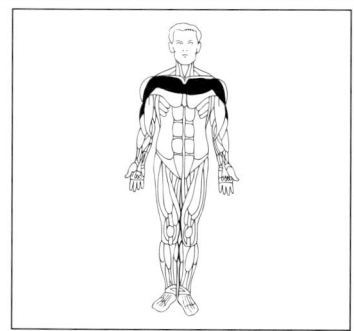

*Agonist: Pectoralis oberer Anteil, vorderer Deltamuskel, Trizeps*
*Synergist: Latissimus*

## 68 Butterflymaschine

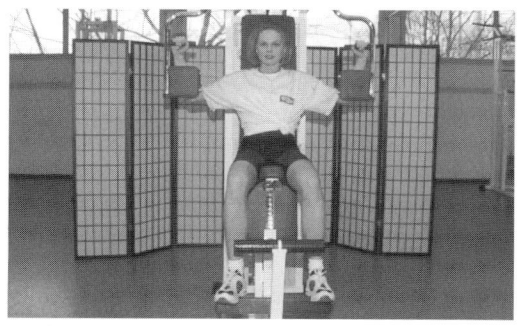 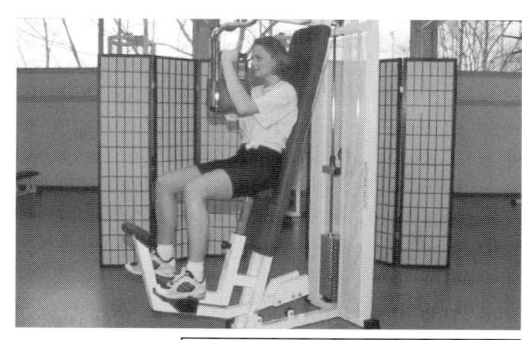

*Ausführung:*
*Evtl. Unterlegen auf der Rippenbuckelseite, unters Gesäß. Arme anwinkeln und nach vorne führen. Beim Zurückführen langsam in die Dehnstellung gehen – kontrolliert. WS an Lehne fixieren. Ellenbogen tiefer als Schultergelenk!*

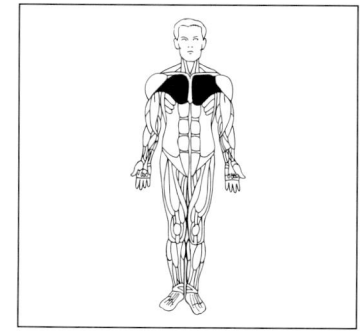

*Agonist: Pectoralis*
*Synergist: Latissimus, Arme*

## 69 Die Beinpresse

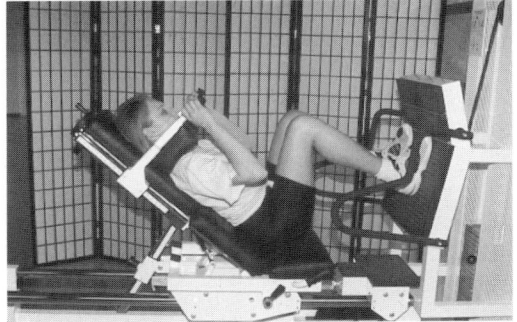 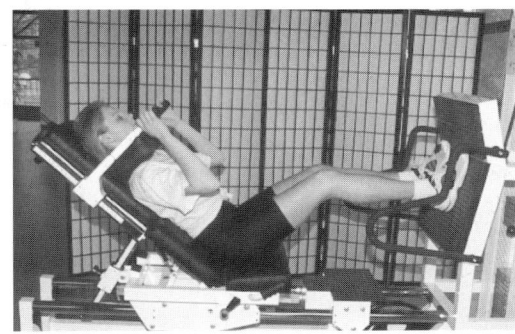

*Ausführung:*
*Evtl. Unterlegen der konkaven Schulterseite und Hüfte. Ober-*
*körper strecken und Beine 90 Grad beugen.*

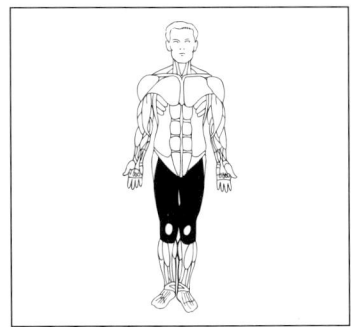

*Agonist: M. Quatrizeps*
*Synergist: Adduktoren, Gesäß, Ischiocruale Muskeln*

## 70 Wadenheben sitzend

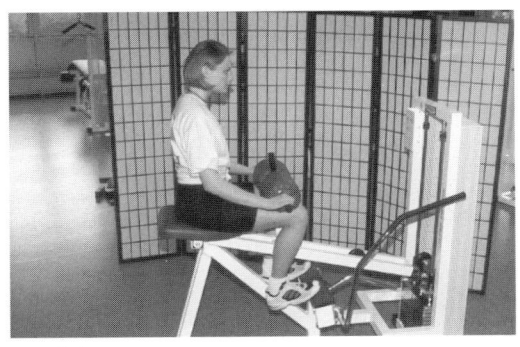 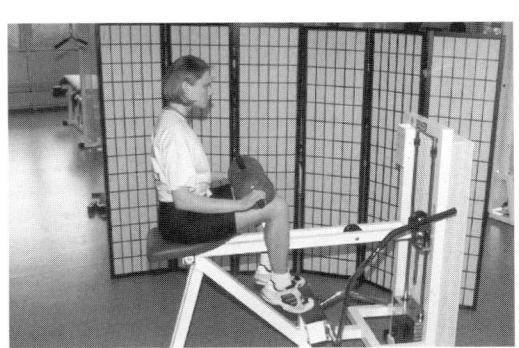

*Ausführung:*
*Knie müssen parallel zueinander stehen bei gerader Oberkör-*
*perhaltung. Fußballenstand und Fersen senken sowie strecken.*

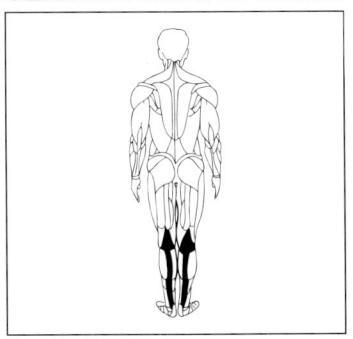

*Agonist: M. soleus*
*Synergist: M. gastronemicus*

## 71 Die Arme-Kurzhantelcurls im Sitzen

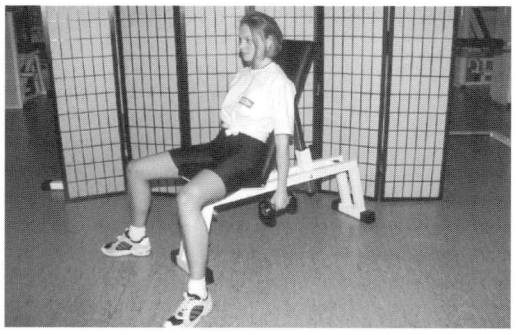 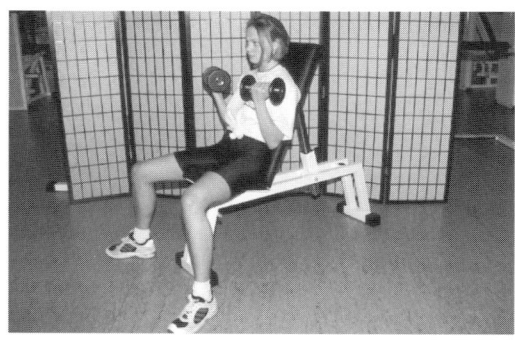

*Ausführung:*
*Evtl. Unterlegen, konkave Hüftseite und Schulter der Seite.*
*Schrägstellung der Lehne gewährleistet besseren Halt der Un-*
*terlagen. Unterarme beugen, beim Strecken drehen Hand-*
*flächen einwärts.*

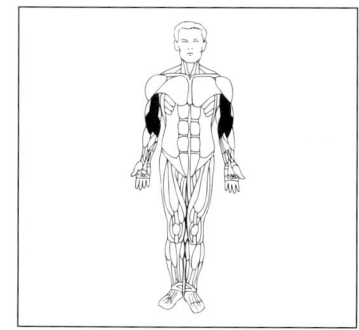

*Agonist: M. Bizeps, M. brachialis*
*Synergist: Unterarmflexoren*

## 72 Die Arme-Kurzhantelcurls im Sitzen

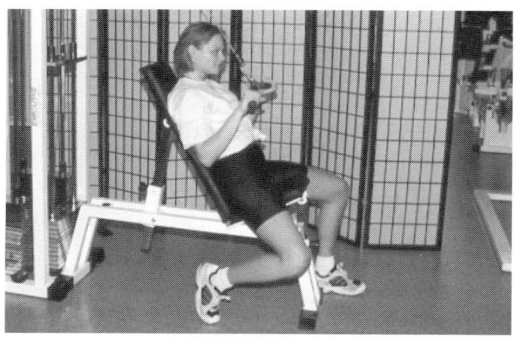 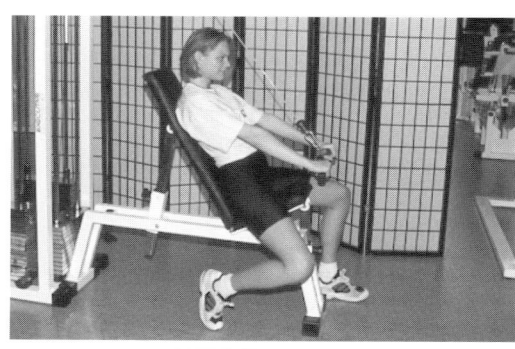

*Ausführung:*
*Leicht geneigt Lehne, Rücken und Schulter fixieren. Ellenbogen*
*an den Körper. Unterarm strecken und beugen. Evtl. Unterle-*
*gen, konkave Hüftseite und Schulter der Seite.*

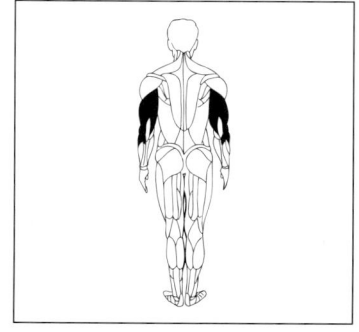

*Agonist: M. Trizeps*
*Synergist: Unterarmextensoren*

# C FBG-Übungen

## Reihenfolge–FBG, Funktionszirkel BB, Hauptübungen

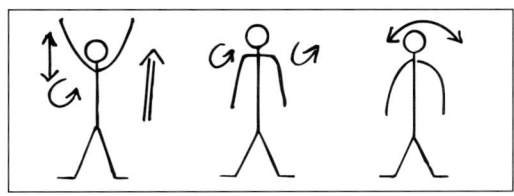

*Konkavseitiges Bein erhöhen, Arme heben und gesamten Körper mit der Beinstreckung bewegen. Schulterkreisen*
*Kopfseitneigen (verkürzte Seite vermehrt)*

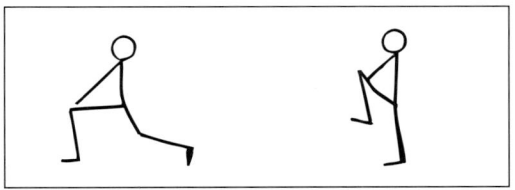

*Ausfallschritt: Konvexseitiges Bein nach vorn. Konvexseitiges Bein anheben, konkaves Bein strecken (Schwungholen und bewegen)*

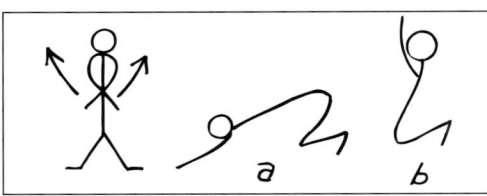

*Arme von vorn nach hinten schwingen.*
*Aus der Rutschhalte aufrichten (konkavseitiges Bein versetzen).*

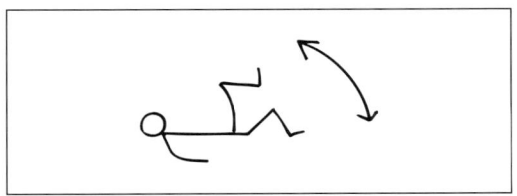

*Bein angewinkelt abheben und senken*

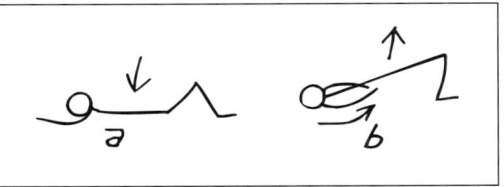

*Hüfte anheben, Arme darunterführen – Hüfte senken – Arme über den Kopf im Verlauf der Matte nachführen.*

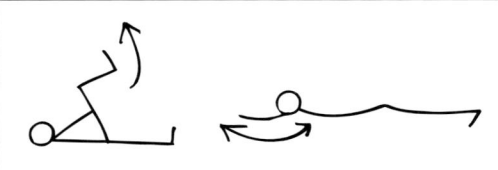

Bein strecken, anderes zur Brust nehmen und Unterschenkel strecken und senken.
Bauchlage, Beine strecken, dabei Knie durchdrücken (auf Fußspitzen stellen), Gesäß anspannen und dann Arme nach vorn und hinter dem Rücken bewegen (LWS).

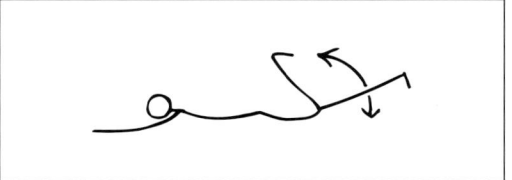

Einzeln Unterschenkel anbeugen und strecken im Wechsel.

# Der Funktionszirkel – Teil des weiterführenden Aufwärmens
## Spezielles Aufwärmen der „primären" Muskelgruppen der Skoliose

Der Funktionszirkel umfaßt 4 Trainingsübungen, nachdem der Kreislauf allgemein durch das Fahrradergometer vorgewärmt wurde. Nach der FBG wird der Zirkel ca. 5–10 Minuten durchlaufen und dann mit den eigentlichen Belastungsstufen begonnen. Die Übungen sind:

1. Die Rückenzugstation mit richtiger Beinstellung
2. Bauchmuskel
3. Beincurls
4. Butterfly-Negativ mit Beinstellung

Pro station, bis auf Station 2 (6–8 Wh.) werden ca. 15 Wiederholungen ohne große Belastung durchgeführt.

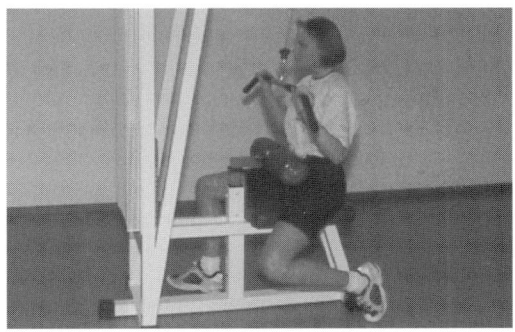

*Station 1*

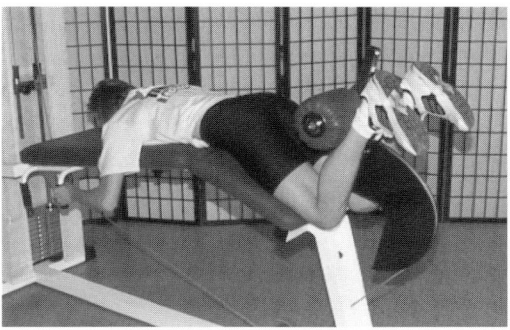

*Station 3*

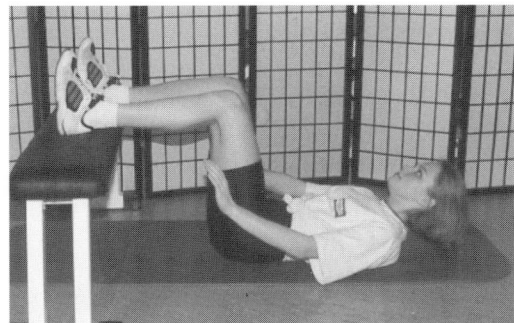

*Station 2*
*Unterlegen:*
*Konkave Hüfte und Schulter*

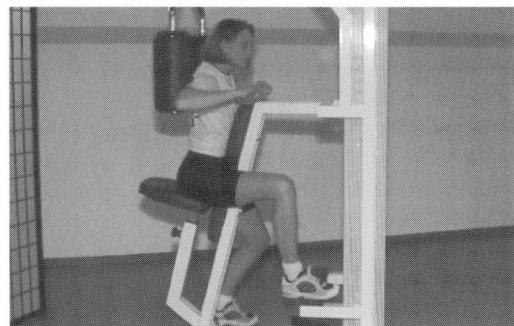

*Station 4*

# 14 Cool Down-Abwärmen nach Stretchingart

Aufwärmen, Abwärmen, Dehnen und Stretchen wurde in den ersten Kapiteln besprochen. Die wichtigsten Merkmale sind beim Abwärmen kein übermäßiges Dauerdehnen, sowie keine Anspann-Entspann-Methode (AED) zu benützen. Wird dieses allgemeine Stretchingprogramm für die wichtigsten großen Muskelgruppen als reines Dehnprogramm zwischendurch benützt, dann kann nach der AED-Methode vorgegangen werden, da man hier den Dehnungsrückstand miteinbezieht. Beim Dehnen in der Abwärmphase genügt ein angenehmes Dehnungsgefühl, wobei man sich nachher locker fühlen muß.

Dieses allgemeine Stretchingprogramm ist folgendermaßen aufgebaut: (Hier werden alle Muskelgruppen auch die der Haltungsfehler berücksichtigt, primäre wie auch sekundäre – nur nicht differenziert).

1. Dehnen sämtlicher großer Muskelgruppen im Stand
2. Ausgangsstellungen in der Seitgrätsche und Schrittstellung (u. a. Kniestand)
3. Sitzstellung
4. Rücken- und Bauchlage
5. Von der Bauchlage geht es wieder in den Stand und schließt den „Kreis".

Dies kann alles auf einer Gymnastikmatte gemacht werden. Eine freie Wand für manche Übungen zum Stützen genügt. **Es wird bei den Fotos nur immer eine Seite gezeigt, einmal wie angespannt werden muß sowie die Dehnstellung.** Selbstverständlich berücksichtigt der Übende immer beide Seiten oder Muskelgruppen!

## 1  Der Trapezmuskel (oberer Anteil) a = Kontraktionsstellung, b = Dehnstellung

a                                    b

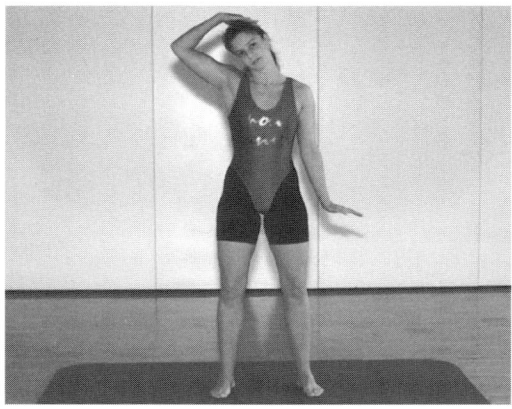

*Ausführung:*
*Kopf gegen fixierten Arm drücken, Gegenarm nach unten fixieren – passiv. Bei der Dehnung Kopf auf die Gegenseite und Gegenarm aktiv bodenwärts bewegen. Nicht am HWS-Bereich die Hauptdehnung vollziehen wegen Verletzungsgefahr.*
*Bei allen fortführenden Übungen gilt: 10 sec Anspannen – 2 sec Lockerlassen – 10 sec Dehnen.*

## 2 Die hintere Nackenpartie

a                                        b

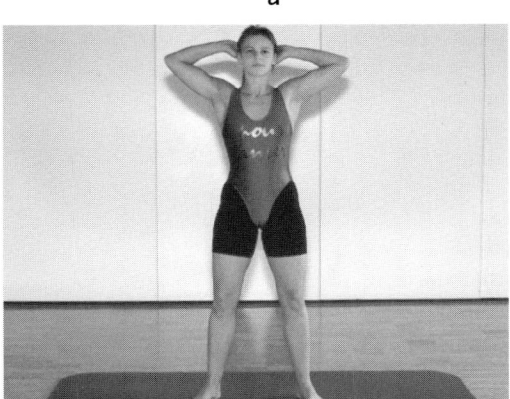 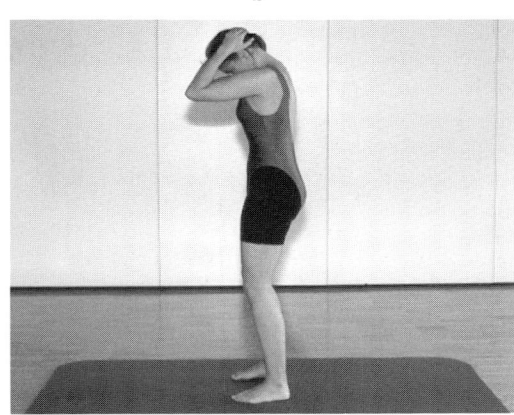

*Ausführung:*
*Handflächen ans Hinterhaupt drücken, Kopf gerade halten und dagegenhalten. Dann Ellenbogen nach vorne bringen und durch die Eigenschwere der Arme den Kopf nach vorne bringen, nicht die BWS. Kinn kann leicht das Brustbein berühren.*

## 3 Die seitliche Schulterpartie, M. coracobrachialis tiefliegend

a                                        b

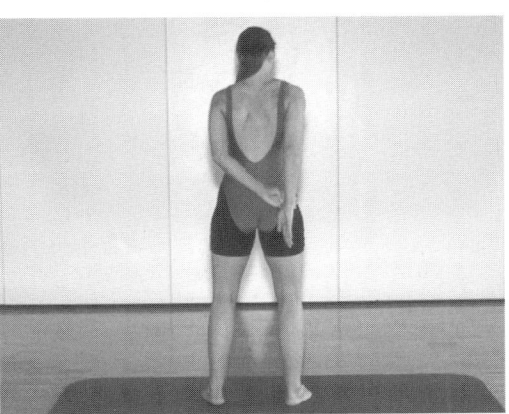 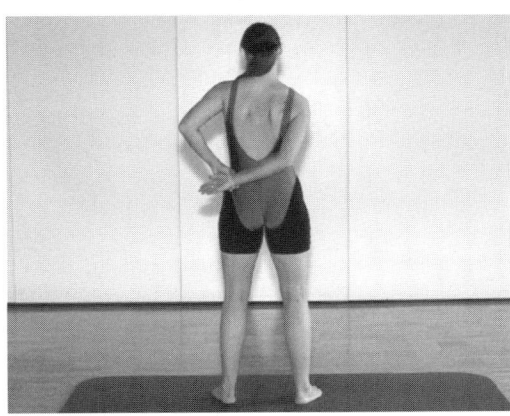

*Ausführung:*
*Arme strecken und mit Gegenarm am Handgelenk halten, in Pfeilrichtung anspannen. Die Dehnung erfolgt durch Ziehen auf die Gegenseite am Handgelenk. Oberkörper bleibt gerade.*

## 4  Der Brustmuskel

a

b

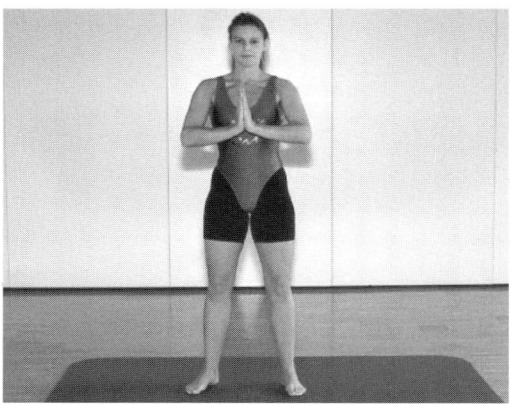
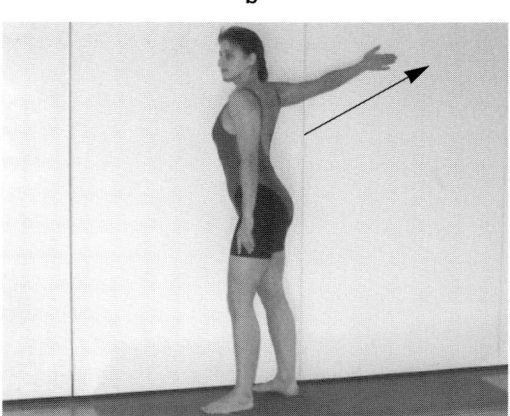

*Ausführung:*
*Handballen drücken bei leicht nach unten genommenen Ellenbogen gegeneinander: Dehnung an der Wand, wobei Fingerspitzen in Pfeilrichtung zeigen und der Oberkörper nach vorne gedreht wird. Nach der ersten Dehnung beim Wechseln noch mal kurz anspannen (Langer Arm oder angewinkelter Arm beim Drehen).*

## 5  Der Oberarmbizeps

a

b

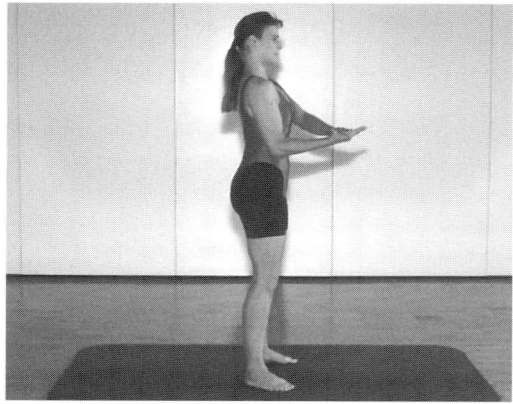
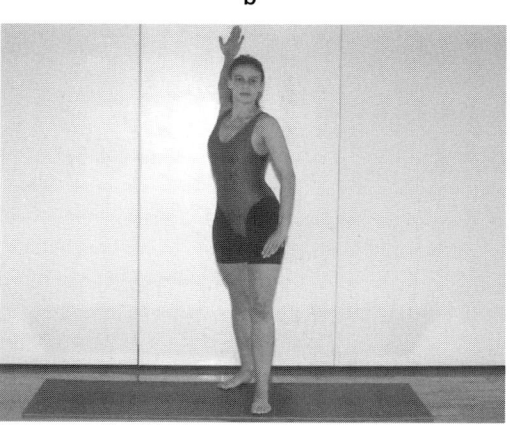

*Ausführung:*
*In gebeugter Stellung Handfläche in Handfläche drücken. Dehnung an der Wand, wobei Finger nach oben zeigen und der Oberkörper nach vorne gedreht wird.*

## 6  Der Oberarmtrizeps

a                                                                 b

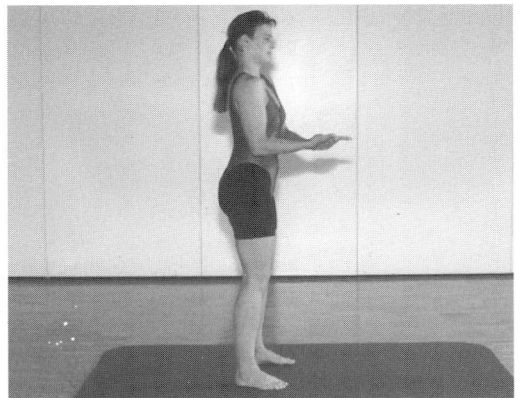
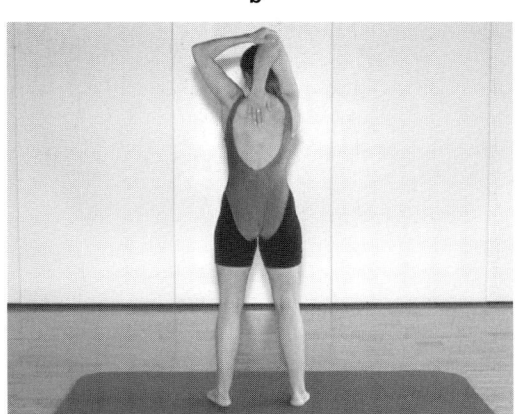

*Ausführung:*
*Handrücken drückt in Handfläche. Arm nach oben bringen, wobei Gegenarm diesen am Ellenbogen soweit wie möglich rüberzieht. Oberkörper bleibt gerade.*

## 7  Die vorderen Oberschenkelmuskeln

a                                                                 b

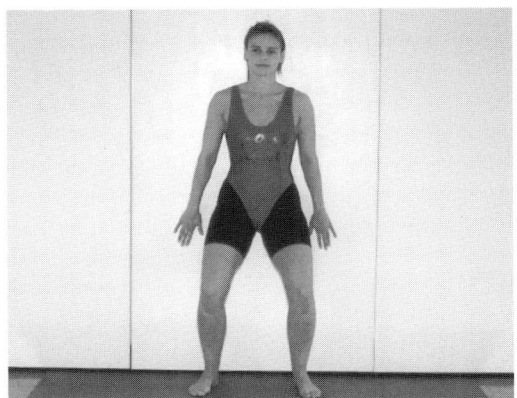
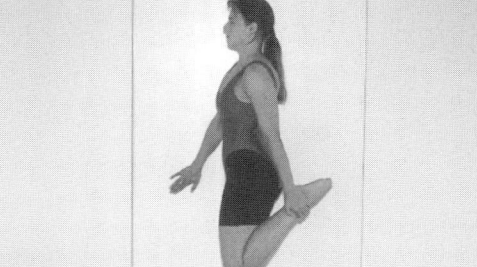

*Ausführung:*
*An die Wand lehnen und 90 Grad beugen. Dann Ferse zum Gesäß bringen, Knie sollen in etwa parallel stehen, so daß Oberkörper gerade bleibt – keine Hohlkreuzstellung. Wenn nun das andere Bein gedehnt wird, vorher nochmal durch Verlagerung auf dieses Bein kontrahieren.*

## 8 Die Waden

a                                          b

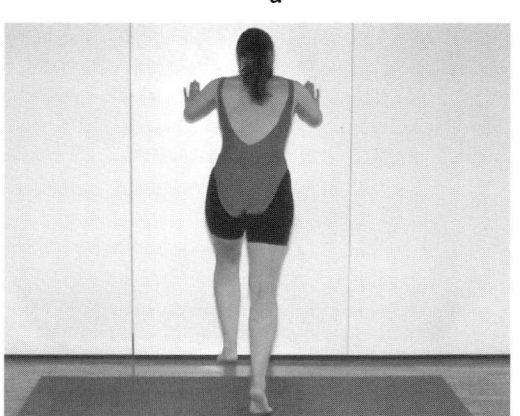
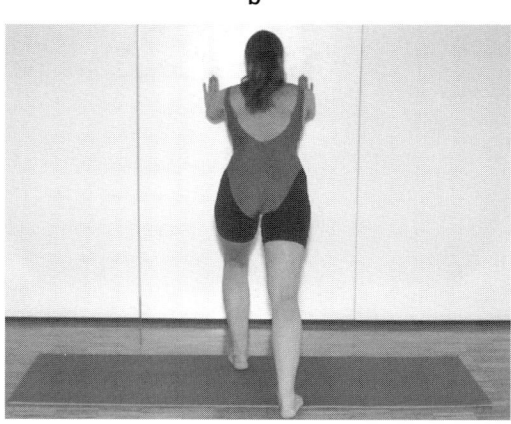

*Ausführung:*
*Stützen an der Wand, Ferse abheben und Gegenbein anwinkeln, so daß Kontraktion durch Eigenge-*
*wicht verstärkt wird. Dehnung durch Abstellen der Ferse und Vorschieben des Beckens.*

## 9 Die Adduktoren

a                                          b

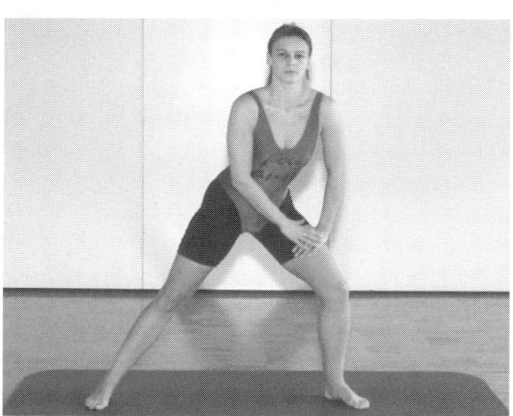
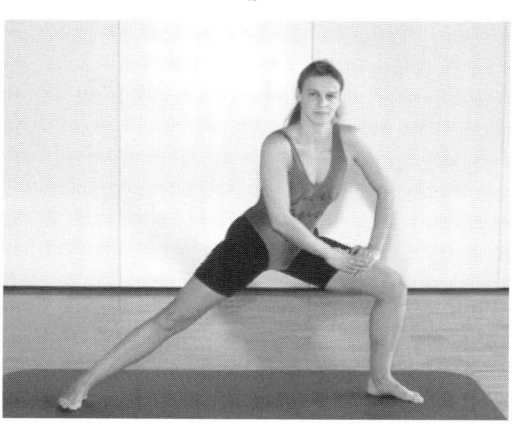

*Ausführung:*
*Leichte Seitgrätsche und gestrecktes Bein in die Matte drücken. Dehnung durch Absenken des Stütz-*
*beines und Abstellen des Fußes auf der Matte am Bein, das gedehnt wird.*
*Anmerkung: Im Schneidersitz können die kurzen Anteile der Adduktoren gedehnt werden.*

## 10  Der Hüftbeuger – M. Iliopsoas
### a
### b

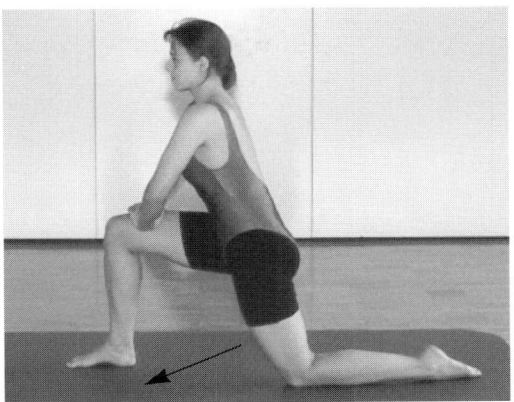
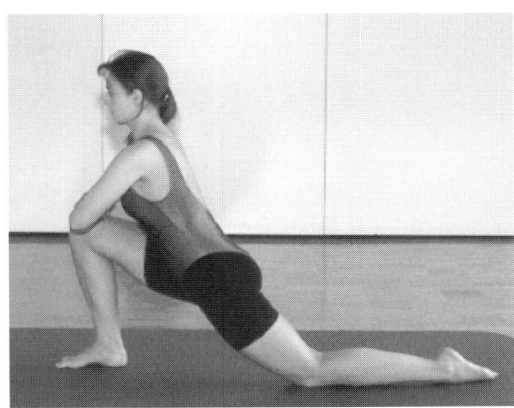

*Ausführung:*
*Abknien und das Becken leicht nach vorne schieben, leichtes Ziehen in der Leiste spürbar. Nun in Pfeilrichtung Knie in die Matte drücken, die Dehnung erfolgt dann durch das nach Vorne schieben des Beckens und des Abstellbeines wenn nötig. Ziehen in der Leistengegend ist deutlich vermehrt spürbar. Bei Kniebeschwerden nur minimal vorspannen. Kein Hohlrücken, kann vermieden werden, wenn man sich auf das angewinkelte Bein mit beiden Armen abstützt!*
*Anmerkung: Effektiv gedehnt wird der H. wenn das Becken (LWS Bereich) Kyphotisch gehalten wird.*

## 11  Das Gesäß sowie der Tractus Iliotibialis (Gesäßanteile werden nur beansprucht)
### a
### b

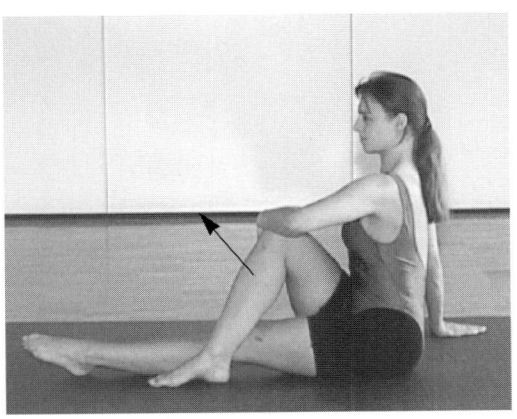
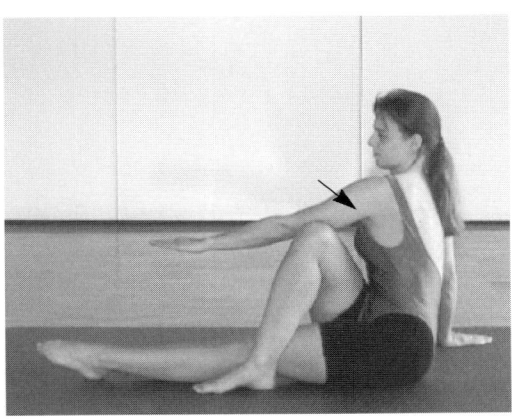

*Ausführung:*
*Oberkörper abstützen, gleichseitiges Bein über das gestreckte stellen. Gegenarm am angewinkelten Kniegelenk fixieren und dieses leicht in Vordehnung bringen – nun in Pfeilrichtung drücken und Hand dagegen. Dehnung erfolgt durch Heranziehen des Knies zum Körper. (b) Spürbar bis zum Hüftkopf.*

## 12  Die hintere Oberschenkelmuskulatur

a                                                                               b

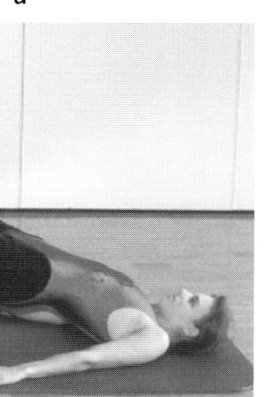
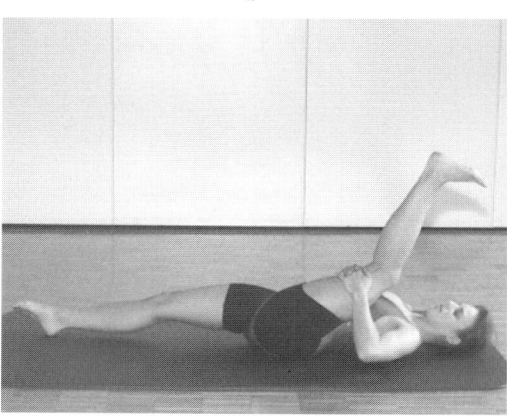

*Ausführung:*
*Hüfte anheben – kein Hohlkreuz machen – Fußspitzen kniewärts ziehen und Ferse in die Matte drücken – man spürt deutlich die hintere Seite. Bei der gesamten Anspannung Bauch und Gesäß nicht vergessen, sie unterstützen die Haltung. Dann Hüfte absenken und Bein unter der Kniekehle zur Brust ziehen und dann den Unterschenkel strecken sowie Fußspitzen kniewärts ziehen.*
*Anmerkung: Andere Dehnstellungen möglich, siehe Kapitel Rückenschule.*

## 13  Die Rückenmuskeln, spez. Latissimus Ansatzbereich und gesamte Rückenseite

a                                                                               b

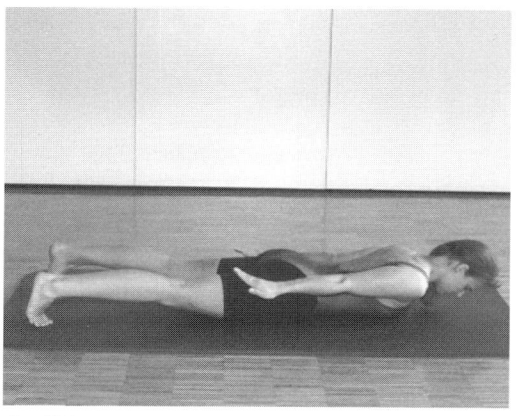
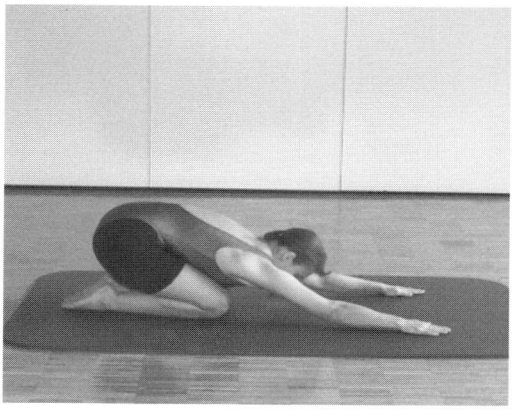

*Ausführung:*
*Bauchlage, Handrücken zeigt zur Decke, Schulterblätter werden nun zur WS gebracht und Muskel angespannt. Nun Fußspitzen abstellen, Gesäß anspannen und Knie durchdrücken. Bei LWS-Beschwerden in dieser Spannungslage wurde meistens vergessen, den Übergang LWS-Kreuzbein – nämlich die Gesäßmuskeln anzuspannen.*
*Dehnen durch das Absetzen des Gesäßes auf den Unterschenkeln bei gleichzeitiger maximaler Armstreckung in Vorlage. Kopf und mittlere Schulterpartie in Richtung Matte nehmen.*

## 14  Die Rückenmuskeln mit Übergang spez. des LWS-Gesäßbereiches – Latissimus Ursprungbereich

a                                                                                          b

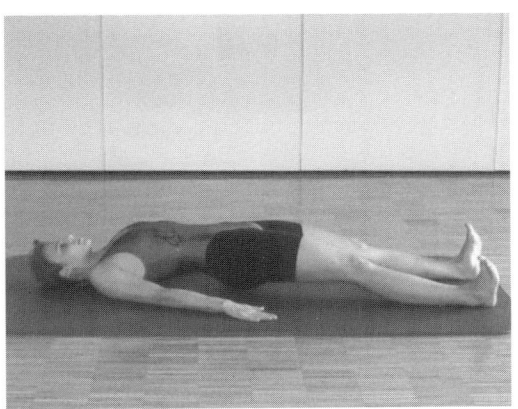 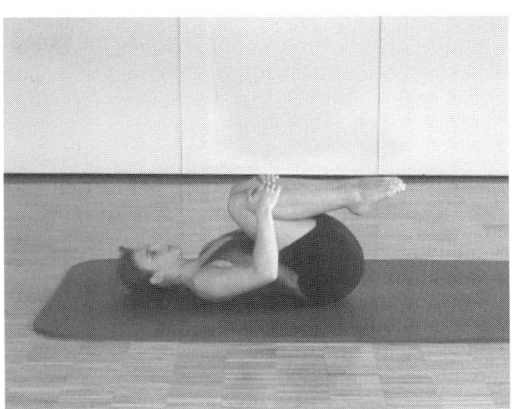

*Ausführung:*
*Stützen auf oberer Schulterpartie und Ferse in die Matte drücken. Gesäß- und Bauchmuskulatur an-*
*spannen und Gegendruck mit den gestreckten Armen ausführen. Nun Hüfte etwas anheben, so daß*
*das Gesäß etwas von der Unterlage abhebt.*
*Dehnen durch Heranziehen der Knie zur Brust, Hände umfassen beide Kniegelenke und der Kopf*
*bleibt auf der Matte liegen.*
*Anmerkung: Wenn man das linke Knie mit dem rechten Arm zur rechten Schulterseite bewegt, (und*
*umgekehrt rechtes Knie mit linkem Arm) so wird das ISG-Gelenk im Hüftbereich mobilisiert. Dieser*
*Bereich bereitet des öfteren Probleme durch langes Sitzen usw.!*

# 15 Ganganalyse + Haltungsfehler (Übertragung)

Eine Ganganalyse wird angewandt bei muskulären Dysbalancen. Man erkennt dann den Fehler entweder im Bereich der Fußheber oder der Übertragung durch Fehlstellung der Knie bzw. des gesamten Haltungsbildes. Haltungsfehler beeinträchtigen den natürlichen Gang. Nach DANIELS und WORTHINGHAM haben wir folgende Unterteilung (Abb. 43):

1. Schrittphase I, die initiale Phase
2. Schrittphase II, die mittlere Abdruckphase
3. Schrittphase III, die terminale Ablösphase
4. Schrittphase IV, der Durchschwung

Kriterien:

Zu I:   Das Becken ist leicht nach vorn gekippt. Das Knie ist gestreckt. Die Sohle des Vorfußes ist zu sehen.

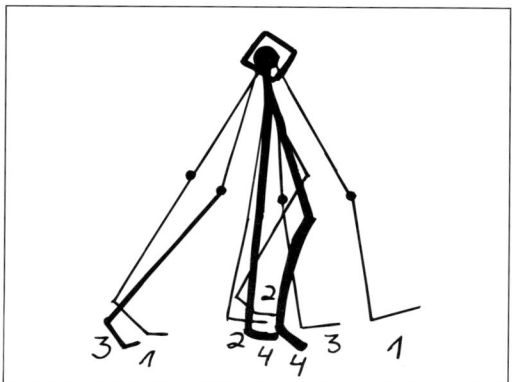

*Abb. 43: Zusammengefaßte Phasen der unteren Extremität (Modifiziert nach DANIELS und WORTHINGHAM).*
*1. Der Kopf ist senkrecht*
*2. Schultern sind auf gleicher Höhe*
*3. Der Rumpf ist senkrecht*
*4. Armschwingen wechselseitig mit gleichem Ausschlag*
*5. Die Schritte sind gleich lang und stimmen zeitlich überein*
*Das Gangbild soll also harmonisch und locker aussehen. Störungen wie Schmerz oder Unbehagen sowie Muskeldysbalancen und eingeschränkte Gelenkbeweglichkeit lassen die Bewegung unkoordiniert aussehen. Auch der Gang spiegelt das innere Gleichgewicht.*

Zu II:   Das Becken macht eine leichte Kippung nach vorn und ist auf einer Seite leicht nach unten gekippt. Ein Bein ist in leichter Beugung und leicht außenrotiert.

Zu III:   Das Becken ist nach vorn gekippt und ein Bein ist in der Hüfte leicht nach außen rotiert. Das Knie ist leicht gebeugt. Von der Sohle ist die Ferse zu sehen, sowie der Mittelfuß. Der Vorfuß hat Bodenkontakt.

Zu IV   Das Becken ist sehr wenig nach vorn gekippt. Hüfte und Knie sind gebeugt. Das Bein ist in der Hüfte leicht innenrotiert. Der Fußaußenrand ist leicht nach oben gezogen und steht rechtwinklig zum Unterschenkel.

Abweichungen der Kriterien eines gesunden Ganges bewirken Beschwerden. Beispiel Totalrundrücken:

Phase I:   Ist das Becken enorm nach hinten gekippt wie beim Totalrundrücken der Fall, kann der Schritt nicht mehr schwungvoll ausgenützt werden. Die federnde Abfangwirkung durch die Muskulatur wird unterdrückt, der Schritt ist zu kurz und dadurch schneller. Die Belastung der Gelenke erhöht sich.

Phase II:   Die Beugung im Bein verringert sich zuungunsten der Phase III, hier kann dann der Fuß nicht richtig abrollen. Man tritt zu „platt" auf, weil die Abdruckphase zu kurz geraten ist.

Phase IV:   Fehlende Hüftbeugung führt zu Ausweichbewegungen und unsauberem Gang. Durch den fehlenden kompletten Durchschwung mangelt es dann in der Phase I beim sauberen Abstützen.

Umgekehrt können Störungen übertragen auf die Wirbelsäule von Fußschwächen oder Deformitäten entstehen, es kommt immer zu höheren Kraft-Last-Übertragungen auf die Gelenke durch mangelndes Einsetzen der Muskulatur. Welcher Muskel schwach ist, ergibt eine Videoanalyse unter Berücksichtigung des Gangbildes. Entscheidend ist eine Analyse beim sportlichen Laufen, hier

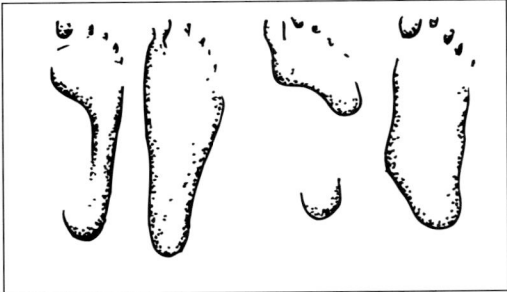 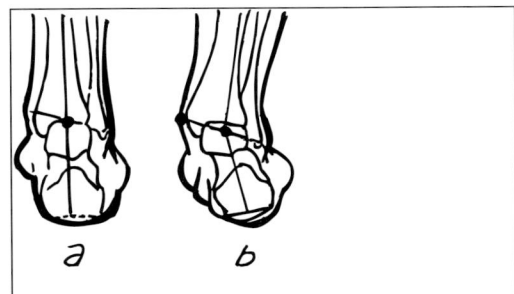

*Abb. 44: Die Fußdeformitäten (RUSCH, WEINECK, 62, 63, nach LEONHARDT, PLATZER 1975).*

treten oft das mehrfache des Körpergewichts auf. Schmerzen in den Kniegelenken können oft durch schwache Fußmuskeln ausgelöst werden, dazu kommt noch der falsche Schuh. Eine Gang-Laufanalyse ist deshalb immer als Prävention zu betrachten! Einige Sportgeschäfte führen dies durch.

Fußdeformitäten, Fußschwächen können angeboren oder erworben sein. Das Verhältnis beträgt 1:10 (RUSCH, WEINECK – Sportförderunterricht S. 60). Schuluntersuchungen ergaben, daß ca. 80% der Fälle Fußschwächen sind. Untersuchungen der Kinder-Fußmeßtage von 1987 ergaben, daß nur 40% der Schuhe auf den jeweiligen Fuß abgestimmt waren und paßten (RUSCH). Weitere

Ursachen von Fußschwächen sind Übergewicht und abgetragenes Schuhwerk in der jeweiligen Sportart. Eine Laufanalyse per Video ist im Sport bei Schwächen wichtig, da beim normalen Gehen andere Kräfte wirken und das Aufsetzen des Fußes ganz unterschiedlich ist! Beispiel: Der Arzt stellt bei einem Patienten O-Beine fest und verschreibt richtigerweise eine Fußaußenranderhöhung. Beim Dauerlauf vergrößert sich aber der Schmerz. Die Laufanalyse per Video ergab ein anderes Bild, die Person tritt verstärkt mit dem Außenrand auf und kommt durch die Erhöhung noch mehr in die O-Beinstellung. Die Person bräuchte also beim Dauerlauf andere Einlagen als beim Gehen!

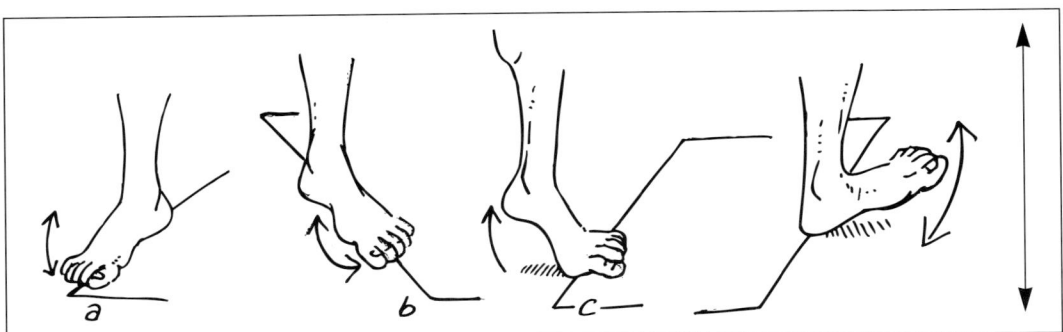

*Abb. 45: Die kleine Fußgymnastik zur Kräftigung tiefer Unterschenkelmuskeln (vgl. STEININGER, BUCHBAUER, S. 395–403).*

*Um die Fußmuskeln zu kräftigen, benötigt man eine Gymnastikmatte oder ein 2 cm hohes Brett. Zu a: Großzehe und Fersenmitte auf den Mattenrand stellen, Fußaußenrand hängt frei. Kleinzehe und Außenrand abheben und mit anderem Bein leicht das Gleichgewicht halten, Außenrand heben und senken. Zu b: Dasselbe wie a, nur mit dem Innenrand/Außenrand steht auf der Matte. Zu c: Fersen heben und dabei die Zehen in die Matte krallen, sonst trainiert man nur die Wadenmuskulatur. Zu d: Ferse auf Matte und Ballen anheben. Kombinieren kann man das ganze durch Laufverbindungen, a und b eine Längenseite und c und d eine Breitseite.*

# 16  Gesundheitsprogramm und Ziel-Optimal und Minimal

Eine sportliche Aktivität ist für das HKS* (Herz-Kreislauf-System) am gesündesten, dies gilt als gesichertes Kriterium. Unterscheiden in bezug auf das HKS tun sich die einzelnen Sportarten und ihre Trainingsform, die Beeinflussung ist unterschiedlich verschieden. Eine wichtige Funktion zur Gesunderhaltung des Herzens kommt der allgemeinen Ausdauer zu. Durch ein Ausdauertraining ist es möglich, das Herz zu vergrößern und somit eine größere Pumpleistung zu bekommen. Gegenüber dem durchschnittlich großen Herzen, kann ein Sportherz max. 500 g wiegen (normal 300 g), dies ist keineswegs krankhaft. Es ist heute wissenschaftlich gesichert, daß es sich bei dem Sportherz um ein leistungsangepaßtes Herz handelt, welches in vielerlei Hinsicht dem normalen Herzen überlegen ist und seinem Träger unter normalen Bedingungen keine Gefahr bedeutet (HOLLMANN, HETTINGER, Sportmedizin S. 462). Bei einer pathologischen Hypertrophie würde das Herz 24 Std. täglich belastet, dies ist selbst im Hochleistungstraining nicht möglich (E. GRUNDMANN, allg. Pathologie, S. 161). Hieraus läßt sich erkennen, daß ein Sportherz ökonomischer arbeitet. Wichtig für den Leistungssportler ist es, die hohe Trainingsleistung zu verringern und abzutrainieren, wenn er mit dem Hochleistungssport aufhört (Gefahr von Herz-Kreislaufschädigungen durch mangelnde Durchblutung von entfernten Herzkranzgefäßen). Hochleistungssport bringt demnach für die Gesundheit nicht das Optimum. Bei Leistungssportlern in Kraftsportarten ist eine Herzvergrößerung nicht vorhanden, sondern nur eine Herzmuskelvergrößerung. Eine vegetative Herzvergrößerung liegt nicht vor (ROST u. Mitarb. unpubl., aus HOLLMANN, HETTINGER, Sportmed., S. 470). Um beim Kraftsportler und Freizeitkraftsportler eine ökonomischere Herz-Kreislauffunktion zu erreichen, ist es ratsam, die allgemeine Ausdauer gegenüber der lokalen Ausdauer mitzutrainieren (Laufen, Schwimmen, Radfahren – Puls 180 minus Lebensalter).

Hinsichtlich des Bewegungsmangels im Gegensatz des Leistungstrainings ergibt sich die Frage für den Freizeitsportler: Was ist das Minimum bzw. Optimum an Aktivität?
Feststeht, daß Personen mit sitzender Tätigkeit einer 3mal häufigeren Herzinfarktgefahr ausgesetzt sind als körperlich Arbeitende. Brunner hat dies schon 1962 an 8500 Kibbuz-Bewohnern in einem Zeitraum von 10 Jahren feststellen können. (HOLLMANN, ROST, DUFAUX, LIESEN, Prävention und Rehabilitation von HKS-Krankheiten ..., S. 53.)

## Auswirkungen von sportlichem Training auf das HKS – Optimum, Minimum –

Die Auswirkungen von Training hinsichtlich des HKS ergeben sich durch die Anpassung, d. h. durch Ökonomisierung des Körpers. Es stellt sich nun die Frage für die Prävention hinsichtlich der Belastung auf Gelenken, Sehnen und Bändern für die allgemeine Ausdauer, Schwimmen oder Laufen (Spiele + Technik etc.). Da der Muskelmantel Sehnen, Bänder und somit Gelenke schützt, würde ein Muskeltraining im Vordergrund stehen! Da es aber überwiegend eine lokale (weniger $\frac{2}{3}$ der eingesetzten Muskulatur) Trainingsform ist, und sich nicht auf die Verbesserung der allgemeinen (mehr als $\frac{2}{3}$ ...) HKS-Tätigkeit auswirkt, gelten Laufen, Schwimmen und Radfahren als Grundlage der aeroben Ausdauer.

### Vergleich von Laufen und Schwimmen

Durch die Veranstaltungen des Massensports Marathon hat sich im Laufe der Jahre das Jogging beliebt gemacht. J. F. FIXX hat das komplette Buch vom Laufen, so der Titel, einem breiten Publikum schmackhaft gemacht. Hinsichtlich des Bewegungstrainings des HKS gilt der Mediziner Dr. Cooper als „Urvater" des sog. Coopertests, welcher auch in den Schulen seine Beachtung fand. Der Haltung des einzelnen hat sich die Orthopädie und das verbesserte Schuhsystem samt Tests angenommen, so daß man seine Laufhaltung über Funktions- und Biomechanikanalysen testen lassen kann. Vor-

---

* HKS = Herz-Kreislauf-System

teile des Laufens ergeben sich durch die gesamte beanspruchte Muskulatur (plus Herz) und des koordinativen Zusammenspiels von Armen und Beinen. Nachteilig ist die hohe Belastung bei schlechtem Laufstil (Haltung) und Schuhwerk auf die Gelenke. Dies gilt besonders bei Vorschäden und übergewichtigen Anfängern, sie sollten lieber das Kraul-Rückenkraulschwimmen erlernen und vorziehen, sowie Abnehmen. Für das HKS gilt es nun für die allgemeine Ausdauer ein **Optimum bzw. ein Minimum** an Training zusammenzustellen. Ein sehr wichtiger Faktor hierbei für die allgemeine Ausdauer auf das HKS ist die Sauerstoffaufnahme (VO$_2$). Darunter versteht man das Maß der Sauerstoffzufuhr(Atmung)-Transport(HKS) und Sauerstoffverwertung in der Muskelzelle. Dieser Faktor wird aber erst bei Leistungssportlern des Marathonlaufs zugunsten der anaeroben Schwelle in den Hintergrund gedrängt (F. Zintl, Ausdauertr. S. 94). Für den Anfänger und auch fortgeschrittenen Sportler ist die VO$_2$ ein wichtiger Pluspunkt, da er bei Training, in Ruhe das Herzminutenvolumen senkt. Die Sauerstoffkapazität des Blutes vergrößert sich und die Lungenventilation wird günstig beeinflußt. Der Kraftsportler kann sich bei minimalem Ausdauertraining besser erholen.

## Das Optimum:
### Minimum an Ausdauer für das HKS
### Das Laufen

Für die Gesundheit hat der Freizeitsportler durch Aktivität schon viel geleistet. Da er aber nach keinem „Trainingsplan" arbeitete (meistens!) hat er oft zu viel getan und ist damit verletzungsanfällig geworden, war entweder über- bzw. untertrainiert. Für Erwachsene gilt als erwiesen, daß ein wirksames Ausdauertraining zu morphologischen und funktionellen Anpassungen zahlreicher Organsysteme führt, die erhöhte Belastbarkeit und Streßtoleranz garantieren (WELSCH u. Mitarb., aus K. JUNG, sportliches Langlaufen, S. 87). Für das Gesundheits-Optimalprogramm gelten folgende Idealnormen, hinsichtlich der Gesundheitsstabilität und allgemeiner Fitneß. (Aus F. ZINTL, Ausdauertraining, S. 120.)

Belastungskomponenten:
1. Bruttobelastungszeit/Woche: 3 Std. (2–4 Std.) = ca. 35–40 km Laufen mit einer Geschwindigkeit von 12 km/Std.
2. Belastungsintensität: 70–80% der HKS-Leistung (HOLLMANN 1980, NEUMANN 1984).
3. Belastungsdauer (kontinuierlich): Minimum 30–35 Minuten, Maximum 60–70 Minuten.
4. Trainingshäufigkeit: 6($\times$30) bis 3($\times$60) Minuten.
5. Trainingsimpulsfrequenz (Herzfrequenz) nach SMITH/ISRAEL 1983). (HF/min = 170–½ LA (in Jahren ± 10 min)

Bis zum 60. Lebensjahr (LA) gilt 170 Pulsschläge minus ½ Lebensjahre und 10 Minuten Toleranz des Trainingszustandes. Bsp. Alter 30 = HF 155 max. Eine Herzvergrößerung (bei 70% Intensität) entspricht also einer Trainingspulsfrequenz von 150/Min. Dies ist wissenschaftlich erwiesen (70% HKS-Leistung = Herzvergrößerung Anm. d. Verf.).

### Das Gesundheits-Minimalprogramm

1. Bruttobelastungszeit/Woche: 60 Minuten = ca. 9–12 km Laufen oder 25 km radfahren.
2. Belastungsintensität: 50% der HKS-Leistung (VO$_2$max.), dies entspricht einer HF von ca. 130 oder HF–LA=160 minus Lebensalter in Jahren.
3. Belastungsdauer (kontinuierlich): Minimum 10–12 Minuten, Maximum 30 Minuten.
4. Trainingshäufigkeit: 5($\times$12) bis 2($\times$30) Minuten/Woche.

Die Herzfrequenz von 130 gewährleistet nicht dauernd in den anaeroben (Sauerstoffschuld eingehen) Bereich zu kommen und das Training abzubrechen. Man kann sehen, daß das Optimalprogramm ein Verschieben der anaeroben Schwelle gewährleistet, d. h. der Trainierende kann schneller laufen, ohne das Training abbrechen zu müssen und das Herz vergrößert sich minimal in Richtung Sportherz. Beim Minimalprogramm ist dies nicht der Fall. Ein Abbrechen des Laufens bei Anfängern liegt im mangelnden Pulsmessen der HF/Min. Bsp. 10 sec HF messen, mal 6 multiplizieren. Angestrebt werden sollte, nachdem mit Gehen und Laufen ein Aufbauprogramm gestartet wurde, eine Laufleistung von 2$\times$30 Min. Damit wirkt sich die Verbesserung des HKS günstiger aus als bei 5 × 12 Min., da die Trainingswirkung und verbesserte Stoffwechseltätigkeit und die Koordination gefördert wird. Außerdem wird das Durchhaltevermögen geschult, eine wichtige psychische Komponente, welche für das Optimalprogramm (falls angestrebt) gebraucht wird. Bei einer Pulsfrequenz von 130 tritt trotz täglichen 30 Min. Laufens keine Herzvergrößerung ein, aber eine deutliche Senkung der Ruhefrequenz und damit ein Trainingseffekt (HOLLMANN, HETTINGER). Das wichtigste für das Abnehmen ist, daß bei einer Pulsfrequenz von 130 Enzyme für den Fettstoffwechsel (damit Abbau v. Fettreserven) ausgestoßen werden, es muß also rein aerob mindestens 20 Minuten gelaufen werden, wenn dies erreicht werden soll. Bei Frequenzen von 160 und mehr verbraucht man überwiegend Glykulise und diese sind beim Anfänger rar, deshalb der schnelle Abbruch der Laufarbeit. Die Anpassungsveränderungen durch Ausdauertraining begünstigen den Fettstoffwechsel, schützt gegen Arteriosklerose durch Zunahme des HDL-Cholesterins und Senkung des LDL-Cholesterins. Weiterhin kommt es zur herabgesetzten Thrombusbildung im Blut, wobei das Infarktrisiko verringert wird (ZINTL, nach Angaben von REINDELL, BERG, HERMANN et al., ROST, HOLLMANN).

## Vergleich des Coopertests mit den obigen Angaben

Der Coopertest basiert auf einer 12minütigen Laufleistung und der zurückgelegten Laufstrecke unter Messung der Sauerstoffaufnahme. Ein „Vorteil" dieser Methode beruht auf das tägliche Ablaufen einer Strecke, welche man dann in Fitneß-Grade einteilen kann. Man sieht dann, ob eine Steigerung und damit ein Trai-

ningseffekt vorhanden ist. Nachteile ergeben sich durch eine nicht angegebene Pulsfrequenz und das zu berücksichtigende Alter, die Strecke selber ist für ein Ausdauertraining zu kurz. Weil die Strecke relativ kurz ist, läuft der Anfänger Gefahr, durch dauernde Steigerung der Geschwindigkeit im anaeroben Bereich zu laufen, der aerobe aber trainiert werden sollte. Die ersten 4 Minuten braucht man außerdem für eine Regulierung und Frequentierung einer konstanten Pulsfrequenz, es bleiben also noch ca. 8 Minuten für den restlichen Lauf (12 Min. für 2,8 km). Da der Untrainierte nur einen geringen Anteil einer anaeroben Kapazität besitzt, bewegt er sich im Bereich der anaeroben Schwelle (= 4-5 ml Laktat im Blut = Sauerstoffschuld, n. ZINTL). Trainierte hingegen können im anaeroben Bereich laufen, da die Grundlage der aeroben Kapazität viel größer ist. Das heißt sie können lange laufen und noch lange spurten. Zu berücksichtigen ist, daß eine Erhöhung der Gelenkflüssigkeit (Temperatur) um 2-3 Grad erst bei ca. ½ Std. Dauerleistung vorhanden ist. Nach 10 Minuten kommt es aber bereits zu einer Dickenzunahme des Knorpels durch Laufen (s. Kap. Aufwärmen). Dieser Vergleich deutet auf eine konstante 30-Min.-Dauerleistungsmethode hin. Dies entspricht dem Minimalprogramm nach ZINTL. Der Coopertest soll also nur als Test verwendet werden, nicht als Trainingsprogramm!

## Das Schwimmen (Vergleich mit dem Laufen)

Eine der beliebtesten und gesunden Methoden das HKS zu verbessern ist das Schwimmen. Für die Haltungsschulung gilt hinsichtlich der Technik des Schwimmens das Kraul- und Rückenkraulschwimmen als die beste Möglich-

| Leistungsgruppe | Entfernung | Sauerstoffverbrauch in ml/kg/min |
|---|---|---|
| I = sehr schlecht | kleiner als 1,6 km | 28 oder weniger |
| II = schlecht | 1,6-2 km | 28,1-34 |
| III = mäßig | 2,4-2,8 km | 34,1-52 |
| IV = gut | 2,4-2,8 km | 42,5-52 |
| V = sehr gut | mehr als 2,8 km | 52,1 oder mehr |

*(aus: Cooper, S. 43, Bewegungstraining)*

keit. Das Brustschwimmen bei gut beherrschter Technik schadet den Kniegelenken durch das Ausdrehen der Unterschenkel in die Grätsche, sowie der Halswirbelsäule durch Überstrecken. Da diese Technik nicht so rhythmisch und koordinativ ist wie die Kraularten, fällt sie unter Berücksichtigung des Haltungsfehlers weg. Der Vorteil des Schwimmens liegt in der Entlastung der Gelenke durch Aufhebung der Schwerkraft, das Wasser sorgt für den Auftrieb.

**Gegenüber dem Laufen ergeben sich folgende Unterschiede in bezug auf das HKS:**

Der Körper liegt horizontal im Wasser, dadurch fällt der Blutdruck ab, weil keine so große Pumpleistung vom Herzen vom Bereich Bein–Oberkörper verlangt wird. Durch den Wasserdruck aber dürfte der Druck wieder ansteigen, da der hydrostatische Druck des Wassers ausgeglichen werden muß (Vorsicht bei Herzbeschwerden). Der Druck ist aber nicht so hoch wie im Stehen, da die horizontale Lage des Körpers dieses Handicap ausgleicht, durch die Kühlfunktion des Wassers. Es muß nicht so viel Blut durch die Haut fließen und dadurch kann mehr zur Muskelarbeit zur Verfügung stehen. Durch die horizontale Lage des Körpers kann das Blut leichter aus den Beinen zum rechten Herzen fließen, dort kommt es zu einem vermehrten Blutangebot und das Volumen vergrößert sich (K. JUNG). Durch die Volumenzunahme kann mehr Blut in die Peripherie gepumpt werden. Da das Wasser die Schwerkraft und damit das Eigengewicht reduziert, ermöglicht es eine schonende Arbeitsweise hinsichtlich der Gelenke. Dadurch ist es möglich, viel länger zu Schwimmen als zu Laufen. Beim Kraulen stellen die Beine eine Stütz- und Gleichgewichtsfunktion dar, zu 80% wird der Oberkörper beansprucht. Für die Beinmuskulatur ist deshalb muskulär der Trainingsgewinn gering. Da beim Laufen die Beinmuskulatur größere Energie verbraucht als Arme und Schultern durch den Volumenunterschied und der Beanspruchung, fällt dies im Wasser weg, weil die Arme den Hauptantrieb zusammen mit dem Rücken und der Brustmuskulatur geben. Lactatmessungen in der Sportwissenschaft haben dies ergeben, der lokale Anteil der Übersäuerung war in der beanspruchten Muskulatur am größten.

Der Vorteil der Wasserlage ergibt sich in bezug auf die Bestleistung. Es kann mit vergleichsweiser 80%iger Maximalleistung geschwommen werden, im Vergleich zum Laufen.

Bsp.: (Stand 97/98) 100-m-Weltrekord im Schwimmen liegt bei ca. 48 sec, der 1500-m-Weltrekord ist bei weniger als 14:50. Die Durchschnittszeit von 59,0 sec entspricht ca. 80% des Maximums. Der 100-m-Laufweltrekord liegt bei 9,84 sec, im Vergleich von der Zeitlänge zum Schwimmen (1500 m) die 5000-m-Laufstrecke von 12:39,7 min. Die 100-m-Durchschnittszeit von 15,3 sec entspricht einer 60%igen Maximumleistung. Im Schwimmen galten die Zeiten der Kraulstrecke (Freistil)!

Der Vorteil des Kraulschwimmens ist, daß eine höhere Geschwindigkeit erzielt wird und der Kopf ziemlich flach im Wasser liegt. Dadurch kommt der Atemtätigkeit und der Trainingswirkung eine größere Bedeutung zu als dem Brustschwimmen. Eine erhöhte Beweglichkeit der Schulter durch den Kraularmzug ist günstig bei den Haltungsfehlern. Beim Rückenkraul wird z. B. bei Bandscheibenpatienten in der konservativen Phase durch Stabilisieren des Beckens der unteren Rückenmuskulatur die Lendenwirbelsäule gestärkt. Ein Rundrücken kommt dadurch zur Dehnung der verkürzten Brustmuskulatur und zur Lordose in der Lendenwirbelsäule. Methodischer Aufbau des Elementes Schwimmen in Verbindung mit Rehabilitativen Patienten haben sich als erfolgreich bewährt.

### Zusammenfassung
### (Vergleich mit Muskeltraining)

Wenn auf Hypertrophie trainiert wird, muß das Ausdauertraining in den Hintergrund treten – aber keinesfalls wegfallen. Muskelaufbautraining erlaubt eine Belastung in Verbindung mit dem Minimalprogramm. Das Optimalprogramm der „reinen" Ausdauer kann in Kombination eines Hypertrophietrainings keine muskelaufbauende Wirkung haben. Durch den zu großen allgemeinen Umfang wird ein Eiweißabbau und damit eine vermehrte katabole Phase provoziert. Die Belastung des allgem. Ausdauertrainings sollte also bis 30 Minuten maximal dauern bei einer Pulsfrequenz von 130/Min. (220-LA → davon 70%), um den Eiweißaufbau – die anabole Phase – nicht zu behindern. Der Muskel, welcher durch intensives Muskeltraining (Bodybuilding) bearbeitet wurde, braucht ca. 48 Std. zur Regeneration. Unterschiede ergeben sich in der Größe des Muskels, d. h. der Bizeps am Oberarm erholt sich relativ schnell im Gegensatz zum Rücken. Trainiert man auf den Schwerpunkt – Ausgleich des Haltungsfehlers – diesen 2× pro Woche, so kann jeweils 2×30 Minuten entweder Laufen oder Schwimmen bzw. radfahren auf dem Programm stehen. Dieser Zeitaufwand von 4 Trainingseinheiten pro Woche käme als **Kombination Muskeltraining–Ausdauertraining** in etwa an ein Optimalprogramm heran. Die Alternative Muskeltraining und allgemeines Ausdauertraining schließen sich keineswegs aus. Zwischen den 4 Einheiten sollte nach der jeweils zweiten ein Tag pausiert werden. Beim Schwimmen gilt die Beherrschung der Technik um ökonomisch zu Schwimmen. Als Alternative

für den Sommer eignet sich ein kleines Sprinttraining mit 50- bis 100-m-Sprints mit 80 (90)prozentiger Belastung, um die Beine zur Hypertrophie anzuregen. Im Sommer bringt dies Abwechslung. Es werden hier Wachstumshormone wie beim Muskeltraining ausgeschüttet und nebenbei das HKS sowie ein wenig Schnelligkeit geschult. Mit Ein- und Auslaufen wird im Gesamtumfang auch die aerobe Ausdauer verbessert. Man sollte sich den koordinativen Ablauf von einem Leichtathletiktrainer zeigen lassen, um Fehler im Laufen auszugleichen. Schnelligkeitstraining ist verletzungsanfällig bei ungenügendem und falschem Aufwärmen, außerdem kommt den Gelenken eine höhere Belastung zu. Ältere Anfängersportler müssen vorsichtig sein. Eine aerobe Grundlage vom Winter zum Sommer muß als Bedingung gelten. Das Spezifische gilt auch hier, man sollte es wissen.

# 17 Methoden des Muskeltrainings

## Belastungsstufen und konkretes Ziel

Um einen Erfolg bei einem Training gegen Widerstand zu haben, müssen Reize gesetzt werden. Diese Reize sind abhängig von der Intensität und Dauer. Als Richtlinie kann gesagt werden, geringe Reize mit einer Intensität von 30% der maximalen Anstrengung sind unterschwellig. Hier kann auf lange Sicht kein Trainingseffekt hinsichtlich eines Kraftzuwachses erzielt werden. Diese Reize dienen dann nur noch zum Aufwärmen der Muskulatur, um mit einem Training beginnen zu können. Bei einem Reiz von 50% der maximalen Anstrengung bei ca. 5–8 Serien und einer Wiederholungszahl von 20 und mehr kommt man in den Bereich eines lokalen Kraftausdauertrainings. Diese Reize werden nach SCHOLCH als „mittel" eingestuft. Im submaximalen Bereich von 80% der Maximalkraft kommt es dann zu einer Hypertrophie der Muskelfasern. Anhand der Trainingsmethoden im Bereich eines Muskeltrainings kann man ein konkretes Trainingsziel anstreben. Da dauernd gleiche Reize das Training monoton machen und der Muskel nicht mehr reagiert wie am Anfang eines Trainings, können verschiedene Methoden das Training abwechslungsreich machen. Da keine Methode für sich allein dasteht, sondern diese untereinander abhängig sind, hat man die Belastungsstufen unterteilt, um das jeweilige führende Ziel zu differenzieren (siehe S. 180).

Die Wiederholungsmethode I und II sowie die intensive Intervallmethode sind untereinander stark abhängig. Für die Maximalkraft ist die Schnellkraft mit als grundlegender Faktor anzusehen, da hier das Gewicht explosiv gedrückt werden muß. Als Grundlage für ein Maximalkrafttraining ist eine ausreichende Hypertrophie notwendig, um die nötige Masse dagenzusetzen. Die „reine" Wiederholungsmethode I ist kein Grundlagentraining, sondern „Produkt" des Vorangegangenen. Für den Anfänger sollte die Wiederholungsmethode I zunächst wegfallen, da keine ausreichende Stabilisation von Sehnen und Bändern gewährleistet ist. Die intensive Intervallmethode III sollte beim Anfänger noch in den Hintergrund treten, wegen der hohen Geschwindigkeit und der noch nicht gekonnten Koordination. Es gelten als Grundlage die extensive Intervallmethode V plus die extensive Intervallmethode VI. Das Bewegungstempo anfangs langsam, dann zügig. Nach einiger Zeit, wenn die Bewegung gekonnt wird und Sehnen und Bänder stabil sind, wird zur Wiederholungsmethode II übergegangen, zunächst bei 70% Belastung und 10 Wiederholungen.

Für Fortgeschrittene ist nach langer Trainingsphase die Intensität sowie die Wiederholungszahl an Hand von Gewichtsbelastungen bei 5er-Serien zu gestalten. Beispielsweise wird ein Gewicht gewählt, das gerade 5 Wh. zuläßt. Beim nächsten Satz muß dann Gewicht abgenommen werden, um die Wiederholungszahl zu erreichen. Dies wird bei 5 Serien gemacht, die Intensität ist sehr hoch angesetzt, aber man kann sich nochmals steigern. Da man hier sehr schnell übertrainiert ist, muß man gut in seinen Körper hineinhören. Um sich an die schwereren Belastungen psychisch zu gewöhnen, kann die Pyramidenmethode vorangegangen sein. Hier wird ein Gewicht gewählt, welches gut 6–8 Wh. zuläßt und dann bei jedem neuen Satz die Gewichtsbelastung um ca. 5% gesteigert, bis nur noch 2–3 Wh. gemacht werden können, danach geht man die Gewichtsstufen wieder zurück. Werden die Pausenzeiten subjektiv gewählt, läuft man Gefahr, dauernd zu früh einen Satz zu beginnen, so daß man den Gesamtumfang und die Belastung nicht durchhält, spez. bei Hypertrophie und Maximalkrafttraining. Deshalb sollten die Pausenzeiten anfangs gestoppt werden, dies hat auch den Vorteil, sein Trainingsprogramm zügig zu bewältigen. Bei einem Kraftausdauertraining sind die Pausen eh kürzer, hier kann man auch ein Zirkelprogramm mit jeweils zwei Muskelgruppen zusammenfassen. Wenn die Wiederholungszahl stark absinkt sollte das Gewicht reduziert werden, erfahrungsgemäß wird es meistens zu schwer gewählt.

*Tab. Belastungsgrößen im Krafttraining mit verschiedenen Trainingsmethoden (nach* LETZELTER/LET-
ZELTER *1986, S. 210)*

| Methode | Reiz-intensität | Wieder-holungen | Pause | Serien | Bewegungs-tempo | führendes Trainingsziel |
|---|---|---|---|---|---|---|
| Wiederholungs-methode I | 85–100% | 1–5 | 2–5 Min. | 3–5 | explosiv | dynamische Maximalkraft Explosivkraft) |
| Wiederholungs-methode II | 70–85% | 6–10 | 2–4 Min. | 3–5 | zügig/ langsam | Maximalkraft Hypertrophie |
| Intensive Intervallmethode III | 30–70% | 6–10 | 3–5 Min. | 5–6 | explosiv | Schnellkraft |
| Intensive Intervallmethode IV | 30–70% | 8–20 | 60–90 Sek. | 3–5 | zügig/ explosiv | Maximalkraftausdauer Schnellkraftausdauer |
| Extensive Intervallmethode V | 40–60% | 15–30 | 30–60 Sek. | 3–5 | zügig | allgemeine Kraftausdauer Belastbarkeit |
| Extensive | 20–40% | über 30 | 30–60 Sek. | 4–6 | zügig | Ausdauerkraft Belastbarkeit |

Insgesamt läßt sich zu den Wiederholungszahlen sagen, sie können nur dann zustandekommen, wenn man mit einer „Portion" Willens-
kraft dahintersteht. Erst dann ist die Intensität,
welche nötig ist, um optimale Reize zu setzen,
erreicht. Das Gewicht spielt nur eine sekundäre
Rolle, solange ein angestrebtes Ziel erreicht
wird. Es wird auf jeden Fall zugunsten einer
sauberen Ausführung reduziert. Wichtig ist das
Spüren der gerade belastenden Muskeln, das
Gewicht muß immer kontrolliert bewegt werden.

## Muskeltraining und Alter

Zu berücksichtigen bei jeder sportlichen Aktivität ist das Alter. Wenn im Kindesalter mit
einer Sportart wie Turnen begonnen wird, sollte der Arzt das Kind auf orthopädische und or-
ganische Fehler hin untersuchen. Dies ist bereits ein präventives Vorgehen um Sportschäden zu vermeiden. Das gleiche gilt bei längerer
Sportpause oder bei einem Anfänger, welcher
noch nie eine Sportart betrieben hat. Wird erst
ab dem 50. Lebensjahr oder noch später mit einem Training begonnen, muß man sehr dosiert,
kontrolliert und mit ärztlicher Nachsorge vorgehen. Diese Vorgehensweise soll keine „Ver-
weichlichung" darstellen, sondern eine dauernde Betätigung gewährleisten.

Ab dem 10. Lebensjahr kommt es zu einer jähr-
lichen Kraftzuwachsrate von etwa 5–6%. Beim
Mann wird das Maximum etwa mit dem 20. Lebensjahr erreicht und bleibt etwa über ein Jahr-
zehnt bestehen (HOLLMANN, HETTINGER). Danach
fällt der Kraftwert ab, so daß man etwa als
65jähriger nur noch eine rund 75%ige Leistung im Vergleich zu jungen Jahren aufweist.
Bei der Frau gilt das gleiche Verhältnis, nur daß
sie das höchste Kraftniveau zwischen 14–18
Jahren erreicht. Der Rückgang der Kraft sowie
der Muskelmasse durch eine veränderte Ei-
weißstoffwechselrate im Alter, kann durch
Muskeltraining sowie durch eine gezielte Ernährung aufgehalten werden. Bis zum 60. Lebensjahr kann ein Rückgang der (statischen)
Kraft verhindert werden, wenn ein Krafttraining durchgeführt wird. Die Kraftleistung (dynamisch) nimmt durch koordinative, altersbe-
dingte Einbußen bereits ab dem 40. Lebensjahr ab. Unterschiedliche Abnahmen der statischen sowie der dynamischen Kraft hängt
natürlich in Relation zum angenommenen
Durchschnittswert, von der Alltagsarbeit etc.
ab (vgl. MAURER: Büromensch). Als Grundlage
für ein Krafttraining darf gelten, je älter der
Trainierende ist, desto mehr geht das Training
in Kraftausdauer. Somit gilt auch als Kraftausdauer das von Ärzten empfohlene Schwimmen für ältere Personen, da dieses als gelenk-

schonend anzusehen ist. Gelenkschonender ist auch im Alter ein Kraftausdauertraining und Radfahren anstatt Laufen auf Asphalt. Es gilt immer das Individuelle für sich herauszufinden!

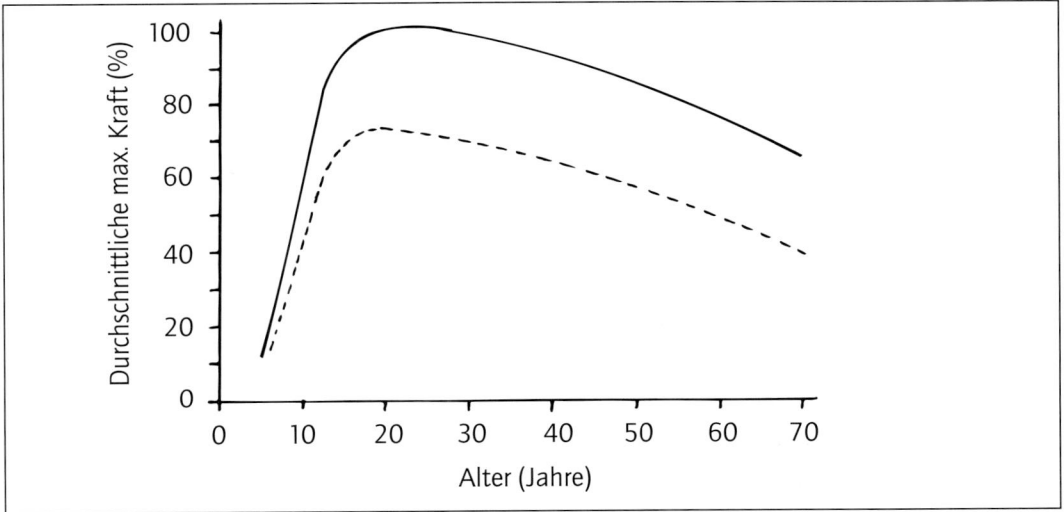

*Abb. 46: Das Trendverhalten der maximalen statischen Muskelkraft bei männlichen und weiblichen Personen im Laufe des Lebens. (Aus: HOLLMANN, HETTINGER 1990, S. 204).*

# 18 Trainingsplanung, Trainingsziel

Wird eine Trainingsplanung vorgenommen, ist durch eine Leistungsdiagnose der **Zustand,** also die Ausgangslage, festzustellen. Dann wird das Trainingsziel, der kommende **Soll-Zustand** festgelegt. An Hand der Trainingsmethoden unter Berücksichtigung der Trainingsprinzipien wird das Training durchgeführt. Durch einen Test am Ende einer z. B. 8wöchigen Planung wird das Endergebnis kontrolliert. Ist das Ziel erreicht, hat man einen neuen Ist-Zustand und kann einen neuen Soll-Zustand festlegen. Wenn das Ziel bei weitem daneben liegt, müssen die Gründe analysiert werden.

Wenn also der Ist-Zustand festgestellt wurde, werden in den kommenden Belastungsphasen Reize gesetzt. Diese Reize sollen dann über den Ist-Zustand hinausführen, so daß ein neuer Reiz am optimalsten dann gesetzt wird, wenn der Reiz den Ausgangszustand überkompensiert hat. Wichtig ist hierbei die Erholungsphase (siehe S. 183). Wenn am Montag ein Training der Wiederholungsmethode II durchgeführt wurde, so sollte beim zweiten Training donnerstags gewährleistet sein, daß das Training von montags fast erreicht wird. Dies gewährleistet auf lange Sicht eine **Konstante,** sowie eine Verminderung eines Übertrainingszustandes. Wird beim zweiten Training die Leistung des ersten Tages (Montag: Donnerstag bsp.) weit unterschritten, so ist die Planung zu überprüfen (dies gilt nicht nach einem Wettkampf). Weiter zu berücksichtigen ist, daß ein Training großer Muskelgruppen (Rücken, Brust und Schulter) eine längere Erholungsphase benötigt als kleine (bspw. Bizeps des Oberarms). Für den Muskelaufbau haben sich Phasen des Bereichs hohe Intensitäten im Wechsel von niedrigen Intensitäten sowie ein Kraftausdauertraining im zeitlichen Verlauf als günstig erwiesen. Es gilt aber, je höher das Trainingsniveau ist, desto konstant-hoch muß die Intensität sein, um noch eine Steigerung zu haben.

---

Analyse der Gründe (bei Zielvorgaben):

- unrealistisches Trainingsziel → neue Festlegung
- falscher Trainingsplan → Neuplanung
- falscher bzw. unvollständige Durchführung → Verbesserung der Durchführung
- Störfaktoren bzw. Krankheit, psychische Überlastung etc. → Abbruch des Trainings, Pause und Neuanfang
- falsche Muskelgruppen in Kombination und zuviele Sätze → Satzzahl reduzieren, welche Muskelgruppen werden dauernd überbelastet (Bsp. viel Bankdrücken und Schulterübungen evtl. Schulter übertrainiert durch dauernde Druckübungen)
- Kraftlos und müde → Ernährung und Erholungzeiten zwischen den Einheiten gestalten (z. B. zu wenig Kohlehydrate und zu wenig Schlaf)
- Leichtes Ziehen in Gelenken und Muskeln → Mangelndes Aufwärmen sowie zu schnelle → Gewichtssteigerung (evtl. Flüssigkeitsmangel – Mineralstoffverlust zu hoch

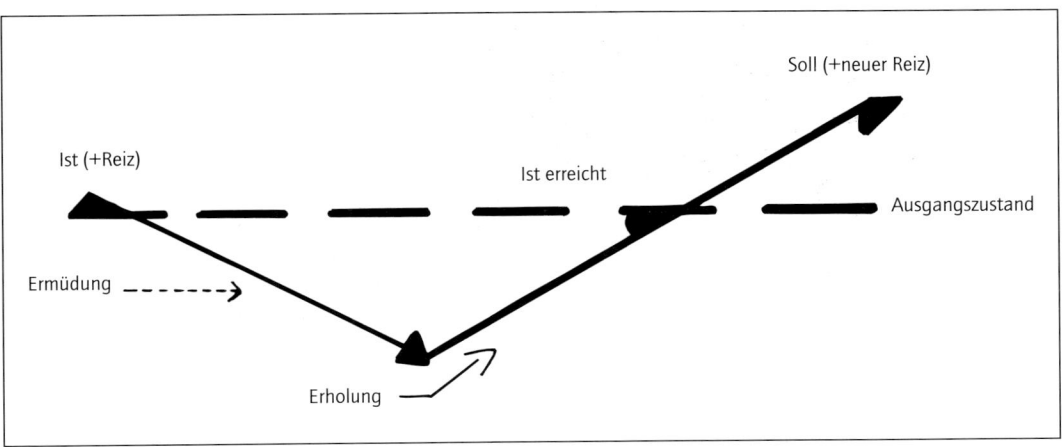

1. Trainingsziel: **Maximalkraft**
Methode: **Wiederholungsmethode I**
Übung: **Bankdrücken**
Beispiel: Soll-Zustand 125 kg,
Intensität: 80–95%, Ist-Zustand: 122 kg
Nach dem Aufwärmen hinführende Sätze bis
zur 80%-Intensität des Trainingsgewichts
Ausführung: Explosiv
1. 50 kg 2 × 15 Wh. = 40%
2. 70 kg 1 × 8 Wh. = 56%
3. 90 kg 1 × 3 Wh. = 73%
4. 100 kg 1 × 5 Wh. = 80%
    105 kg 1 × 5 Wh. = 84%
    112 kg 2 × 3 Wh. = 90% (Ziel = 2×5 Wh.)
    102 kg 1 × 5 Wh. = 82%
    97,5 kg 1 × xy Wh. = 78% (max. Anz.
                           an Wh.)
Dies entspricht durchschnittlich einer Satzzahl
von 6 mit einer Intensität von 84% bei einer
Wiederholungszahl von 4,5. Hier sollten die
Pausen bei 3 Minuten Minimum liegen. Das
Nervensystem ist hier sehr beansprucht.

2. Trainingsziel: **Hypertrophie**
Methode: **Wiederholungsmethode II**
Übung: **Bankdrücken**
Beispiel: Ist-Zustand: 125 kg
Intensität: 70–85%
Aufwärmen plus hinführende Sätze wie oben.
Ausführung: Zügig
1. 87,5 kg 1 × 8 Wh. = 70%
    95 kg 1 × 6 Wh. = 76%
    100 kg 1 × 6 Wh. = 80%
    105 kg 1 × 5 Wh. = 84%
    95 kg 1 × 8 Wh. = 76%
    87,5 kg 2 × 8–10 Wh. = 70%
Durchschnittliche Satzzahl von 7 bei einer
Intensität von 75% und einer Wiederholungs-
zahl von ca. 7. Die Pausenzeiten betragen 2–3
Minuten pro Satz. Meistens wird beim Hyper-
trophietraining noch eine zweite Übung vollzo-
gen, um bsp. den Brustmuskel vollständig
zu ermüden. Bsp. Butterflygerät: 3–4 Sätze à
10 Wh.

3. Trainingsziel: **Schnellkraft**
Methode: **Intensive Intervallmethode III**
Übung: **Bankdrücken**
Beispiel: Ist-Zustand: 125 kg
Intensität: 30–70%
Ausführung: Explosiv
1. 37,5 kg 1 × 10 Wh. = 30%
    45 kg 1 × 8 Wh. = 36%
    50 kg 1 × 8 Wh. = 40%
    62,5 kg 3 × 6 Wh. = 50%
    75 kg 2 × 5 Wh. = 60%
    87,5 kg 1 × 5 Wh. = 70%
Oder:
75 kg 6×5 Wh. = 60%, bei Zeitunterschrei-
tung des jeweiligen schnellsten Satzes Gewichtszunahme. Bei Zeitüberschreitung Gewichtsabnahme um 5 kg.
Die oben aufgeführte Satzreihe beträgt 9 bei
ca. 50% Intensität und einer Wiederholungszahl von 6,5. Die Pausenzeiten sollen ausgeschöpft werden, also bis 5 Minuten.

Diese verschiedenen Methoden stellen, bezogen des Ziels, Richtwerte dar. Eindeutig gehen die Intensitäten und das Trainingsziel hervor. Bei der Wiederholungsmethode II können auch Serien von 80% mit angestrebten Wiederholungszahlen von 10 gemacht werden. Es gilt dann eben innerhalb eines Satzes, die Wh.-Zahl auszuschöpfen, bei Bsp. 6 Serien. Ebenso können bei der Wiederholungsmethode I 5 × 3 Sätze zu 85% gemacht werden. Wichtig dabei ist, das gesetzte Ziel und nicht immer gleiche Reize, dies bemerkt man, wenn ein Trainingsstillstand eintritt. Dann war das Training entweder zu monoton und zu intensiv sowie immer die gleiche Übung pro Muskelgruppe. Bsp. anstatt dauerndes Bankdrücken, kann Schrägbankdrücken, negativ (Kopf nach unten) u. positiv (Kopf nach oben) oder Kurzhanteldrücken bei verstellbaren Bänken gemacht werden. Die Intensität kann man auch hier nutzen.

4. Trainingsziel: **Kraftausdauer**
Methode: **Extensive Intervallmethode V**
Übung: **Bankdrücken**
Beispiel: Ist-Zustand: 125 kg
Intensität: 40–60%

Ausführung: Zügig
1. 50 kg   2 × 20 Wh. = 40%
   62 kg   2 × 20 Wh. = 50%
   75 kg   1 × 15 Wh. = 60%
   62 kg   2 × 20 Wh. = 50%
   50 kg   2 × 20 Wh. = 40%
Dies sind 9 Sätze bei ca. 50% durchschnittlicher Intensität und einer Wiederholungszahl von 19,4.
Wichtig bei einem Kraftausdauertraining sind die Mindestwiederholungszahlen, sie sollten immer 20 Wiederholungen erreichen, um einen Reiz in Richtung lokale Ausdauer zu setzen. Schwimmer gestalten ihr Training im Zirkel einer Kraftausdauereinheit von bis zu 50 Wh. bei bestmöglicher Intensität von 50%. Oder es werden gezielte Zugübungen für die spez. Schwimmdisziplin am Gerät simuliert.
Die Maximalkraftausdauer (Intensive Intervallmethode IV) und Ausdauerkraft (Extensive Intervallmethode VI) nach Letzter gleichen in etwa der Extensiven Intervallmethode V und dürfen sich vom Ziel der Kraftausdauer in der Intensität nicht groß unterscheiden. Die hier vorgestellten Formen des Trainingsziels genügen zum Verständnis.

# 19 Trainingsplanung eines Muskeltrainings unter Berücksichtigung der allgemeinen Ausdauer-Wochengestaltung

Beispiel: Intensives Training – **Leistungscharakter (ohne Aufwärmen)**

|  |  |  |
|---|---|---|
| Montag: | Brustmuskeln: Übung: Bankdrücken, Schrägbankdrücken | Sätze: 8 Wh. 5–8 |
| | Schultern: Übung: Nackendrücken, Seitheben | Sätze: 6 Wh. 5–8 |
| | Rücken: Übung: Zugstation, Klimmzüge | Sätze: 5 Wh. 6–8 |
| | Abwärmen: Dehnen – locker | |

Dienstag: Bizeps: Übung: Lang- oder Kurzhantelcurl         Sätze: 5 Wh. 6–10
Trizeps: Übung: Enges Bankdrücken oder Trizepsdrücken    Sätze: 6 Wh. 6–8
Untere Rückenpartie: Übung: Extension (statisch)     Sätze: $5 \times 45$ sec halten
Bauchmuskeln: Übung: Bauchpressen, Beinheben    Sätze: 4 Wh. 30 sec halten

Mittwoch: Winterzeit: Dauerläufe mit Puls 140 5 km und Dehnübungen
Frühling: Extensives Intervalltraining. Z. B. $10 \times 100$ m (15 sec) $2\frac{1}{2}$ Min. Pause
Sommer: Intensives Intervalltraining und Schnelligkeit und Schnelligkeitsausdauer.
50–100 m, Laufschule der Leichtathletik
Beispiel: Sommer:
Einlaufen 1,2 km/10 Min. Dehnungen der Beine und Rumpf
3–4 lockere Steigerungsläufe über 100 m
$6 \times 100$ m 13 sec. à 4 Min. Pause oder
$5 \times 200$ m anaerobe Ausdauer à $2\frac{1}{2}$ Min. Pause, 30–31 sec
Abschluß: lockeres Auslaufen 800 m

Donnerstag: Beine: 70% Kniebeugen oder Beinpresse      Sätze: 5 Wh. 5–8 zügig
Beincurls               Sätze: 5 Wh. 5–8
Waden              Sätze: 5 Wh. 5–15
Entmüden: Dehnen Rücken, Beine, Rumpf und Saunieren

Freitag: Brustmuskeln: Übung: Bankdrücken, Butterfly, Kurzhanteldrücken   Sätze: 7 Wh. 6–10
Bizeps: Übung: Sz-Curls, Curl im Sitzen an der Bank    Sätze: 5 Wh. 6–8
Trizeps: Übung: Trizepsdrücken an der Maschine od. Sz-Stange   Sätze: 6 Wh. 6–8
Bauch: Übung: Bauchpressen     Sätze: $4 \times 30$ sec halten

Samstag: Wie Mittwoch, Variationen – mehr Sprint und Schnelligkeit. Sonntag: Pause

Ziel: Laufen – Verbesserung der aeroben und anaeroben Ausdauer. Sprinttraining bewirkt eine Ausschüttung von Wachstumshormonen. Ökonomisierung des Herz-Kreislaufsystems. Dieser Plan basiert auf einer Grundlage eines ehemaligen Leichtathleten, der die Schwerpunktsetzung auf ein Muskeltraining gelegt hat, ohne aber auf das Laufen zu verzichten. Er erfüllt (wenn auch individuell) den Bereich der aeroben Ausdauer auf ein Minimum und ist vom Training der vorgeschlagenen Prävention weit hinaus – siehe Leistungstendenz.

Die Beanspruchung der aeroben-anaeroben Ausdauer wird hier individuell gesetzt. Im Winter heraus wird das Beintraining weniger intensiv betrieben im Bereich des Muskeltrainings, somit kann man im Sommer den Schwerpunkt mehr auf das sonnige Wetter setzen. Die Beine werden damit 3× beansprucht und gut trainiert (als Läufer ist die Grundlage eh besser). Insgesamt wurden Schwerpunkte gesetzt: Rücken- und Schultermuskeln nur 1×, da sie beim Brusttraining als synergistische Muskelgruppen dabei sind. Es werden insgesamt mehrere Tonnen bewegt. Er wird auch nicht übermäßig Fett ansetzen und träge werden, da der Körper durch die Laufarbeit allgemein trainiert wird. Eine Übernahme eines Trainingsprogramms verliert allerdings den Trend zur Individualität, ein ehemaliger Turner oder Schwimmer setzt evtl. den Schwerpunkt auf die relativ schwachen Beine.

# 20 Fitneßprogramm (Fortgeschrittene)

## Präventivcharakter – Richtwert Optimalprogramm/Bruttozeit/Woche 4 Std.

Das Minimum an allgemeiner Ausdauer – in Verbindung mit einem ausreichenden Muskeltraining der Wiederholungsmethode II bei 70% Belastungintensität

| | | | |
|---|---|---|---|
| Montag: | Aufwärmen: | Ergometer 10 Minuten | |
| | | FBG 8 Minuten | |
| | | Funktionszirkel 5–8 Minuten | |
| | Muskeltraining: | Brustmuskel: Übung: Bankdrücken, Butterfly | Sätze: 5 Wh. 10 |
| | | Rückenmuskel: Übung: Rudern sitzend (frontal) | Sätze: 3 Wh. 10 |
| | | Nackenziehen | Sätze: 3 Wh. 10 |
| | | Arme: Übung: Trizepsdrücken | Sätze: 4 Wh. 10 |
| | | Bizepscurls | Sätze: 4 Wh. 10 |
| | Abwärmen, Cool down: leichtes Stretching 10 Minuten | | Bauchmuskeln: $4 \times 20$ Wh. |
| Dienstag: | Dauerlauf 5 km, Puls 130 | | |
| Mittwoch: | Aufwärmen: | Ergometer 10 Minuten | |
| | | FBG: Beine, Rumpf, Rücken | |
| | | Funktionszirkel: Beine, Rücken, Bauch | |
| | Muskeltraining: | Beine: Beinpressen oder 90° Kniebeugen | Sätze: 5 Wh. 10 |
| | | Beincurls | Sätze: 5 Wh. 10 |
| | | Waden | Sätze: 5 Wh. 10 |
| | Abwärmen: | Ergometer 5 Minuten, Stretching 5–10 Minuten | |
| Donnerstag: | Programm wie Montag | | |
| Freitag: | Dauerlauf 5 km, Puls 130 oder 30 Minuten Ergometertraining, Puls 130 | | |
| | Praktisch wie Dienstag | | |

Dieses Fitneßprogramm umfaßt 5 Trainingseinheiten, wobei der Oberkörper 2× pro Woche trainiert wird und die Beinmuskeln durch ein allgemeines Ausdauer- und Muskeltraining 3× beansprucht werden. Die allgemeine Ausdauer wird hier minimal erfüllt und der Körper insgesamt auf ein Optimum gebracht. Der Vorschlag für die allgemeine Ausdauer wird hier auf die Laufarbeit gelegt. Möchte man diese im Wasser trainieren, ist eine gute Kraul- oder Rückenkraultechnik erwünscht. Nun kann das Oberkörpertraining zugunsten eines evtl. effektiveren Beintrainings weichen. Ein ehemaliger Schwimmer könnte so vorgehen. Der Präventivwert dieses Fitneßprogramms entspricht nicht dem im Kapitel besprochenen optimalen Ausdauerprogramm, da ja hier auf eine Herzvergrößerung gearbeitet wird (Tendenz). Hier soll die Muskulatur aufgebaut werden und der aerobe Effekt der allgemeinen Ausdauer minimal gehalten werden, um insgesamt ein optimales Gesamtprogramm – Ausdauer- und Muskeltraining zu erzielen. Beides darf sich durch zu hohe Intensitäten nicht behindern. Das Training bewirkt durch die Bruttobelastung von 4 Std. pro Woche, einen durchaus präventiven Wert! Welche Belastung Ausdauer-Muskeltraining (Muskelaufbau) im Bereich der Stoffwechselenzymaktivität als optimal anzusehen ist, dürfte durchaus eine Erforschung wert sein.

# Fitneßprogramm (Anfänger)

## Minimum für eine Stoffwechselaktivität und Kräftigung einzelner Muskelgruppen – Haltungsfehler

Montag:   Aufwärmen:         Ergometer 10 Minuten
                            Rückenschule der primären Muskelgruppe – Haltungsfehler
                            Dehnung und Beweglichmachen der Agonisten/Antagonisten
                            Funktionszirkel der primären Muskelgruppe des Haltungsfehlers
          Muskeltraining:   Extensive Intervallmethode V – 60% Intensität
                            Wiederholungszahl 15
          Muskelgruppe:     Primäre Muskelgruppen des Haltungsfehlers   Je 4 Sätze à 15 Wh.
          Abwärmen, Cool down: Stretching –
          Antagonisten (sekundäre Muskelgruppen des Haltungsfehlers    Je 4 Sätze
                                                                       auf Ausdauer
                                                                       à 30 Wh.

Mittwoch:  allgemeine Ausdauer: 30 Minuten, Puls 130 – Laufen oder Rückenschwimmen oder
           radfahren – je nach Neigung

Freitag:   Programm wie Montag

Dieses Fitneßprogramm für Anfänger berücksichtigt, daß hier der Schwerpunkt auf den Haltungs-fehler gelegt wird. Dies sollte als Minimum gelten, um seine Schwächen zu kompensieren, hier soll der Stoffwechsel angeregt werden und für den Alltag eine angemessene Fitneß erreicht werden. Das Fitneßprogramm mit Präventivcharakter soll den Schwerpunkt des zu berücksichtigenden Hal-tungsfehlers ebenso gerecht werden, nur ist er nicht hervorgehoben worden bzw. gelindert. Dies ist als allgemeines Fortgeschrittenenprogramm für den Aktiven mit dem Schwerpunkt Muskelaufbau gedacht.

# 21  Programm-Minimum

## Beispiel sitzende Tätigkeit am Computer
## Haltungsfehler – Totalrundrücken

Montag:     Aufwärmen:      Ergometer 10 Minuten
                            FBG 5 Minuten
                            Übungen der Rückenschule zur Kräftigung des Agonisten und des
                            Dehnung Antagonisten 10 Minuten
                            Funktionszirkel 5 Minuten
            Muskeltraining: Extensive Intervallmethode V – 60%
                            Rücken: Rückenzugstation
                                    (von oben zur Brust ziehend)            Sätze: 3 Wh. 15
                                    Butterfly-Negativ oder Seitheben im Liegen auf der Bank
                                    (für den mittleren Trapezmuskel und Romboiden und hinteren
                                    Deltamuskel)                             Sätze: 3 Wh. 15
                            Beine: Beinpressen:                              Sätze: 4 Wh. 15
            Untere Bauchmuskeln: Sätze: 3 Wh. 10 – Beine anwinkeln und aufrollen
            und Hüftbeuger: Abwandlung – Beine leicht gestreckt am Gerät
            Abwärmen, Cool down: Verkürzte Muskelgruppen – Antagonist 5 Minuten

Mittwoch:   Rückenschwimmen 30 Minuten und mehr
Freitag:    Programm wie Montag, nur Übungen wechseln als Abwechslung

## Programm-Minimum

## Beispiel Schwerarbeiter (Maurer ...) – Haltungsfehler Totalrundrücken

Montag:     Aufwärmen:      Ergometer 10 Minuten
                            FBG 5 Minuten
                            Übungen der Rückenschule zur Dehnung des Antagonisten 5 Minu-
                            ten
                            Funktionszirkel
            Muskeltraining: Wiederholungsmethode II – 70% Intensität
                            Rücken: Rückenzugstation
                                    (von oben zur Brust ziehend)            Sätze: 5 Wh. 10
                            Extension: Sätze: 5 Wh. 10, Anhalten in der Waagerechten
                            Butterfly: Sätze: 3 Wh. 10 (Negativ oder Seitheben)
                            Beine: Kniebeugen 90 Grad Beugung oder Frontkniebeugen
                            oder Beinpresse             Sätze: 4 Wh. 6–10 je nach Müdigkeit
                            Variiertes Kreuzheben: Anheben einer Hantel von Erhöhung
                                    (mit geradem Rücken) als Haltungsbelastung
                                    Sätze: 3 Wh. 6–10 mit 60% und langsam am
                                    Spiegel (Kontrolle)
            Untere Bauchmuskeln: Beine anheben 90 Grad angewinkelt und Hüfte anheben
                                                                            Sätze: 3 Wh. 10

            Abwärmen, Cool down: Stretching locker, 5 Minuten allgemein
Mittwoch:   Rückenschwimmen 30 Minuten und mehr
Freitag:    Programm wie Montag, Übungsvariationen ändern bei Bedarf

Die Kombination von Gewichtstraining und allgemeiner Ausdauer läßt sich an Hand einer Studie bestätigen (aus: Sportrevue März 1992, H. 279, S. 34).

## Gewichttraining

*Eine in The American Journal of Cardiology veröffentlichte Studie kommt zu dem Ergebnis, daß mit aerobem Training kombiniertes Gewichttraining bessere Resultate bringen kann als aerobes Training allein. Bei dieser Studie absolvierte eine Gruppe von Probanden zweimal pro Woche je 35 Minuten aerobes Training und widmete sich anschließend 20–30 Minuten einer Freizeitbeschäftigung. Die andere Gruppe betrieb zweimal pro Woche 35 Minuten Gewichttraining und anschließend 20–30 Minuten aerobes Training. Nach 10 Wochen wurde bei den Probanden, die auch Gewichte gehoben hatten, ein Kraftzuwachs von fast 30% registriert, verglichen mit nur 8% bei der anderen Gruppe. Die Gruppe, die mit Gewichten trainiert hatte, wies auch eine Steigerung der Ausdauer auf dem Radergometer um 100% auf, während es bei denjenigen, die nur aerobes Training betrieben hatten, lediglich 11% waren.*

# 22 Symptome der Überlastung (Übertraining)

An sich kommt Übertraining nur im Leistungssport vor, die heutigen Anforderungen im Beruf können allerdings auch Überlastungssyndrome hervorrufen, welche sich bei sportlicher Aktivität als Übertraining äußern. Eine häufige Überlastung des Organismus durch zuviel Belastung im Alltag durch Streß sowie schlechte Ernährung und mangelndem Schlaf führt zum Zustand des Übertrainings, wenn durch eine sportliche Aktivität eine hohe Intensität erreicht wird. Der Fehler, welcher häufig gemacht wird, ist, daß dann die eigentliche Belastung die ausgleichend wirkt (Bewegung) beiseite – „gelegt" wird. Dadurch überwiegt dann der tägliche Streßfaktor und führt zum Haltungsverfall sowie zu Herz-Kreislaufproblemen. Die Symptome des Übertrainings bei konstanter Aktivität sind an sich leicht zu erkennen. Unterscheiden muß man die Faktoren, welche durch das Trainingsprogramm ausgelöst werden können, sowie ernährungsbedingte Einflüsse plus den externen Faktoren wie Krankheit oder z. B. Tod eines Angehörigen, Fortbildung für Beruf und Verantwortung, Ehekrise etc. Diese differenzierte Analyse macht es möglich, eine konkrete Planung zur Ausschaltung der Überlastung vorzunehmen. Insgesamt sind die Symptome der Überlastung ein Zusammenspiel mehrerer Faktoren. Parallel steigt der Faktor der Verletzungsanfälligkeit (Tab. auf S. 191).

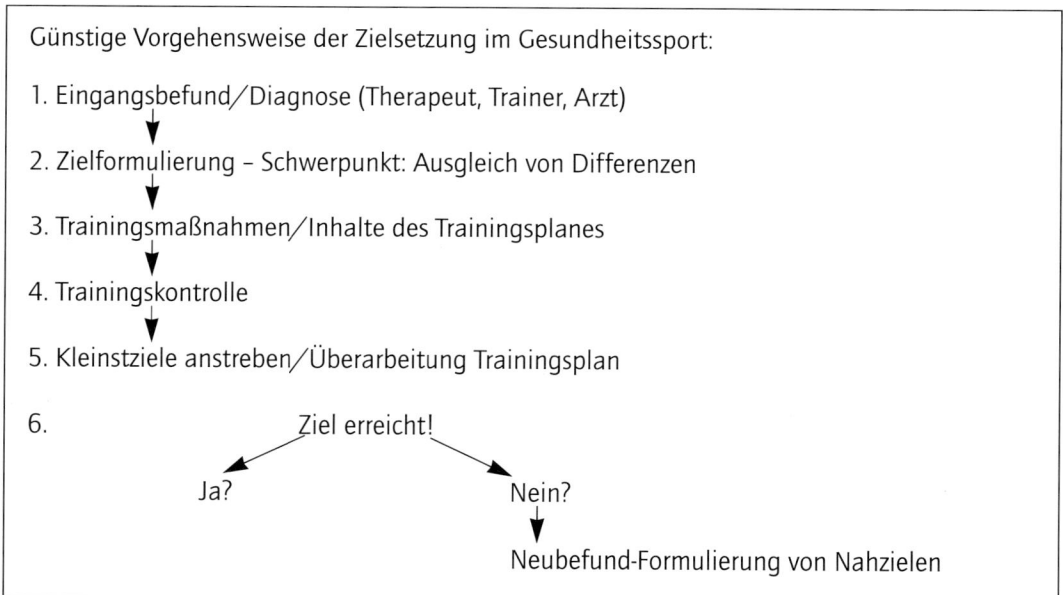

Günstige Vorgehensweise der Zielsetzung im Gesundheitssport:

1. Eingangsbefund/Diagnose (Therapeut, Trainer, Arzt)

2. Zielformulierung – Schwerpunkt: Ausgleich von Differenzen

3. Trainingsmaßnahmen/Inhalte des Trainingsplanes

4. Trainingskontrolle

5. Kleinstziele anstreben/Überarbeitung Trainingsplan

6.           Ziel erreicht!

    Ja?                    Nein?

                        Neubefund-Formulierung von Nahzielen

## Symptome der Überlastung

| Auslöser überwiegend objektive Gesichtspunkte Bereiche des Muskeltrainings | Auswirkungen Insgesamte Wechselwirkungen Spezielle Möglichkeiten differenziert | Behebung |
|---|---|---|
| - Zu viel sportl. Aktivität | Antriebslosigkeit, Müdigkeit | Vorübergehende Reduzierung oder Pause, Massagen, Bäder in Richtung Tonuserhöhung. |
| - Zu hohe Intensität des Trainings (90%), (Muskeltraining) | Nervosität, Koordinationsstörungen | Aktive Erholung durch Kraftausdauertraining. |
| - Einhaltung d. Trainingsplanes | Leistungsabfall | Überprüfung der Intensität sowie Pausenzeiten einzelner Muskelgruppen (2 Tage/Muskelgruppe) |
| - Totpunkt | Leistungsstillstand | Übung ändern, Wiederholungszahl überprüfen. Kurzfristige Ersatzübung. Übungsreihenfolge prüfen. |
| - „Schlechte" Ernährung bei zuwenig Kalorien (zuwenig Kohlehydrate) | Gewichtsabnahme | Grundlagen der Ernährung aus der Literatur nachlesen. Ernährungsplan individuell erstellen. |
| - Einseitige Ernährung (vegetarisch) | Mangelerscheinungen | Blutbild beim Arzt nachsehen lassen sowie Ratschläge geben lassen |
| - Mineralstoffmangel durch vieles Schwitzen | Muskelkrämpfe und Abgeschlafftheit | Genügende Flüssigkeitsaufnahme mindestens 3 Liter evtl. Multivitaminpräparate |
| - Muskelkater | Intensitätsminderung | Training der Antagonisten Tag Pause mehr für Agonist |
| - Vitamin, Mineralstoff, Kohlehydrat- und Eiweißmangel duch hochintensives Training plus schlechter Ernährung | Appetitlosigkeit, Magen-Darmstörungen, Depressivität, kleine Verletzungen schleichen sich ein | Kohlehydratschub, Eiweiß pro kg Körpergewicht mindestens 1,2-1,5 g max 2 g. Trainingsintensität mindern. Anfangs Pausenzeit von 2-3 Tagen einlegen. Arzt aufsuchen. |
| - Betriebsstreß + zuviel Training | Schlafstörungen, erhöhter Blutdruck, Schweißausbrüche | Lebenweise ändern (Sinnfrage). Beruflichen Einsatz mindern. Sportliche Aktivität neu gestalten. Massagen zur Tonusminderung |
| - Schlechte Ernährung + Streß berufl. d. Überstunden, sportl. d. Wettkämpfamptionen. | Anfällig für Krankheiten, Infekte (Erkältung, Grippe) | Streß durch bessere Ernährung und Erholung kompensieren. Wettkampfambitionen als zweiten Streßfaktor fallenlassen zugunsten der Gesundheit |
| - Max-Versuch, ungenügendes Aufwärmen | Zerrung, Muskelriß, Sehnenüberlastung | Physikalische Therapie, Arzt |
| - Muskelverspannungen bei intens. Training. | Erholung dauert länger = leichte Überlastung | Vorbeugend: Massagen, Bäder etc. Anwendungen der PH.-Therapie |

## Die häufigsten Sportverletzungen
(Ausgewählt spez. Kraftsport) u. a.

Durch falsches methodisch durchgeführtes Training, sowie durch stetige Überlastungssyndrome ist der Körper anfällig für Verletzungen. Diese Sportverletzungen können durch Ursachenwissen präventiv gering gehalten werden. Da beim Muskeltraining keine äußeren Einwirkungen (wie bsp. Spielsportarten) in Frage kommt ist der Anteil am gesamten Verletzungspotential reduziert.

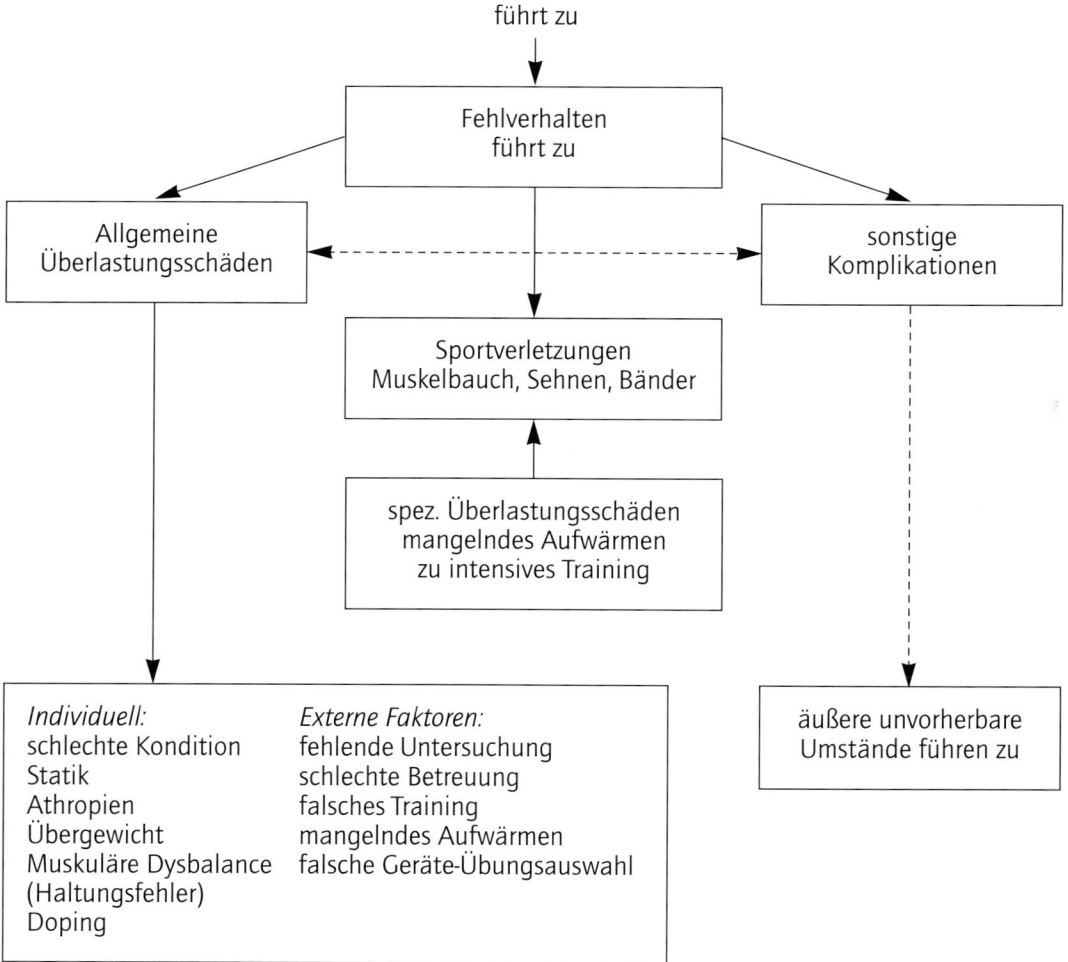

*Modifiziert, stark abgeändert nach H. JOST*

192

# Die Bedeutung der Ernährung im Sport in Training und Nährstoffbedarf

Zusammen mit einem konstanten Training und der richtigen Erholungsphase nimmt die Ernährung als aufbauender Faktor eine *Schlüsselposition* ein. Ein ganzjähriges Training ist ohne ausreichende Ernährung nicht optimal durchzuführen. Die abgeführte Energie kann nur in den Erholungsphasen mit zugeführter Energie, sprich Ernährung ausgeglichen werden. Ohne diesen Aspekt führt ein Training in eine Sackgasse, dies gilt sowohl für den Fitneßsportler der seine Gesundheit aufrechterhalten will, als auch für den Wettkampfsportler welcher die Trainingsintensität steigern will. Man kann durch ein konstantes Training und schlechter Ernährung ebenso Mangelerscheinungen erreichen, wie durch schlechte Lebensgewohnheiten (Übergewicht, Rauchen + mangelnde Ernährung) mit zusätzlichem Streß in der Arbeit. In den letzten Jahren haben sich viele Diäten an den Verbraucher „herangemacht", allerdings meistens mit Versprechungen, die nichts brachten – nämlich Gewichtsreduktion plus Ernährung sowie eine Vitalität, sie ist aber ohne Bewegung nicht möglich. Deshalb heißen diese Versprechungen Diäten, welche gerade Symptome aber nicht die Ursache bekämpft. Der sportlich Aktive tut sich mit einer bewußten Ernährung, die die Nährstoffzusammensetzung und Vitamine optimal berücksichtigt leichter Diät nicht als Diät anzusehen, sondern als Ergänzung zu seinem Tagesablauf. Er wird auch mit einem Training durch den Körper physiologisch auf das „richtige" Appetit bekommen, denn jede Sportart verbraucht spezifisch vermehrt die Nährstoffe, welche gebraucht werden. Der Kraftsportler braucht etwas mehr Eiweiß, der Ausdauersportler mehr Kohlehydrate und der Leichtathlet (Mehrkampf) von jedem eine optimale Zufuhr.

Als Grundlage einer Ernährung gelten folgende Zusammensetzungen:

Die Nährstoffe Kohlehydrate, Eiweiße + Fette, sowie Biokatalysatoren – die Vitamine und Spurenelemente + die dazugehörige Flüssigkeitsaufnahme mit den Mineralstoffen (Elektrolyten).

## Die Bedeutung der Nährstoffe und ihre Wirkung

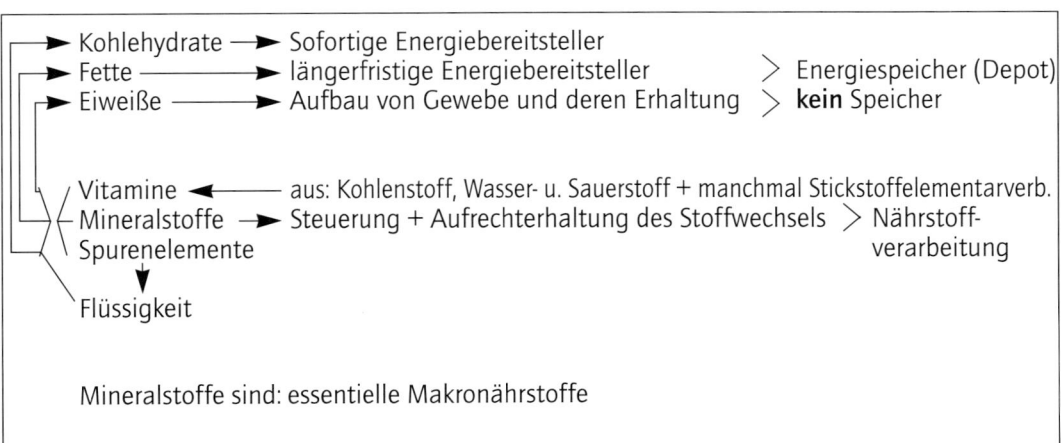

*Man beachte: Eine zu stark überhöhte Proteinzufuhr ist unsinnig, da der Körper nicht in der Lage ist, Protein langfristig einzuspeichern. Außerdem kann der Körper pro Mahlzeit und je nach Körpergewicht des einzelnen nur ca. 25–50 g Protein aufnehmen!*

## Die Bedeutung der Ernährung im alltäglichen, streßbetonten Leben

So wie der Sportler durch sein Training einen erhöhten Bedarf an Nährstoffen hat, so gilt dies auch für den streßgeplagten Menschen. Der Nährstoffmangel ist bei beiden wahrscheinlich ähnlich, aber muß nicht der gleiche sein!
Wer den ganzen Tag über nervlich angespannt ist, sollte z. B. unter anderem darauf achten,

*Einteilung der Kohlehydrate*

| Kohlehydrate | dazu zählen | sind enthalten in |
|---|---|---|
| Einfachzucker | Traubenzucker (Glukose) | Obst, Honig |
| oder | Fruchtzucker (Fruktose) | Obst, Honig, Topiguan |
| Monosaccharide | Schleimzucker | Süßwaren, Milch |
| Zweifachzucker | Saccharose (Rüben-Rohrzucker) | Süßigkeiten, Bier, Marmeladen |
| oder | Maltose (Malzzucker) | Limonaden, Joghurt |
| Disaccharide | Lactose (Milchzucker) | Milch |
| Mehrfachzucker | Zuckergemisch | Nährstoffkonzentrate |
| oder | Maltotriose | |
| Oligosaccharide | Maltotetrose | |
| | Dextrine | Toast, Knäckebrot, Zwieback |
| Vielfachzucker | Stärke | Kartoffeln, Reis, Getreide, Müslis, Nudeln, Brot, Bananen |
| oder | Glykogen (tierische Stärke) | Leber |
| Polysaccharide | Dextrine | Zwieback |
| | Zellulose, Lignin, Pektin | Gerüstsubstanz Ballaststoffe aus Getreiderandschichten (Kleie), Obst und Gemüse |

**Verwertbarkeit**

Monosaccharide
Disaccharide
Schnell verfügbare Zucker
Ausnahme: Milchzucker

verdauliche = energieliefernde
Nahrungskohlehydrate

Oligosaccharide
Polysaccharide
sog. Kohlehydrate mit
Langzeitwirkung

Zellulose, Lignin, Pektin — unverdauliche Kohlehydrate
(Ballaststoffe)

Modifiziert nach P. Konopka, R. Breuer

Lecitin und Vitamin C in genügend hohem Maße zu sich zu nehmen. Dies ist durch entsprechende Nahrungsmittel oder durch Nahrungsmittelkonzentrate möglich.

Auch bei diesen Menschen ist eine ausgeprägte Erholungsphase unumgänglich. Viele der heutigen „Modekrankheiten" würden nicht existieren, wenn dem Zusammenspiel von Erholungsphase und bewußter Ernährung mehr Aufmerksamkeit geschenkt würde. Diese gilt insbesondere in unserer heutigen Leistungsgesellschaft.

## Die Kohlehydrate und ihre Wirkung

Kohlehydrate liefern hauptsächlich Energie für die Muskelarbeit und kommen in den verschiedensten Formen vor. Kohlehydrate sind eigentlich verschiedene Arten von Zuckermolekülen, welche je nach Unterteilung andere spezielle Aufgaben haben, sowie verschiedene Vorkommen (siehe S. 194).

Die Strukturformel $(Cm(H_2O)n)$ der Kohlehydrate sagt aus, daß Sauerstoff enthalten ist. Dieser Aspekt ist bei sportlicher Aktivität von Vorteil, denn es muß bei der Verbrennung (Oxidation) weniger Sauerstoff zugeführt werden. Im Gegensatz zu den Fetten und Eiweißen welche viel mehr Sauerstoff benötigen. Somit helfen Kohlehydrate durch die günstigere Verwertung Muskeleiweiß zu sparen und Fette zu verbrennen. Dies ist wichtig beim Abnehmen, wenn vermehrt trainiert wird. Eiweiß benötigt außerdem mehr Sauerstoff zur Verbrennung als Fett; hier sieht man den Unsinn einer eiweißreichen Diät! (Ausnahme: Wettkampfbodybuilding – hier wird versucht, durch die Wasserbindung des Eiweißes im Muskel eine bessere Definition zu erlangen).

Das Glykogen, eine Speicherform der Glucose im Kohlehydratstoffwechsel dient dazu durch Abbau in der Leber den Blutzuckerspiegel konstant zu halten. Steht kein Leberglykogen mehr zur Verfügung, muß das muskeleigene Eiweiß sowie Fette zur Energiegewinnung herangezogen werden. Der Mindestbedarf an Kohlehydraten sollte 120 g bei der Nahrungsaufnahme am Tag sein, damit ist ein konstanter Blutzuckerspiegel (ohne Aktivität) während des Tagesablaufs gewährleistet. Dies ist wichtig, da

das Gehirn keine Kohlehydrate speichern kann, sondern auf konstanten „Durchlauf" von 100–150 g angewiesen ist (Gefahr von Unterzucker). Der einzige Speicher ist die Leber mit einem Drittel – und zwei Drittel an Muskelglykogen. Der Glykosenspeicher liegt normalerweise zwischen 300–400 g und kann durch Training erhöht bzw. verdoppelt werden. Wenn die Vorräte vergrößert worden sind, können sie auch leichter abgebaut werden, d. h. im Sport steht schnelle Energie für Kurzzeitausdauer und Schnellkraftbelastung zur Verfügung. Will man den Kohlehydrat-Speicher schonen und vermehrt Fette verbrauchen muß man langsame Dauerläufe machen, um somit im aeroben Bereich den Fettstoffwechsel anzukurbeln.

> Merke: Fette verbraucht man nicht durch kurzes intensives Training, sondern durch langsames langes Training im aeroben Bereich!

Die wohl verbreitetste Art den Fettstoffwechsel gleichzeitig neben dem aeroben Training noch mehr zu aktivieren, ist die Gabe von L-Carnitin. Diese Einnahme macht jedoch nur dann Sinn, wenn diese in direktem Zusammenhang mit einer Trainingseinheit im aeroben Bereich von mindestens 30 Minuten steht. Es steigert auch die Bereitschaft zur aeroben sportlichen Betätigung über längere Zeit. Gerade vor kurzem wurde von der Firma Lonza eine Studie veröffentlicht, in welcher die Schlüsselstellung von L-Carnitin in der Fettverbrennung und im Ausdauersportbereich nochmals unterstrichen wurde.

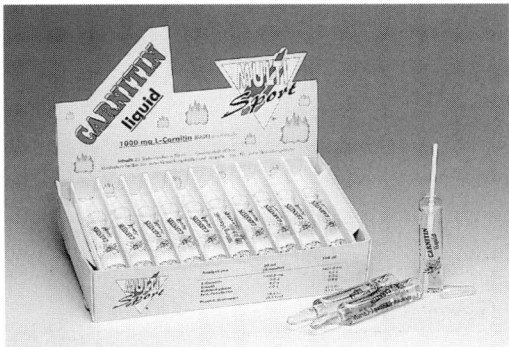

*Carnitin liquid*

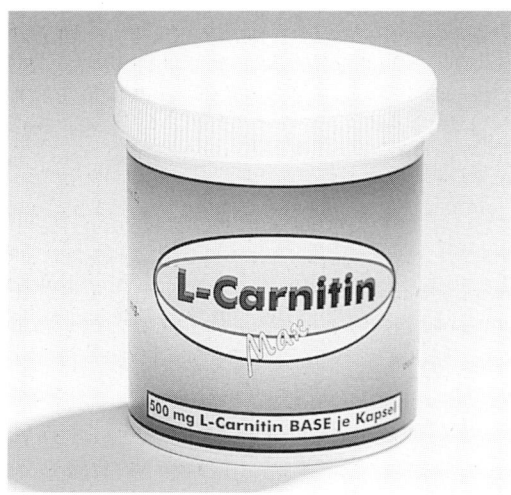

*Carnitin Max*

Der Marathonläufer versucht möglichst große Glykogenspeicher zu haben, sowie eine Umstellung auf den Fettstoffwechsel um die Glykogenspeicher zu schonen, damit am Ende noch Energie zur Verfügung steht. Der Untrainierte verbraucht schneller sein Leber- und Muskelglykogen und kann somit keine so hohen Geschwindigkeiten laufen um dieselbe Strecke durchzustehen, außerdem kann er den Fettstoffwechsel nicht so gut nützen. Fällt der Blutzuckerspiegel ab, geht der Körper in eine sogenannte Unterzuckerung und das Gehirn- und Nervensystem bleibt unterversorgt, d. h. Koordinationsstörungen sowie ein starkes Hungergefühl stellen sich ein. Deshalb müssen Marathonläufer durch Isotone Getränke während des Laufens schon für eine Zufuhr sorgen. Beim Kraftsportler reichen die Glykogenvorräte während des Trainings, da lokal nicht soviel verbraucht wird und intervallartig trainiert wird. Die Phosphatspeicher können schneller wieder aufgebaut werden. Kohlehydrate speichern Flüssigkeit und Kalium, welche für den Mineralstoffwechsel wichtig sind; ein Mangel an Flüssigkeit läßt den Körper zu Krämpfen neigen. Wenn durch Training der Speicher vergrößert wird, sollte man kaliumreiche Nahrungsmittel mit genügend Flüssigkeit zuführen (KONOPKA), da Wasser + Kalium mit in das Glykogen eingelagert werden. Je größer die Kohlehydrat-

kost ist (ca. 60% + mehr der Gesamtenergie), je mehr Glykogen kann eingelagert werden. (Zwischen 2-4 g/100 g Muskel). Die Höchstwerte kann man aber nur erreichen, indem man durch eine fett- und eiweißreiche Diät plus Training die Glykogenvorräte entleert und dann durch Kohlehydrat-Zufuhr auffüllt. Allgemein dauert dies 7-10 Tage bei intensivem Training. Bei der Zuführung von Einfachzucker sollte man Fruchtzucker dem Traubenzucker vorziehen, da Fruchtzucker die Speicherung von Glykogen begünstigt und dem Muskel nicht so viel entzogen wird. Traubenzucker bewirkt einen niedrigen Blutzuckerspiegel und einen Insulinabstoß. Insulin fördert den Glykogenabbau (Dr. HAAS). Deshalb gilt bei einer zu hohen Süßigkeitszufuhr, daß der Blutzuckerspiegel enorm steigt und dann durch den Insulinausstoß wieder abfällt und ein Hungergefühl erzeugt. Diese Einfachzucker werden zu schnell ins Blut befördert, hingegen werden Mehrfachzucker langsamer abgebaut. Insulin fördert auch den Aufbau von Fett, wenn der überschüssige Zucker nicht abgebaut werden kann. Da Kohlehydrate natürlicher Art Vitamine + Mineralstoffe liefern, sollte man Süßigkeiten meiden, da sie nur „leere Kalorien" liefern. Außerdem zerstört bsp. Zucker in großen Mengen (Torten, Schokolade, usw.) das Vitamin $B_1$ und hindert dieses an der Aufgabe am Energie- u. Nervenstoffwechsel. Der Körper greift also seine eigenen Reserven an. Erschöpfung und Appetitmangel stellen sich ein. Deshalb muß man vermehrt auf die Zufuhr von Vollkornbrot, Getreideprodukte, Nüssen, Fleisch und Kartoffeln in erträglichem Maß achten (Bsp. Fleisch 1×/Woche). Nur dann sind auch genügend Vitamine vorhanden. Ein Zuviel an Kohlehydraten wird allerdings in Fett umgewandelt. Kohlehydratquellen insgesamt (Auswahl) pro 100 g enthaltenen Kohlehydrat + kcal.: Cornflakes (83 g = 388 kcal), Haferflocken (66 g = 402 kcal), Naturreis roh (75 g = 371 kcal), Knäckebrot (77 g = 380 kcal), Roggenvollkornbrot (46 g = 239 kcal), Kartoffeln ohne Schale (19 g = 85 kcal), Kartoffelpüreepulver (79 g = 365 kcal), Äpfel (12 g = 50 kcal), Bananen (16 g = 66 kcal), Weintrauben (16 g = 70 kcal), Trockenobst wie Aprikosen, Pflaumen, Rosinen (ca. 70-60 g =

306–270 kcal)/(Quelle: R. MILSER, K. GRÄFE S. 26).

## Kohlehydratprodukte

Bei Nahrungsmittelnkonzentraten im Sportbereich teilt man diese in zwei Hauptgruppen ein.

a) Kohlehydratprodukte als kurzzeitiger Energielieferant bestehend aus einem enzymatisch hydrolisiertem Maltodextrin, hier „Energie-Max" genannt.

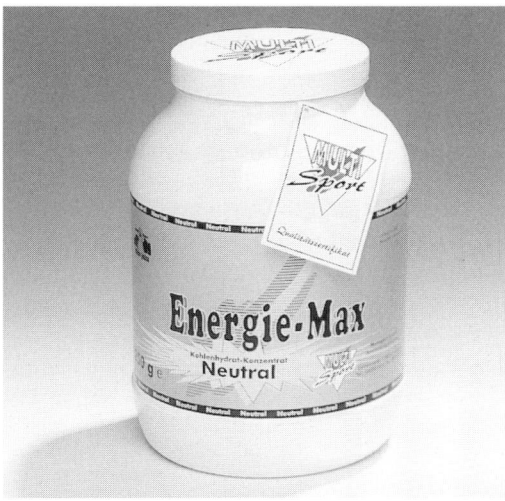

*Energie-Max*

Dieses Produkt ist wirklich nur ein reiner Energielieferant und kann in jedem Fruchtsaftgetränk oder Mineralgetränk, etc. eingemischt werden, da es geschmacksneutral ist. In diesem Produkt finden wir weder Vitamine noch Minerale, keinerlei Fett oder Eiweiß, aus diesem Grunde wird es nach Einnahme vom Körper auch sofort resorbiert. Hier handelt es sich um ein Produkt, welches aus Mono-, Di-, Oligo- und Polysacchariden besteht, deshalb schnellverfügbare Energie

freisetzt *plus* einer Kohlehydratlangzeitwirkung die die Kohlehydrat-Speicher aufzufüllen vermag. Es wird oft als kurzfristiger Energielieferant vor dem Training oder auch *während* dem Training eingesetzt. Viele Athleten setzen es auch kurz nach der Trainingszeit ein, um den Kohlehydrat-Speicher wieder aufzufüllen. Bei diesem Produkt handelt es sich nicht um ein komplettes Nahrungsmittelkonzentrat, wie bei „Mass-Max". „Energie-Max" kann gereicht werden, wenn jemandem beim Training durch Abfallen des Blutzuckerspielgels schwindelig geworden ist. Es sollte in diesem Fall trotzdem immer ein Arzt hinzugezogen werden!

b) Kohlehydratprodukte, welche sehr komplex aufgebaut sind, hier „Mass-Max" genannt, bestehend aus einem Kohlehydratgemisch (Fructose, Dextrose, Maltodextrin, Stärke, MCT-Öl) einem Proteingemisch (Calciumcaseinat, Lactalbumin, Hühnereiweißprotein) Vitaminen, Mineralstoffen, Lecitin, etc. Aufgrund der Vielfalt und Qualität der hier eingesetzten Zutaten kann jeder Fachmann sofort erkennen, daß es sich hier um ein sehr hochwertiges Produkt handelt. Hochwertig deshalb, weil die Kohlehydratstruktur sich aus mehreren wertvollen Energielieferanten verschiedener Sparten zusammensetzt. Auch die Eiweißkomponente besteht hier aus drei der hochwertigsten Eiweißarten. Aus diesem Grund wird dieses Produkt auch von Ärzten empfohlen. Es ist außerdem Cholesterin- und purinfrei und wurde nicht mit Haushaltszucker gestreckt.

Dieses Produkt eignet sich optimal für eine Diät (hier wird eine Mahlzeit am Tag durch eine Portion „Mass-Max" ersetzt) oder aber genauso für die gesunde Gewichtszunahme (hier werden ein bis zwei Portionen „Mass-Max" zusätzlich zu den Mahlzeiten eingenommen). Es ist jedoch ratsam, trotz dieser genauen Anwendungsbeschreibung immer zuerst einen Arzt zu konsultieren.

*Tab. Brennwerte der Nährstoffe pro Gramm: plus Sauerstoffbedarf bei der Verwertung*

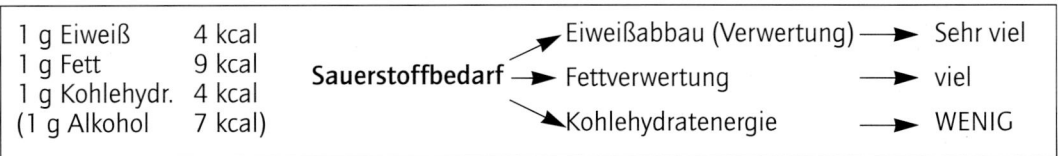

| 1 g Eiweiß | 4 kcal | | Eiweißabbau (Verwertung) | → | Sehr viel |
| 1 g Fett | 9 kcal | **Sauerstoffbedarf** → | Fettverwertung | → | viel |
| 1 g Kohlehydr. | 4 kcal | | Kohlehydratenergie | → | WENIG |
| (1 g Alkohol | 7 kcal) | | | | |

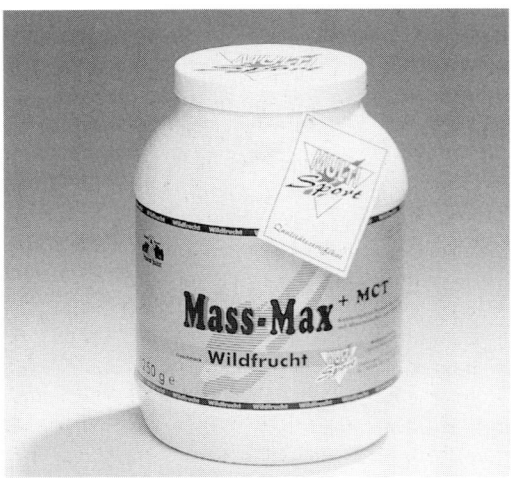

*Mass-Max + MCT*

## Die Fette

Die Fette dienen uns als sog. Energiespeicher welcher sein Depot durch schlechte Eßgewohnheiten vergrößert, so daß viele mit „Rettungsringen" behaftet sind. Fette sind lebensnotwendig, da sie Träger von *fettlöslichen Vitaminen* sind und in früherer Zeit lebenswichtig waren, um in besonders nahrungsarmen Zeiten zu überleben. Fette liefern uns sehr viel Energie, allerdings wird zur Oxidation sehr viel Sauerstoff gebraucht und behindert bei Übergewicht die Herz-Kreislauffunktion.
Wollte man seine Energie aus dem muskeleigenen Eiweißen beziehen, bräuchte man sehr viel Sauerstoff, um bei 1 g 4 kcal zu gewinnen. Hingegen liefert bei gleicher Kalorienmenge das Kohlehydrat viel mehr Energie, da weniger Sauerstoff gebraucht wird und ja sogar schon Sauerstoff in den Nährstoffen (Strukturformel, Spar-

effekt) mitgeliefert wird. Die Energiegewinnung aus Eiweißen würde und buchstäblich zerstören, hingegen schützen Kohlehydrate den wertvollen Eiweißstoffwechsel. Die Fettverwertung bei niedrig dosiertem Ausdauertraining schont allerdings wieder die Kohlehydratspeicher. Eine zu hohe Fettzufuhr hindert die Aufnahme von Eiweißen und Kohlehydraten, sowie die Freisetzung von Energie aus Kohlehydraten beim Muskeltraining. Hieraus wird ersichtlich warum man die Fettzufuhr niedrighalten sollte.
Der Aufbau der Fette besteht aus Glyzerin plus 3 Fettsäuren. Dieses Fettmolekül wird dann Triglizerid genannt. Die Fettsäuren unterscheiden sich durch die Anzahl der C-Atome, d. h. sie sind dann kurz-, mittel- oder langkettig. Die Doppelbindungen sagen das Maß der Ungesättigtheit aus.

Aufgaben: Ungesättigte Fettsäuren
        – Mehrfach –
        Gesättigte Fettsäuren
        + einfach ungesättigte

Während die sogenannten gesättigten (+ einfach ungesättigten) Fettsäuren hauptsächlich Energielieferanten sind, kommen den mehrfach ungesättigten Fettsäuren zusätzlich wichtige Aufgaben im Stoffwechsel zu. (M. HAMM: Fitneßernährung, S. 39–40)
• Aufbau der Zellmembran, Gesundhaltung des HKS.
• Energielieferanten (aus Depot)
*Da mehrfach ungesättigte Fettsäuren am Stoffwechselgeschehen sowie am Aufbau von Zellstoffen beteiligt sind, muß bei der Zufuhr darauf geachtet werden, möglichst wenig gesättigte Fette zu essen.* Diese werden schlechter verdaut und sind hauptsächlich für die Verarbeitung im Körperdepot (Speicher) gedacht. Weiter sind

*Tab. Die Einteilung der Fette + Aufbau*

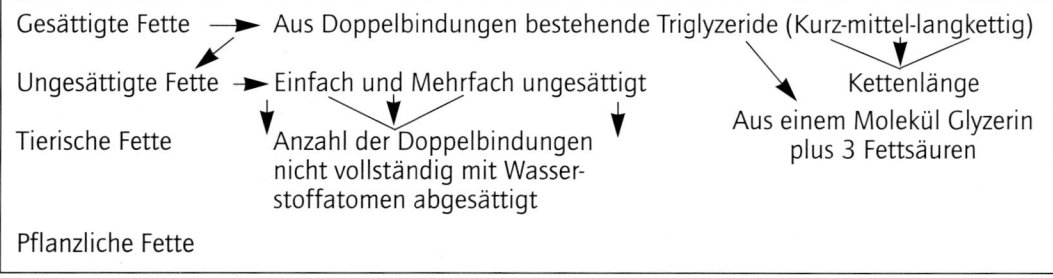

diese Fette eigentlich als Schutz für die Organe (Nierenumhüllung) gedacht und weitgehend vorhanden. *Gesättigte Fettsäuren kann der Körper also selbst bilden, während ungesättigte zugeführt werden müssen.* In der Sportlerernährung haben sich mittelkettige Fettsäuren bewährt, da sie den Fettabbau hemmen, senken sie den Blutfettspiegel und vermindern dadurch die Bildung von zuviel Cholesterin. Körpereigenes Cholesterin wird täglich gebildet und ist lebensnotwendig für die Hormonbildung (Sexual- + Nebennierenhormone) und dient als Membranbaustein der Zellen. Nur cholesterinreiche Ernährung erhöht den C-Spiegel, so daß sich Arteriosklerose bilden kann (Vgl. KONOPKA: Sporternährung, S. 61–68). Bei der Zufuhr der Nahrung sollte man pflanzliche Fette den tierischen Fetten vorziehen. Pflanzliche Fette enthalten kein Cholesterin und haben gegenüber tierischen Fetten einen höheren Anteil von ungesättigten Fettsäuren! Diese Fettsäuren sind wichtig als Träger für die fettlöslichen Vitamine A, D, E ..., eine erhöhte Fettzufuhr würde gleichzeitig die Vitaminzufuhr steigen lassen, da sonst die Bildung von *„freien Radikalen!* gefördert wird. Freie Radikale zerstören gesunde Zellen, indem sie diese zur Oxidation bringen. Diese freien Radikale gelangen z. b. durch Nahrungsaufnahme oder Tabakrauch, sowie schlechte Luft (Ozon) in unseren Körper. Geschieht dies, sollte man Antioxidantien vermehrt zuführen, weil diese die freien Radikale neutralisieren. Antioxidierende Wirkung haben Vitamine (Vgl. Dr. HAAS: Leistungsdiät). Für den Trainierenden ist die Erkenntnis von Bedeutung, da beim Training vermehrt Stoffwechselprodukte anfallen und bei einem Mangel von Vitamin etc. der Körper immungeschwächt werden kann. (Vermeidung von verrauchten Kneipen bei intensivem Training). Bei einer Immunschwäche hemmen die freien Radikale z. B. den Entzündungsprozeß. Somit hilft auch bei Verletzungen eine niedrige Fettzufuhr und eine Erhöhung von Kohlehydraten und Vitaminen die Heilungsdauer verkürzen!

## Die Eiweiße

Eiweiße (Proteine) gelten als Baustoffe sämtlicher Zellvorgänge als Grundlage für Aufbau und Bauerhaltung des menschlichen Körpers. *Proteine können nicht gespeichert werden, deshalb ist eine konstante Zufuhr wichtig.* Die Proteine befinden sich dauernd in einer Anabolen (aufbauenden) Phase, sowie in einer katabolen (abbauend). Durch diesen Wechsel haben die Eiweiße auch eine Transportfunktion, z. B. Nährstoffe, Stoffwechselprodukte sowie das Hämoglobin, welches den Sauerstoff transportiert. Proteine schützen als Baustoff Knochen, Sehnen und Knorpel. Eine Muskelkontraktion zwischen Aktin + Myosinfasern ist ohne Eiweiße nicht möglich. Wichtig sind sie für das Abwehrsystem, da Antikörper aufgebaut werden. *Bei schlechter Ernährung, d. h. mangelnde Kohlehydrate und Fette bei ungenügender Kalorienzufuhr ermöglichen die Energiegewinnung aus muskeleigenen Eiweißen. Somit befindet sich der Körper dann dauernd in einer katabolen Phase und nimmt an Muskelsubstanz ab. Eine genügende Zufuhr ist also notwendig,* um auch den Fettstoffwechsel in Gang zu halten. Bei leichter Arbeit benötigt man ca. 0,7–0,9 g Eiweiß pro kg Körpergewicht pro Tag, je nach Alter und Geschlechtsunterschiede (KETZ, BAUM). Proteine bestehen aus Aminosäuren, sie haben die Aufgabe, körpereigene Eiweiße herzustellen. Unterschieden wird zwischen Essentiellen und Nichtessentiellen Aminosäuren. Essentielle wie Lysin, Leucin etc. (gesamt 8) müssen mit der Nahrung zugeführt werden (Arginin + Histin sind halbessentiell). Der verbleibende Rest von nichtessentiellen Aminosäuren kann der Körper aus Enzymen der zugeführten selbst herstellen. Insgesamt sind es 22 Aminosäuren. Die Ernährung sollte so zusammengestellt sein, das sie die essentiellen Aminosäuren enthält, d. h. die biologische Wertigkeit ist der entscheidende Faktor. Biologische Wertigkeit ist die Menge, welche aus 100 g Eiweißen am meisten essentielle Aminosäuren enthält. Bei der Beachtung der biologischen Wertigkeit unterscheidet man, in welchem Eiweiß, tierisch oder pflanzlich, der Faktor am höchsten ist! Tierisches Eiweiß ist enthalten in *Fleisch*, Wurst, *Eiern*, Milch und *Fisch*. Pflanzliches Eiweiß ist enthalten in Getreide, Kartoffeln, Soja, Nüssen und Gemüse. Normalerweise ist das tierische Protein höherwertig, man hat aber festgestellt, daß eine Ergänzung aus bei-

## Eiweißzufuhr bei Kraftsportarten und Ausdauerdisziplinen – nach Literaturangaben

| | |
|---|---|
| Prozentualer Anteil der Gesamtzufuhr: | Insgesamt zwischen 15–22% |
| 15% bei Ausdauersportarten | Laufen, Spiele, Skilanglaufen |
| 15–18% bei Kraftausdauer | Boxen, Ringen, Schwimmen, Rudern, Radfahren, Ski-Alpin |
| 18% bei Schnellkraft | Sprinten, Mehrkampf, Schwimmen (Kurzdistanz), Eisschnellauf |
| 20–22% bei Kraft | Gewichtheben, Bodybuilding, Kugel, Diskus, Hammerwurf |
| Je nach Trainingseinheiten sind obere bzw. untere Werte zu beachten | |

## Eiweißquellen: Tierisch, Pflanzlich – nach Literaturangaben – Auswahl, Menge E. + kcal

| Tierisches Eiweiß | | | Pflanzliches Eiweiß | | |
|---|---|---|---|---|---|
| Milch | (500 g = 16 g | E = 315 kcal), | Bohnen weiß | ( 75 g = 16,5 g | E = 221 kcal), |
| Buttermilch | (500 g = 20 g | E = 205 kcal), | Linsen | ( 75 g = 17,6 g | E = 223 kcal), |
| Joghurt | (150 g (3,5%) = 5,9 g | E = 102 kcal), | Sojabohnen | ( 75 g = 27,6 g | E = 340 kcal), |
| Speisequark | | | Sojakäse Tofu | (100 g = 7 g | E = 76 kcal), |
| (mager) | (100 g = 17,2 g | E = 81 kcal), | Erbsen | | |
| Eier | ( 60 g = 7 g | E = 82 kcal), | (gelb, geschält) | ( 75 g = 17,3 g | E = 260 kcal), |
| Kabeljau | (200 g = 34 g | E = 136 kcal), | Kichererbsen | ( 75 g = 15 g | E = 229 kcal), |
| ½ Hähnchen | (500 g = 103 g | E = 665 kcal), | Saubohne | ( 75 g = 17,9 g | E = 232 kcal), |
| Steak | (200 g = 42,5 g | E = 244 kcal), | Bierhefe | | |
| Kotelett | (150 g = 22,8 g | E = 504 kcal), | (getrocknet) | ( 10 g = 4,8 g | E = 36 kcal), |
| Gek. Schinken | (100 g = 19,5 g | E = 263 kcal) | Sojamilch | (125 g = 4,3 g | E = 45 kcal) |
| Eiweiß aus Fisch enthält pro Gramm am wenigsten Fett (je nach Zubereitung) | | | | | |
| Teilweise fehlen Angaben im GU-Kompaß über vorhandenes Magnesium + Vitamin B 6 sowie Vitamin E in den oben auf geführten pflanzlichen Eiweißquellen, d. h. es liegen keine Daten vor. | | | | | |

den den Faktor erhöht (Ausnahme: Nahrungsmittelkonzentrate). Die höchste Wertigkeit von 137 kann durch Eiprotein und Kartoffelprotein (⅓ : ⅔) erreicht werden. (Es existiert aber derzeit auf dem europäischen Markt kein Kartoffelprotein, das den Anforderungen für den Einsatz in einem Nahrungsmittelkonzentrat gerecht würde). Ein Vollei hat eine alleinige höchste Wertigkeit von 100 (Milch 94), hieraus ergibt sich die Kombination von Getreide- und Milchprodukten als das am günstigsten. Ei, Milch, Quark plus Kartoffeln oder das beliebte Müsli mit Milch, Obst und Getreide. Eine Zufuhr von Eiweißen erhöht auch den Fettgehalt, bedingt durch die Nahrung. Man sollte darauf achten, daß das Cholesterin + Purin (Harnsäurebildner) geringgehalten wird. Purinfrei sind Eier + Milch, dafür haben Eier einen höheren Cholesterinwert. In Kombination mit pflanzlichem Ei-

weiß kann dies aber bei reduzierten tierischen Eiweißen geringgehalten werden. Wenn zuviel Eiweiß zugeführt wird und die Kohlehydrataufnahme gesenkt wird, muß dem Körper (Muskel) Wasser entzogen werden zum Abbau. Dies senkt die Leistung, da man bei Aktivität freisetzt. Da Kohlehydrate 3 Moleküle Wasser liefern, schonen sie den Eiweißstoffwechsel! Es werden bei zu eiweißhaltiger Nahrung auch Harnstoffe ausgeschieden, welche wertvolle Mineralstoffe wie Kalium, Calcium + Magnesium mitausscheiden. In der Milch ist Calcium enthalten, wird aber zuviel Milch zugeführt, kann dies einen Calciummangel begünstigen (Dr. HAAS: Die Topdiät). Dies sollten überwiegend Frauen berücksichtigen, da Calcium sowie Magnesium (u. a.) für die Knochenstabilität wichtig ist, bei Mangel Osteoporose hervorrufen kann. Calciumquellen pflanzlicher

Herkunft erspraren tierische Produkte in hohen Maß zu konsumieren. Regelmäßige Aktivität beugt Calciummangel vor, da der Knochen zur Bildung angeregt wird. Einen weiteren negativen Effekt hat eine zu große Eiweißzufuhr auf die Zelle, nämlich auf die Zellmembran. Die Zellmembran verdickt durch Ablagerungen an den Kapillaren und verhindert somit, daß Sauerstoff und Nährstoffe aus dem Blut ins Gewebe treten können. Die Folge ist Müdigkeit und Leistungsminderung (Vgl. E. SCHNEIDER, R. BIRCHER).

Durch den Abbau des Eiweißes über Niere + Leber etc. werden diese Organe übermäßig belastet. Hieraus erfolgt, daß eine vorübergehende Eiweißreduzierung den Körper sozusagen „entschlackt". Wieviel Proteine nun zugeführt werden müssen beim Sport, scheint spezifisch zu sein. Bei Kraftsportlern ist die Zufuhr erhöht, die Literaturangaben schwanken von 1,6 g/kg bis zu 2-4 g/kg. Bei einem Training von 2-3 Einheiten pro Woche dürften 1,6 g/kg ausreichen, hingegen werden Leistungssportler nicht unter 2-2,5 g/kg auskommen können. Bei dieser Menge steigt natürlich der Fettgehalt und damit die Purine + Cholesterine, hier sind Nährstoffkonzentrate mit den genannten Aminosäuren angebracht.

Ein zuviel an tierischen Eiweißen führt durch die Purine, von denen der Körper Harnsäure herstellt, zu Gicht, Harnsäure lagert sich dann in den Gelenken ab. Die Zufuhr deshalb 50 : 50 ist gesünder oder zumindest den Eiweißbedarf teilweise durch purin- und cholesterinfreie Nahrungsmittelkonzentrate abdecken. Dies gilt vor allem für reine Kraftsportler, da der Fettgehalt durch die Eiweiß-Zufuhr steigt. Auf die Kalorien muß daher geachtet werden.

**Beachte:** pro Mahlzeit ist nur ca. 20-40 g vom Körper verwertbar, was natürlich vom Stoffwechsel jedes einzelnen beeinflußt wird. Der Rest wird ausgeschieden oder in Fett angesetzt. Viele kleine Portionen (ca. alle 2,5-3 Stunden, siehe Baby) sind günstig um den Aminosäurespiegel optimal zu halten. In Verbindung mit Kohlehydraten ergibt dies eine gute Verstoffwechselung. Nun wird und auch klar, warum *ein Baby alle 2,5-3 Stunden nach der Nahrung schreit!*

## Proteinprodukte

Es ist nur sehr schwer möglich, durch eine „normale" Ernährung bei durchschnittlichem Training oder andauernder körperlicher Anspannung (Streß) den Eiweißbedarf optimal abzudecken. Zuviele Purine und sonstige „Abfallstoffe" im Eiweißanteil der Nahrung, selbst bei einer „gesunden" Ernährung, verhindern die bestmögliche optimale Versorgung. Inzwischen gibt es, insbesondere für Sportler, hochwertige Nahrungsmittelkonzentrate, welche zusammen mit einer gesunden und ausgewogenen „Normalernährung" den Eiweißbedarf doch nahezu vollkommen und gesund abdecken. Es wird empfohlen, ca. 1/3 bis maximal 50% der täglichen Eiweißzufuhr über Nahrungsergänzungen (Nahrungsmittelkonzentrate) abzudecken. Gute Erfahrungen wurden in Zusammenarbeit mit Sportlern (aus den Sportarten: Gewichtheben, Aerobic, Body-Building, Tanzen, Fußball, Schwimmen und Triathlon) und den Produkten der Firma Multisport gemacht. Die hier im Einsatz gewesenen Produkte nennen sich „Proti-Max 85" und „Proti-Max 90".

„Proti-Max 85" ist ein geschmackvolles, instantisiertes 3-Komponenteneiweiß. (Die Eiweißquellen sind: Calciumcaseinat, Lactalbumin, Eiweißprotein). Durch die Zugabe von Kohlehydraten (Fructose) Vitaminen, Mineralstoffen und Lecithin wurde dieses Produkt noch erheb-

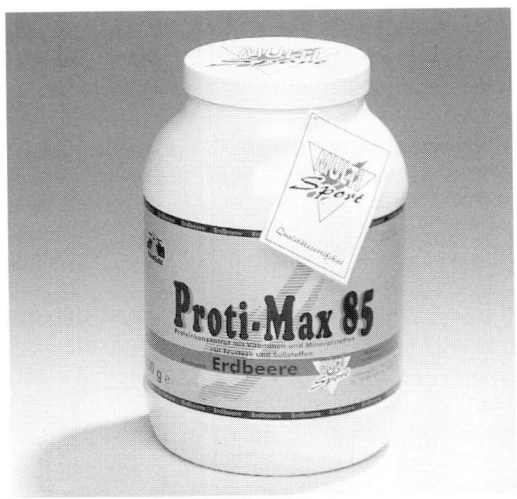

*Proti-Max 85*

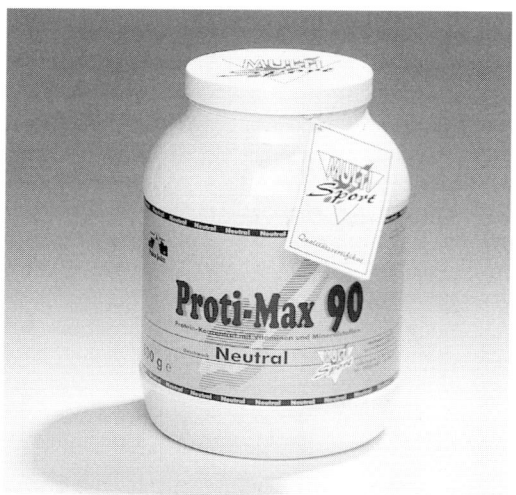

*Proti-Max 90*

lich aufgerüstet. Bei der Auswahl der Geschmacks- und Farbstoffe legte man Wert auf natürliche bzw. naturidentische Zutaten. Das Produkt selbst hat durch seine Zusammensetzung eine biologische Wertigkeit von weit über 100. „Proti-Max 85" ist leichtverdaulich, desweiteren cholesterin- und purinfrei!

„Proti-Max 90" ist ein instantisiertes, geschmacksneutrales 90%iges Eiweißkonzentrat. Dieses Produkt kommt hauptsächlich bei Wettkampfsportlern während ihrer Diätphase zum Einsatz, weil es nahezu keine Kalorien hat. Da es geschmacksneutral ist, kann es jedoch auch in andere Speisen eingerührt werden, um deren Proteingehalt anzugeben, ohne eine geschmackliche Veränderung zu bewirken.

## Vitamine, Mineralstoffe + Spurenelemente und Flüssigkeitshaushalt

Vitamine gehören zu den essentiellen (zugeführten) organischen Verbindungen, welche im Stoffwechsel als Biokatalysatoren zur Steuerung der Vorgänge des menschlichen Körpers dienen. Makronährstoffe sind Mineralstoffe, wenn der Bedarf über 100 mg pro Tag liegt. Bei weniger als 100 mg werden sie Spurenelemente oder Mikronährstoffe genannt (vgl. Konopka, E. Cudlipp). Vitamine haben direkte Beeinflussung auf den Eiweiß-Kohlehydrat-Fett- und Mineralstoffwechsel und werden in

fettlösliche und wasserlösliche Vitamine eingeteilt. Im Sport ist der Vitaminbedarf meistens doppelt so hoch als bei Nichtsportlern, deshalb ist auf ausreichende Zufuhr zu achten. Da Nikotin Vitamin C „aufbraucht" ist bei Rauchern der Bedarf höher. Einseitige Erhöhung eines Vitamins schadet, nur bei Mangelerscheinungen kann dies angebracht sein. Zwischen Ausdauersportler und Kraftsportler sind die Vitaminangaben in etwa gleich, Ausnahme einer höheren Zufuhr bei Kraftsportlern gelten z. B. bei Vitamin B 6 (Eiweißstoffwechsel) sowie B 2 (Fettstoffwechsel) wobei auch dann eine höhere Vitamin E-Gabe erfolgen sollte, da die Fettzufuhr bei Eiweißgaben steigt. Der Ausdauersportler benötigt evtl. eine höhere Gabe von Vitamin C, da er bei Wind und Regen läuft und dies dann die Immunabwehr zusätzlich unterstützt. Schwachpunkte treten bei nicht ausreichender und vollwertiger Ernährung auf.

Mineralstoffe + Spurenelemente sind *anorganisch*. Sie werden nicht produziert noch verbraucht, aber über Schweiß, Harn etc. ausgeschieden und dadurch müssen sie zugeführt werden!

Erhöhte Gaben von Vitamin C und E wirken sich einerseits auf die Immunabwehr und andererseits auf den Fettstoffwechsel günstig aus. Bei Krebs wurde z. B. mit Vitamin C experimentiert und von manchen Autoren Linderungserfolge gemeldet (keine Heilung). Bei Vitamin E wird eine höhere Dosis verlangt bei erhöhter Eiweiß- und Fettzufuhr, dies soll die Anzahl von freien Radikalen reduzieren, welche hieraus hervorgehen. Nebenwirkungen bei erhöhten Vitamin C-Dosen sind nach den verwerteten Literaturquellen von Prof. Dr. P. Lüth nicht bekannt, außer Durchfälle – diese gehen nach Reduzierung zurück (S. 99). Er empfiehlt bei Frühjahrsmüdigkeit z. B. eine höhere Gabe. Megadosen lösen aber nach neueren Untersuchungen Magen-Darmerkrankungen aus, sowie eine erhöhte Sauerstoffverwertung. Vitamin C bremst den Abbau von Vitamin E, sowie wird die Verwertung von Vitaminen B 12 durch Vitamin E günstig beeinflußt. Vitamin E erleichtert den Transport derselben durch die Zellenmembran und es sind keine Nebenwirkungen bei erhöhten Dosen bekannt (M. E. Lange-Ernst S. 177). Eine Aussage von Prof. L. Prokop

*Einteilung der Vitamine und direkte Beeinflussung auf den Stoffwechsel*

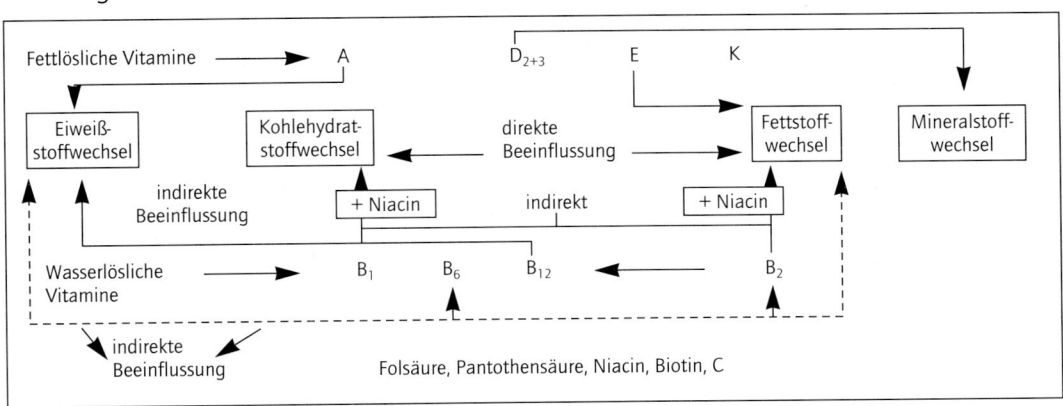

über Vitamin E dürfte sowohl für Ausdauer- und Kraftsportler interessant sein: Es unterstützt den Eiweißstoffwechsel und die Durchblutung und der Muskel spart Sauerstoff! (LANGE-ERNST S. 65).

Bei einer gezielten Ernährung wird der Körper alle diese Bestandteile aufweisen können. Kraftsportler werden die B-Vitamine besonders beachten müssen. Einen Hinweis von B-Vitaminen im Zusammenhang von sportlich aktiven Frauen, die die Pille nehmen, gibt Dr. HAAS: „Bestimmte Pillenarten erhöhen den Bedarf an B-Vitaminen, sowie Cholin und anderen Stoffen. Ein Nebeneffekt der Pille sind oft Depressionen. Diese Depressionen sind meist aber nicht psychischen Ursprungs, sondern ein Cholinverlust durch die Pilleneinnahme". Cholin kommt in der Nahrung vor und wird vom Körper als Aminosäure synthetisiert. Es dient als Überträgersubstanz im Nervensystem um geregelte Abläufe herzustellen (Acetycholin: Ein vom Gehirn hergestellter Mittler, eine Überträ-

gersubstanz im Nervensystem; wird aus Cholin hergestellt) (Dr. HAAS, Leistungsdiät S. 91). Blutarmut, Müdigkeit und Blässe durch die Periode der Frau kann durch Eisenmangel hervorgerufen werden. PETERSON und RENSTRÖM weisen darauf hin, daß sich die Fähigkeit, Eisen aus der Nahrung zu verwerten, durch Tee und Eier vermindert (S. 133). Weiter ist für die Frau wichtig zu wissen, daß eine erhöhte eiweißreiche Ernährung Calciummangel hervorruft, obwohl tierische Nahrungsmittel Calcium liefern. Calciummangel ruft Osteoporose hervor, deshalb sollte man auch hier auf ein ausgewogenes Verhältnis zwischen tierischen und pflanzlichen Nahrungsmitteln achten.

Da man aber selbst bei einer guten Auswahl der Nahrungsmittel unter Beachtung der Vitamine durch die Verarbeitung derselbigen nicht die optimale Zufuhr bekommt, ist es empfehlenswert, daß auch hier auf Ergänzungsprodukte zurückgegriffen wird. Empfehlenswert sind hier Kautabletten, da diese überall und jederzeit zu sich genommen werden können. Hier kann auf ein Multi-Vitamin-Präparat vertraut werden oder aber je nach Sportart und Bedarf die Vitamine individuell eingenommen werden. (Bsp. Vitamin C + E).

Der Vorteil bei den Vitamin-Kautabletten der Firma Multisport liegt in ihrem guten Geschmack. Die Dosierung in den einzelnen Tabletten ist nicht zu hoch und die Verpackungseinheit so gewählt, daß es innerhalb eines vertretbaren Zeitraumes aufgebraucht wird.

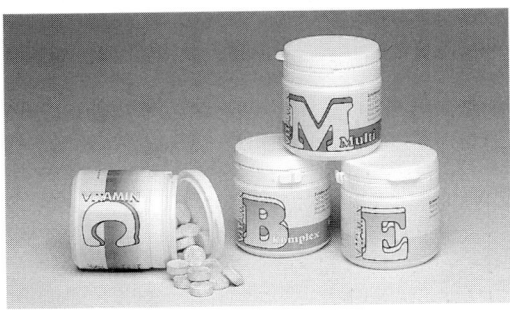

*Multi-Vitamine*

## Vorkommen und Aufgaben der Vitamine

| Vitamin | Funktion | Nahrungsquelle | Mangelerscheinungen |
|---|---|---|---|
| B1 (Thiamin) | Energie-(Kohlehydrat), Stoffwechsel | Vollkorn, Fleisch, Hülsenfr., Kartoffeln | Trainingsunlust, Müdigkeit, Störung d. Nerv-Muskelsystems, Verstopf. |
| B2 (Rhiboflarin) | Energie-(Fett)-Stoffwechsel | Milchprodukte, Seefisch | Bindehautentzündung, Müdigkeit d. Augen, Kopfschmerzen, Verwert.-störung d. Aminosäuren-E-Stoffw. |
| B6 (Pyridoxin) | Eiweißstoffwechsel erhöht bei Kraftsportler auf 10–15 mg | Vollkorn, Weizenkeime, Sojabohnen, Fisch, Fleisch, Milch | (Verhütung) v. Anämie (= roter Blutkörperchenmangel), Schwindel, Übelkeit, Mundreizung |
| B12 | Reifung s. roten Blutkörperchen | Tierische Lebensmittel | Formen v. Anämie, Menstruationsstör., Abgeschlagenh., Schwindel |
| Folsäure Bc | Bildung (Reifung) der roten Blutkörperchen | Gemüse, Leber, Hefe weiße Bohnen, Vollkornprod., Milch, Eier | Anämie, Magen-Darmstörungen, (Diarrhö) Entzündungen od. Brennen der Zunge |
| B5 (Pantothensäure) | zentr. Stoffwechselvit. für die Ausnützung v. Kohlehyd. + E F-Stoffwechsel | Hülsenfrüchte, Fleisch, Milch, Eier, Fisch | Kaum bekannt, ansonsten bei B-Vitaminen ähnlich |
| B3 Niacin | Energiestoffwechsel + CO-Enzym für den Kohlehydrat + E + F-Stoffwechsel | Fleisch, Fisch, Eier, Milch, Hülsenfr. (Niacin aus Mais + Weizen wird nicht ausgenützt | Mangel an Vitamin B 6 beeinträchtigt die Umwandlung v. Tryptophan (Aminosäure in Niacin. Krankh. bei Mangel war früher die Pellegra. (Störung des NS, mit Wahnsinn u. Tod) |
| Biotin | Synthese v. Kohlehydraten und Fettsäuren, Hautfunkt. | Eier, Haferflocken, Weizenkeime und Leber | Tritt selten auf, außer beim Verzehr v. rohen Eiklar. Hier macht die Substanz Avidin das B. unwirksam. Beim Kochen wird Avidin zerstört, gek. weiches Eiweiß ist daher besser |
| C (Ascorbinsäure) | Gesundheitsschutz Antioxidans, Förderung d. Eisenresorp. | Obst, Gemüse, Kartoffeln, Kuchen, Kräuter | Mangelnde Eisenverwertung sowie bestimmte Aminosäuren, verzögerte Wundh. + Aufbau v. Zellgeweben |
| A | Sehvorgang, Schleimhautfunktion | Fette, Milchprod., Vit. A in vielen Gemüsen | Sehstörungen, Vertrocknung der Augenschleimhaut der Augenhöhle |
| D | Calciumstoffwechsel (gegen Rachitis) | Fettfische, Lebertran, Eigelb + Margarine | Knochenmißbildungen, Rachitis bei Kindern, Wachstumsverzögerung bei hohen Gaben |
| E | Zellschutz, fettlösl. Antioxidanz, verbesserte Sauerstoffversorung | Keimöle (pflanz. Öle), Nüsse, Hülsenfrüchte, Eier, Leber | Keine, außer bei Säuglingen mit zu geringem Geburtsgewicht. (Keimöle haben den höchsten Vitamin-E-Gehalt) |
| K | Blutgerinnung | Grüngemüse, Leber | Bestimmte Antibiotika, evt. Mineralöleinnahme, Medik. welche s. Vit. K behindern, Leberkrankheiten |

Nach Michael HAMM S. 55.     Erweitert durch die Spalte Mangelerscheinungen

*Vorkommen und Aufgaben der Mineralstoffe (= Mengenelemente)*

| Mengenelement essentieller Makronährstoff | Tagesbedarf | Nahrungsquelle | Aufgaben im Körper | Mangelerscheinungen |
|---|---|---|---|---|
| Natrium (Na) | | Kochsalz NaCl in vielen Nm. enthalten | Regulation des extrazellulären osmotischen Drucks, Wassertransport u. Ausscheidung, Erregbarkeit von Nerven Muskeln | Kaum. Bei zu viel Natrium entsteht Bluthochdruck. Bei großer Hitze kann man Mineralstofftabletten + viel Flüssigkeit einem Mangel ausgleichen |
| Chlorid (Cl) | | Kochsalz NaCl | Salzsäurebildung im Magen, Regulation d. osmotischen Drucks | Keine |
| Kalium (K) | 3000–4000 mg | Getreide, Obst, Gemüse, Kartoffeln | Regulation d. extrazellulären osmotischen Drucks, Herztätigkeit, Erregung v. Nerv und Muskel | Kaum. Evt. best. Arzneimittel. Bei Erbrechen + Abführmittel, Schwindel, Durst, Muskelschwäche |
| Calcium (Ca) | 800 mg | Milch, Milchprod., Obst, grünes Gemüse, Rüben, Blattgemüse, Sellerie, Zwiebeln, Mandeln, Schokolade, Datteln, Feigen, Orangen, Schalentiere, Austern | Knochen- u. Zähneaufbau, Blutgerinnung, Erregung v. Nerv u. Muskel | Osteoporose, niedrige Blutgerinnungsfähigkeit ruft Muskelspasmen + Krämpfe, Zuckungen hervor. Bei Kindern Rachitis |
| Magnesium (Mg) | 350 mg | in allen grünen Gemüsen, Getreide | als Teil von Enzymen f. Nerv-Muskelerregung verantwortlich. Mobilisiert hauptsächlich d. Eiweißstoffwechsel neben Fett + Kohlehydratstoffwechsel | ähnlich wie Calciummangel, Müdigkeit, Depressionen, unregelmäßiger Herzschlag |
| Phosphor (P) | 800 mg | Milchprodukte, Hülsenfrüchte, Getreide, Fisch, .Huhn, Mais, Sellerie, Gurken, Bohnen, Feigen, Ananas, Muschel, Sahne, Schokol., Linsen, Roggenvollkornbrot | Knochenaufbau, Aufbau der Blutbestandteile beteiligt, wichtigste Trägersubstanz im Energiestoffwechsel (energiereiche Phosphate ATP) | Wie Calcium + Vit.-D-Mangel, Gewichtsverlust + Müdigkeit. Bei Kindern verzögertes Wachstum, Rachitis |

Nach Michael HAMM S. 59.    Erweitert durch die Spalte Mangelerscheinungen

*Vorkommen und Aufgaben der Mineralstoffe (= Spurenelemente), Mikronährstoff, Fortsetzung*

| Mengenelement essentieller Makronährstoff | Tagesbedarf | Nahrungsquelle | Aufgaben im Körper | Mangelerscheinungen |
|---|---|---|---|---|
| Eisen | 12–18 mg | Leber, Fleisch, Eidotter, Gemüse, Vollkornerzeugnisse, Nüsse, Sesam, Sonnenblumenkerne, Kuchen Kräuter | Bestandteil des Hämoglobins (roter Blutfarbstoff) zum Sauerstofftransport aus der Lunge zu d. Zellen, Bestandteil von Enzymen | Anämie (Blutarmut), Müdigkeit + Blässe Kinder: verlangsamte Entwicklung |
| Kupfer | 2 mg | Leber, Eigelb, Fisch, Roggen, Kakao, Hülsenfrüchte | Aufbau des roten Blutfarbstoffes | Anämie, Beeinträchtigt Eisenverwertung, Atmungs- u. Wachstumsverzögerung |
| Jod | 0,2 mg | Fisch, Fleisch, Milch, Weizen, Salat, Jodsalz | Bestandteil d. Schilddrüsenhormone, normaler Ablauf d. Grundumsatzes | Kropfbildung, Schilddrüsenunterfunktion, Lustlosigkeit, Übergewicht |
| Zink | 15 mg | Rindfleisch, Erbsen, Hafer, Weizenkeim, Krabbenfleisch, Kakao, Vollweizenprodukte | Aufbau v. Insulin, Bestandteil v. Enzymen, Immunsystem | Alkohol hemmt Zinkverwertung, schlechten Appetit, Anämie, langsame Wundheilung, gestörte Sekretion d. Sexualdrüsen |
| Mangän | 2 mg | Hafer, Weizen, Spinat, Leber, Vollkorngetreide, Rüben, Schokol., Hülsenfrüchte, Nüsse | Enzymbestandteil, steigert die Verwertbarkeit von Vitamin B 1 | nicht bekannt |
| Kobalt | 0,005 mg | Leber, Getreide, Hülsenfrüchte | Bestandteil von Vit. B 12 Bildung v. Blutzellen | Anämie |
| Molybdän | 0,2 mg | Hafer, Weizen, Nüssen, Hülsenfrüchte | Bestandteil von Enzymen | nicht bekannt |
| Selen | 0,1 mg | pflanzliche Lebensmittel | wasserlösliches Antioxidants, Enzymbestandteil + Immunsystem | evtl. eine Steigerung von freien Radikalen, wenn auch zu wenig Vit. E zugeführt wird (vgl. KONOPKA, Dr. HAAS) |

Nach Michael HAMM S. 59.    Erweitert durch die Spalte Mangelerscheinungen

## Der Flüssigkeitshaushalt im Sport

Die Flüssigkeitszufuhr im Sport ist mit entscheidend für die Aufrechterhaltung der Leistung. Wasser kommt im Blut und im Bindegewebe vor und sorgt dafür, daß das Blut nicht dickflüssig wird. Beim Verdauungsvorgang werden täglich viele Liter gebraucht. Die Wasseraufnahme in Trinkflüssigkeit und in den Speisen sowie das bei der Verbrennung entstehende Oxidationswasser liegt bei ca. 2,5 Liter, wobei dies wieder über den Harn, Stuhl, Haut (Schwitzen) und Lungen wieder abgegeben wird. Somit ergibt sich ein Grundbedarf an Flüssigkeit. Wird dem Körper durch zu wenig trinken Wasser entzogen, entsteht im Extremfall eine erhöhte Viskosität (Zähflüssigkeit) des Blutes. **Bei einem Wasserverlust von 1–3% entsteht außer Durst bereits Müdigkeit und Schwäche.** Die Nieren werden auf Dauer überlastet und können keine Abbauprodukte des Eiweißstoffwechsels mehr ausscheiden. **Bei einem Verlust von 2–4% kommt es bereits zum Leistungsabfall.** Trinken sollte man bereits vor dem Durstgefühl; 3 Liter pro Tag sollten es mit kohlehydratreicher Ernährung mindestens sein. Bei intensivem Training und heißem Wetter können pro Std. 1–2 l + mehr verbraucht werden. Wenn genügend getrunken wird, sind die Blutgefäße so gefüllt, daß die mehr Wärme abstrahlen können und so entsteht ein Spareffekt der Schweißverdunstung über die Schweißdrüsen. Die zugeführte Flüssigkeit darf Wasser alleine nicht sein, da sonst die Mineralstoffe nicht gebunden werden können und somit zuviel Magnesium, Kalium und Natrium ausgeschieden wird. Ein Getränk sollte eine isotone Menge enthalten, d. h. das Mineralstoffpulver sollte so verdünnt sein, daß die Aufnahme nicht behindert wird. Dies entspricht etwa einem Verhältnis einer Schorle Apfelsaft, Fruchtsaft etc., welche mit Mineralwasser verdünnt $2/3 : 1/3$ ergibt. Noch wertvoller sind hier noch die isotonischen Mineralgetränke. Bei hochdosierten Lösungen von Zusätzen ist eine 5%ige Verteilung auf 1 Liter Wasser günstig, welches dann einer Schorle gleicht. Limonaden und Cola enthalten zu viel Zucker und keine Mineralstoffe. Durch diese Getränke sinkt der Blutzuckerspiegel und Insulin wird ausgestoßen, die bewirkt

Zuckerabbau und mehr Durst. Wenn zuviel Alkohol konsumiert wird, werden dem Körper Mineralstoffe entzogen. Alkohol blockiert ein Hormon, das den Wasserverlust über den Urin steuert, so daß man in Gesellschaft bei mehreren Weißbieren öfters auf die Toilette muß als die anderen mit Wasser. Ein Rausch erfordert eine Menge von B-Vitaminen (bes. B1), welche ja eine Schlüsselstellung im Kohlehydrat-Eiweiß und Fettstoffwechsel haben. 0,1 ml Alkohol werden in der Leber pro kg Körpergewicht und Stunde abgebaut. Für Kraftsportler ist es wichtig zu wissen, daß eine Alkoholmenge von ca. 15 ml (ca. $3/4$ Liter Bier) schon zu einer Reduzierung der Testosteronproduktion führt (Androgen wirkend: auf Sexualfunktion – Anabol wirkend: Förderung der Proteinsynthese) und sich damit schon leistungsmindernd auswirken kann (Lehnhart, Seibert, S. 218). Geringe Mengen stimulieren den Körper und machen ein Gefühl der Lockerheit, zuviel schadet. Bei Coffein gilt, daß geringe Mengen den Fettstoffwechsel anregen und zuviel Nervosität und Zittern auslösen. Im Sport führt die Zufuhr von 1–3 Tassen Kaffee ca. eine $3/4$ Stunde vor Wettkampfbeginn zur erhöhten Bereitschaft, Adrenalin auszustoßen und wachsamer zu sein. Ansonsten steht Coffein bei erhöhter Einnahme (Tabletten) auf der Dopingliste.

Wir haben nur eben erfahren, daß die Flüssigkeitsaufnahme mit ihren darin gelösten Mineralstoffen eine Schlüsselposition im Körper einnimmt. Dieses Wissen bildet die Daseinsberechtigung für die isotonischen Mineralgetränke, hier „ISO-MAX" und „ISO-MAX light" genannt.

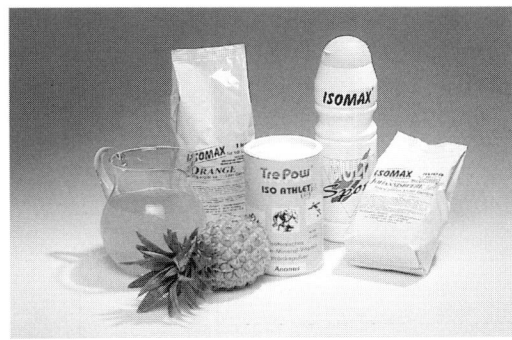

*ISO-Max, ISO-Max light*

Dieses Mineralgetränkpulver enthält die für den Körper wichtigsten Vitamine und Mineralstoffe in einem auf den Sportler abgestimmten Verhältnis. Beide Produkte beinhalten die gleichen Mengen an Vitaminen und Mineralien. „ISO-MAX" hat einen höheren Energiewert, da es mehr Kohlehydrate enthält. Für Sportler, welche aufgrund einer Diät nicht so viele Kohlehydrate zu sich nehmen sollten, gibt es „ISO-MAX light". Beide Produkte sind sehr gut löslich und sehr erfrischend. Die hervorragenden Geschmäcker stützen sich auch hier wieder auf natürliche und naturidentische Aromen.

## Die Nährstoffzusammensetzung

Die prozentuale Nährstoffzusammensetzung unterscheidet sich vom Kraftsportler zum Ausdauersportler, sowie vom Schnellkraftsportler zum Kraftausdauersportler. Mit zu berücksichtigen ist der Grundbedarf in Ruhe und ohne Betätigung zusammen mit sportlicher Aktivität – genannt Arbeitsbedarf – bezogen auf das Körpergewicht. Der Magenverweildauer einzelner Nahrungsmittel ist, gerade vor dem Sport, Bedeutung beizumessen, das sonst Blut und Wasser (und damit Energie) dem arbeitenden Muskel entzogen wird (für die Verdauungsarbeit). Beim Kraftsportler kommt durch die erhöhte Eiweißzufuhr eine erhöhte Fettaufnahme zustande. Bodybuilder versuchen, diese Fetterhöhung minimal zu halten, um schneller in Wettkampfform zu kommen. Ebenso die Leicht-

und Mittelgewichtler im Gewichtheben oder Kraftdreikampf. Dem Schnellkampfsportler (Sprinter, ...) kommt eine höhere Kohlehydratzufuhr, für die nicht so kraftbetonte Arbeit, zu. In Richtung Kraftausdauer (Schwimmer, ...) und allgemeiner Ausdauer (Läufer) erhöht sich die Kohlehydratzufuhr zugunsten der Eiweiß- und Fettzufuhr automatisch, hier wird am wenigsten Muskelmasse aufgebaut. Um beim Kraftsportler oder auch Bodybuilder die Fettzufuhr durch Mahlzeiten zu minimieren, ist es viel günstiger, den erhöhten Kalorienbedarf durch die Erhöhung der Kohlehydratzufuhr und den erhöhten Eiweißbedarf mit Eiweißzufuhr in Form von Ergänzungsprodukten aufzufüllen. Die Fettzufuhr sinkt bei gleichbleibender Nährstoffrelation zugunsten von Kohlehydraten und Eiweißen und es entstehen weniger freie Radikale, weil die Produkte (es darf kein kollagenes Eiweiß sein, weil dies der Körper nicht verwertet) purinfrei und magenfreundlich sind. Wenn die Kalorienzufuhr insgesamt gemessen werden soll, gelten folgende Richtlinien:
Der Grundumsatz ist der Bedarf in Ruhe ohne Betätigung in 24 Stunden.

**Formel: Körpergewicht $\times$ 24 Stunden**
Bsp.: 80 kg     $80 \times 24 = 1920$ kcal.

Bei leichter Betätigung kommt ein Zuschlag von ca. 500–800 kcal, bei schwerer Tätigkeit 1400–2000 kcal, bei zusätzlicher sportlicher Aktivität (je nach Sportart und Leistungsklasse bzw. Breitensportler oder Aktiver) zwischen

*Als Berechnung dient ein Dreisatz (nach R. BREUER)*

Bsp. Kraftsportler, geschätzter Gesamtbedarf 4000 kcal aus: = 100%
42% Kohlehydrate     36% Fett     22% Eiweiß

Kohlehydrat:     $42\% = \dfrac{4000 \text{ kcal} \times 42}{100} = \dfrac{1680 \text{ kcal}}{4 \text{ kcal/g}} = 420$ g

Fett:     $36\% = \dfrac{4000 \text{ kcal} \times 36}{100} = \dfrac{1440 \text{ kcal}}{9 \text{ kcal/g}} = 160$ g

Eiweiß:     $22\% = \dfrac{4000 \text{ kcal} \times 22}{100} = \dfrac{880 \text{ kcal}}{4 \text{ kcal/g}} = 220$ g

Die Nährstoffverteilung ist dann:

| | | |
|---|---|---|
| Kohlehydrate | 42% | = 420 g |
| Fette | 36% | = 160 g |
| Eiweiß | 22% | = 220 g |

*Die Magenverweildauer einzelner Nährstoffe*

---

1–2 Stunden verbleiben im Magen: weiche Eier, gekochter Reis, Wasser, Kaffee + Tee

2–3 Stunden: rohe Eier und 3 Minuten gekochte Eier, gekochte Milch, Kartoffeln, Seefisch, Kaffee mit Sahne

3–4 Stunden: Vollkornbrot sowie Schwarzbrot, Bratkartoffeln, Äpfel, Rührei, Karotten + Spinat

Grenze  --------------------------------------------------------------------------

4–5 Stunden: Hülsenfrüchte, Geflügel, Gurkensalat, in Fett Getrocknetes

6–7 Stunden: Pilze, Heringssalat, Speck, Thunfisch in Öl

7–8 Stunden: Gänsebraten, Schweinshaxe, Grünkohl, in Öl Eingelegtes

---

Auswahl: nach DONATH/SCHÜLER

300–800 kcal brutto. Von diesem Bruttogehalt ist dann der Verbrauch von der Aktivität abzuziehen, so daß gar nicht so viel zusätzlich konsumiert (kcal) werden muß. Die tägliche Kalorienzufuhr ist stoffwechsel- und altersbedingt und damit individuell, so daß die eigene Erfahrung und individuelle Ernährung Bedingung für die optimale Nährstoffgesamtzufuhr ist. Als Hilfe eignet sich aber eine Berechnung in denen die Nährstoffe zugeordnet in Prozent und Gramm aufgeschlüsselt werden können.

Der physiologische Brennwert für 1 g Kohlehydrate = 4 kcal, 1 g Eiweiß = 4 kcal, 1 g Fett = 9 kcal.

Um diese Angaben zu erreichen, wenn die Stoffwechselfunktion 4000 kcal ergibt, ist viel Erfahrung und Wissen nötig. Zu prüfen sollten vor Beginn einer neuen Nahrungszusammenstellung – die Blutwerte. Wichtig sind noch die Cholesterinwerte sowie die Blutfette, Blutzucker und Harnsäurewerte. Der Arzt wird darüber Auskunft geben können. Wichtig ist bei einer Gewichtsreduktion (niedrigere Gewichtsklasse …) zu wissen, daß sich die Blutwerte verschieben. Beispielsweise erhöht sich der Harnsäurespiegel bei Gewichtsabnahme sowie bei sehr hartem intensivem Training, der Arzt muß diesbezüglich informiert sein, um keine falsche Diagnose zu stellen. Wird eine Diät für die Sportart zur optimalen Leistung zusammengestellt, sollte ein solides Grundlagenwissen über Literatur, Ernährungsberater und Arzt eingeholt werden. Eine Diät- und Nahrungszusammenstellung einfach zu übernehmen entspricht nicht der persönlichen Stoffwechselsituation.

## Die Magenverweildauer einzelner Nährstoffe

Für den Sportler und Ernährungsbewußten sollte die Grenze bei der angegebenen Magenverweildauer im Maximalen von 3–4 Std. liegen. Hiermit ist die Voraussetzung gegeben, daß ein deftiges Mittagessen bsp. Rührei mit Vollkornbrot und Kartoffeln sowie Salat, bereits vor dem abendlichen Training verdaut ist – das Blut ist dann für die Muskelarbeit und nicht für die Verdauung bereit. Der oft beliebte Gurkensalat am Abend zusammen mit diversen Obstsorten ist nur minimal beizumischen. Gurkensalat ist langfasrig und deshalb schwer zu verdauen.

Um eine gezielte kalorienbewußte Ernährung mit allen Nährstoffen, Vitaminen und Mineralstoffen zu bekommen, empfiehlt es sich, eine Kombination aus gezielter Ernährung in Verbindung mit ausgesuchten Nahrungsmittelkonzentraten (Ergänzungsprodukten) im Verhältnis von $2/3$ zu $1/3$ zu wählen. Die Fettzufuhr sowie die Gesamtkalorienzahl kann somit gezielter im optimalen individuellen Bereich kontrolliert und gesteuert werden.

## Ernährung

Da Kohlehydrate nicht gleich Kohlehydrate sind, und Eiweiß nicht gleich Eiweiß ist, muß bei der Auswahl der Nahrungsmittel sowohl als auch der Nahrungsmittelkonzentrate unbedingt auf Qualität hochwertiger Produkte bzw. Nahrungsmittel zurückgegriffen werden, denn:

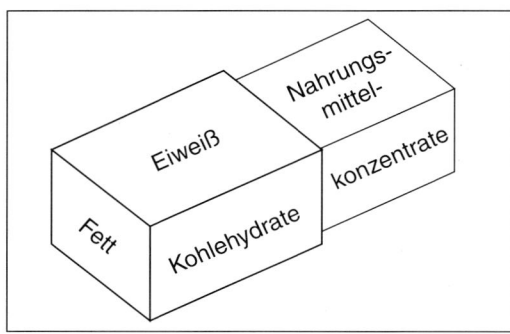

# Man ist was man ißt!

## Ernährung, Sport, Körpergewicht

### Welches Körpergewicht ist optimal?

Das sogenannte optimale Körpergewicht wird rein wissenschaftlich nach BROCA in Körpergröße und Kilogramm ins Verhältnis gesetzt. Dies bedeutet:

**Normalgewicht nach BROCA**
Körpergröße (cm) –100 = Normalgewicht (kg)
Beispiel: 180 cm –100 = 80 kg
(aus: BUSKIES, BOECK-BEHRENS S. 41)

**Idealgewicht nach modifizierten BROCA-Index**
Männer:
Körpergröße (cm) –100 –10% = Idealgewicht (kg)
Frauen:
Körpergröße (cm) –100 –15% = Idealgewicht (kg)
(aus: BUSKIES, BOECK-BEHRENS S. 43)

Das Körpergewicht spielt in dem Bereich der Medien, durch das Schlankheitsideal gekennzeichnet, eine große Rolle. Ein schlanker Körper wird eher als „schön" oder „ästhetisch" gewertet als ein sehr dicker Körper. Abhängig vom Körpergwicht ist die Konstitution mit samt seinen individuellen Stoffwechselvorgängen. Der Brocaindex orientiert sich nach wissenschaftlichen Untersuchungen, bei denen festgestellt wurde, daß schlanke Körper weniger zu den „Zivilisationskrankheiten" neigen als Übergewichtige. Gemeint sind Diabetis, Bluthochdruck, orthopädische Probleme, Herz-Kreislauf Krankheiten usw. Da der Brocaindex sehr streng wissenschaftlich ist, sollte man sich auch nach dem Wohlfühlgewicht orientieren. In der Praxis zeigt es sich oft, daß Personen sich bei der oben genannten Größe (180 cm/80 kg) mit 82 kg (Bsp.) wohlfühlen und mit 79 kg schon sehr nervös wirken. In diesem Fall sollte man eher 82 kg vorziehen.
Außerdem kommt es darauf an, wieviel man sich bewegt. Ein Langstreckenläufer der 50 km pro Woche läuft wird eher dem Idealgewicht nahekommen als ein Kraftsportler oder Bodybuilder, der von seiner Sportart her eher schwerer wird durch Muskelwachstum. Bei einem solchen Sportler sind bei einer Körpergröße von 180 cm 90 kg normal. Hier sollte aber ein zusätzliches minimales allgemeines Ausdauerprogramm eingesetzt werden, um das Herz an die größere Masse zu gewöhnen und damit den Kreislauf zu stabilisieren.

## In eigener Sache:

Die Firma Multisport ist Mitglied im Verein für Nahrungsforschung e. V. und sehr darum bemüht, nur sinnvolle und für den Körper wertvolle Produkte auf den Markt zu bringen. Die Geschäftsleitung dieser Firma besteht aus leidenschaftlichen Sportlern, die ihre Produkte auch selbst essen, deshalb wird hier Qualität großgeschrieben. Außerdem werden diese Produkte auch noch in Ländern wie Schweiz, Österreich, Ungarn, Tschechien, Spanien, Frankreich und Holland verkauft und aus diesem Grund ist es unumgänglich, daß auch den entsprechenden, teilweise sehr hohen Qualitätsansprüchen dieser Länder Genüge getan wird. Aus diesem Grund kann man, wenn man genau hinschaut, auf fast allen Etiketten irgendwelche Chiffre-Nummern finden, welche nötig sind, um die Einfuhr und den Vertrieb in jeweiligem Land zu ermöglichen. Da viele Erkenntnisse, auf welchen die Nahrungsmittelkonzentrate für Sportler basieren, aus der Baby- und Nahrungsmittelindustrie kommen, ist es sehr leicht nachzuvollziehen, daß die Grundidee doch eine wohl sehr gute ist. Jedoch ist die Qualität dieser Sportlernahrungsmittelkonzentrate durch den immer stärker gewordenen Preiskampf in letzter Zeit ein wenig in den Rückraum geraten. Die eine oder andere Firma hat dann (um überhaupt noch konkurrenzfähig zu sein) auf Zutaten wie kollagenes Eiweiß oder Sojaprotein aus genbehandelten Bohnen zurückgegriffen. Doch auch hier gilt wie überall – Qualität hat seinen Preis. Abschließend könnte man noch bemerken, daß es bei den Produkten der verschiedenen Firmen doch teilweise sehr große Unterschiede beim Einsatz der Zutaten gibt.

Die Süßstoffmischung aus Asportam und Acezulfam ist unumstritten wohl gesünder als die Süßstoffmischung aus Sacharin + Cyclamat, aber diese kostet das 20fache und kommt aus diesem Grund noch sehr selten zum Einsatz! Es werden auch immer mehr billigere Zuckerarten als Kohlehydratspender in Einsatz gebracht. Stärke als Kohlehydratlieferant ist einfach zu aufwendig und MCT-OL einfach zu teuer geworden, um es bei Sportlernahrungsmittelkonzentraten in Einsatz zu bringen. Aber gerade diese Zutaten machen das komplexe Kohlehydratprodukt aus. Uns als letztes muß noch die Menge der Zutaten angesprochen werden, denn der Gesetzgeber schreibt eine Mindestmenge vor, damit diese Zutat auf der Banderole ausgelobt werden darf. Auch hier kann also auf der Banderole die Zutat MCT-OL erscheinen, welche das Produkt ja doch sehr aufwertet, aber im Fertigprodukt sind nur unerheblich kleinen Mengen davon enthalten, weil gerade eben soviel zugesetzt wurde, um dem Gesetz genüge zu tun.

Seien Sie, lieber Verbraucher, sehr kritisch, wenn Sie heutzutage ein Produkt kaufen und fragen Sie hemmungslos, wenn Sie etwas wissen wollen.

Sollten Sie nähere Informationen zu den Produkten haben wollen, so bestellen Sie diese bei Multisport GmbH, Herstellung + Großhandel v. Nahrungsmittelkonzentraten, Liebenweiler 3, 88147 Achberg, Tel. (0 83 80) 4 20, Fax: (0 83 80) 4 30.

# Glossar

| | |
|---|---|
| Abduktion am Oberarm | Seitliches Hochführen des Armes gestreckt – Adduktion ist das Senken. |
| Abduktoren | Abspreizmuskeln der Beine |
| Achillessehne | Verbindungssehne der Wadenmuskulatur zur Ferse (Calcaneus). |
| Adduktoren | Anziehmuskeln der Beine |
| Adrenalin | Hormon, welches Blutzucker freisetzt und bei Aktivität Fettenzyme aktiviert. Noradrenalin steigert dann den Blutdruck. |
| ADP | Adenindiphosphat, Spaltprodukt des ATP. |
| Aerob | In Gegenwart von Sauerstoff, Sauerstoffangebot ist größer als der Bedarf. |
| Agonist | Muskel, der eine bestimmte, dem Antagonisten entgegengesetzte Bewegung durchführt. |
| Aktin | Eiweißkörper der Muskelzelle mit kettenartiger und spiraliger Struktur. |
| Allgemeine Ausdauer | Mindestens $\frac{2}{3}$ der gesamten Muskulatur muß beansprucht sein. Von lokaler Ausdauer spricht man, wenn bis $\frac{1}{3}$ beansprucht wird (bsp. Oberschenkel). |
| Anabolika | Substanzen, die eine aufbauende und leistungssteigernde Wirkung haben. |
| Anaboler Stoffwechsel | Aufbauend (in der Erholungsphase). |
| Anaerob | Ohne Sauerstoff, Sauerstoffbedarf ist größer als das Angebot. |
| Analyse | Auswertung |
| Ansatz eines Muskels | Teil der Sehne, die über zwei Gelenke läuft und dieses bewegt, aktiver Teil. Nähert sich der Ansatz dem Ursprung durch Kontraktion, so ist der Muskel angespannt. |
| Anspannen | Kontraktion eines Muskels der entspannen kann. |
| Arteriosklerose | Arterienverkalkung. Krankhafte Veränderung der Arterien mit Verhärtung, Verdickung und Elastizitätsverlust. |
| Arthrose | Aufbrauchserscheinungen, Gelenkverschleiß. |
| Asymmetrisch | Ungleich oder nichtsymmetrisch im Gegensatz zu gleichsymmetrisch. |
| ATP | Adenintriphosphat, Enzym, welches Muskelkontraktion bewirkt zwischen Aktin und Myosinfasern im Muskel. Man bezeichnet es als universellen Energiespeicher. |
| Bindegewebe | Gewebe, welches Organe, Muskeln etc. bindet. |
| Bio-Energetik | Verstehen von psychischen Vorgängen im Zusammenhang mit physiologischen Auswirkungen. Verstehen der Persönlichkeit aufgrund energetischer Prozesse. |
| Biokatalysatoren | Vitamine, Spurenelemente |
| Biologische Wertigkeit | Pro 100 g verwertbare Eiweißmenge. |
| Blutdruck | Werte der Systole und Diastole. |
| Bursa | Schleimbeutel |
| BWS | Brustwirbelsäule |
| Cholesterin | Fettartiger Stoff, Grundsubstanz in allen Zellen menschlicher und tierischer Körper, kann als Schlackenstoff abgelagert wer- |

|  |  |
|---|---|
|  | den (z. B. Arteriosklerose). HDL = sog. gute C. (produziert der Körper selber). LDL = sog. schlechte C., meist zugeführtes C. |
| Cholin | Aminosäure, dient als Überträgersubstanz im Nervensystem, um Acetylcholin herzustellen, welches für nervale Abläufe zuständig ist. |
| Chrunchers | Funktionelle Bauchmuskelübung |
| Cool down | Entmüden, Abwärmen |
| Cortisol | Hormon, das den Blutzuckerspiegel reguliert. Wird in der Nebennierenrinde produziert und ist bei psychischem Streß stark erhöht. |
| Dauerverkürzung | Verspannung eines Muskels der nicht entspannen kann. |
| Degeneration | Aufbruchvorgänge |
| Diagnose | Krankheitsbezeichnung |
| Diastole | Blutrückfluß über die Venen zum Herzen, Druck niedriger. |
| Diffusion | Abbau großer Moleküle zu kleineren M. (Sieb-Prinzip). |
| Dysbalance, muskulär | Störung des Zusammenspiels einzelner Muskeln und Muskelgruppen. |
| Dystrophie | Schwund eines Muskels im Gegensatz die Hypertrophie. |
| Eiweiße | Proteine (bestehend aus Aminosäuren) befinden sich ständig in anaboler und kataboler Phase. Bei Aminosäuren unterscheidet man zwischen essentiellen (mit der Nahrung zugeführte) und nichtessentiellen A. (bildet der Körper selber). |
| Elektrolyte | Chemische Verbindungen wie Säuren, Basen oder Salze. |
| Elevation | Überkopfführen des Armes wie beim Speerwurf. |
| Ergometer | Standfahrrad |
| Ermüdung | Zentral: vom Gehirn ausgehend. Lokal: Ermüdung bspw. der Beinmuskulatur mit Funktionsminderung. |
| Explosivkraft | Komponente der Schnellkraft. Maximaler Spannungsanstieg. |
| Extensiv | 70% Belastung |
| Extensoren | Gelenkstreckmuskeln |
| Exzentrische Muskelarbeit | Spannungsentwicklung des Muskels bei der der Muskel trotz Kontraktion länger wird (nachgebende negative Arbeitsweise). |
| Facetten | Kleinste Fläche eines Gelenks |
| Faszie | Sehnenartige Muskelhülle |
| Femur | Oberschenkelknochen, Femurkopf = Hüftkopf. |
| Fette | Speicher von Energie in Depots und Träger von fettlöslichen Vitaminen. Verbraucht zur Verwertung viel Sauerstoff. |
| Fibular | Wadenbein |
| Flexibilität | Beweglichkeit |
| Flexion | Neigung nach vorne = Ventralflexion (z. B. Oberkörper). Extension: Nach hinten (Dorsalflexion). |
| Flexoren | Gelenkbeugemuskeln |
| FT-Fasern | Schnellkontrahierende Muskelfasern, auch weiße Fasern genannt. |
| Fußwurzelknochen | Z. B. Os cuneiforme, Os naviculare etc. |

213

| | |
|---|---|
| Gefiederter Muskel | Fasern verlaufen quer zwischen Ursprung und Ansatz. |
| Glukose | Zucker. Glykogen: Speicherform des Zuckers im Muskel, Leber (tierische Stärke). |
| | |
| Hämatom | Bluterguß |
| Hämoglobin | Roter Blutfarbstoff in den roten Blutkörperchen. |
| Harnstoff | Abfallprodukt im Stoffwechsel, welches ausgeschieden wird. Wird gebildet aus Cholesterin und Purine = Harnsäurebildner. |
| Herzminutenvolumen | Wieviel Volumen pro Schlag wirft das Herz an Blut pro Minute an die umgebenden Gefäße. |
| Hexenschuß od. Lumbago, | Bandscheibenkern rutscht zum Faserring und reizt diesen. |
| Hyperämie | Mehrdurchblutung |
| Hypertonus | zu große Spannung. Hypotonie: herabsetzende Spannung. |
| Hypertrophie | Vergrößerung einzelner Zellen, Zellverbände und Gewebsteile. |
| HKS | Herz-Kreislauf-System |
| HWS | Halswirbelsäule |
| Hypertonie | Bluthochdruck |
| Hyperlordose | Verstärkte Biegung der LWS, sehr starkes Hohlkreuz. |
| Hypermobil | Überbeweglichkeit des Gelenks. Hypomobil: Eingeschränkt. |
| | |
| Immobilisation | Ruhigstellung eines Gelenks durch Gips. |
| Indiscraler Druck | Bandscheibenvolumen aufrechterhalten durch Großmoleküle mit Anziehungskraft. |
| Insulin | Regelt Blutzuckerspiegel, fördert Glykogenabbau. |
| Intensiv | 80–90% Belastung |
| Intercostalneuralgien | Nervenreizung im Zwischenrippenbereich. |
| Ischialgie, Vorfall: | Eine Ischialgie ist die Kompression der Nervenwurzel durch den Faserring. Ein Vorfall ist das Heraustreten des Kerns aus dem Faserring. |
| Ischiocruale Muskeln | Beugemuskeln der hinteren Oberschenkelseite. |
| Isokinetisches Muskeltraining | Kraftaufwand der Muskulatur ist bei jeder Winkelstellung eines Gelenks bei variablen Widerständen gleichbleibend. |
| Isoton | Verdünnte Flüssigkeit im Verhältnis zu … |
| | |
| Kalorien | Brennwert der Nährstoffe pro Gramm an Energie bei der Verwertung. |
| Kapillare | Haarfeine Aufteilung des Gefäßsystems. |
| Kataboler Stoffwechsel | Abbauend (während des Trainings). |
| Katalysatoren | Chemische Substanzen, die chemische Reaktionen beschleunigen können. |
| Katecholamine | Sammelbezeichnung für im Nebennierenmark gebildete Hormone, deren Ausschüttung durch Streß (nervöse Impulse) gesteuert wird und den Stoffwechsel sowie das HKS überaktiviert. |
| Kausalität | Zurückverfolgende Zusammenhänge. |
| Kinetik | Forschungsrichtung, die den Zusammenhang zwischen den auf einen Körper wirkenden Kräften und die durch sie hervorgerufenen Bewegungen untersucht. |
| Knorpel | Gelenkpuffer (z. B. unter der Kniescheibe), oder am Sehnen-Knochenübergang. |

| | |
|---|---|
| Koffein | Enzym, das stimulierend wirkt, weitet Gefäße und regt Nerven an, bei hoher Dosis wird Adrenalin vermehrt ausgestoßen. |
| Kohlehydrate | Einfach- oder Mehrfachzucker, wird gespeichert als Glykogen. Glykogen (Vielfachzucker) ist eine Speicherform der Glucose (Einfachzucker). Glykogen hält den Blutzuckerspiegel konstant und liefert „schnelle" Energie. |
| Kollagen | Gerüsteiweiß, das Strukturen mit mechanischen Funktionen bildet. |
| Kontraktur | Funktions- und Bewegungseinschränkung von Gelenken. |
| Kontraktion | a) isometrisch: Spannungsentwicklung des Muskels ohne sichtbare Verkürzung. b) auxotonisch: Veränderte Spannung mit Verkürzung. |
| Konvexe Seite | Bogenäußere im Gegensatz zur konkaven – Bogeninneren. |
| Konzentrisch | Anspannen des Muskels durch Annäherung von Ansatz zu Ursprung bei positiver Bewegung. Negative Bewegung wäre exzentrisch. |
| Koordination | a) intermuskulär: Zusammenspiel motorischer Einheiten verschiedener Muskeln. b) intramuskulär: Zusammenspiel zwischen verschiedenen motorischen Einheiten in einem Muskel. |
| Kyphose | Krümmung der WS nach hinten. |
| Laktat | Salz der Milchsäure. |
| Laktazid | durch Milchsäure übersäuert. Alaktazid – ohne Milchsäure bildend. |
| Laktovegetabile Kost | Aus Milch, Milchprodukten, Gemüse und Obst bestehende Kost, die einen Überschuß an basischen Stoffen enthält. |
| Lateral | Äußere Seite im Gegensatz medial = innen. |
| Ligamenti | Bänder |
| Ligamentopathie | Bandverletzung, -reizung |
| Lordose | Krümmung der WS nach vorn |
| Luxation | Verrenkung |
| LWS | Lendenwirbelsäule |
| Makro-Mikronährstoffe | Mineralstoffe, bei weniger als 100 mg werden sie Spurenelemente oder Mikronährstoffe genannt. |
| Menisci | Pufferfunktion im Kniegelenk zwischen Ober- und Unterschenkel. |
| Metabolisch | Den Stoffwechsel betreffend. |
| Mitochondrien | Kleinste Zellorgane, die der Energiegewinnung dienen. |
| Muskelkater | Riß des Z-Streifens, wo Myosin und Aktinfäden verankert sind. |
| Muskelschlingen | Funktionell im Zusammenhang stehende Muskeln und Muskelgruppen. |
| Muskelspindel | Sinnesorgan innerhalb des Muskels, Meßfühler der jeweiligen Muskelspannung. |
| Myofibrille | Kleinste, nachweisbare Fadenstruktur des Muskels |
| Myogelose | Druckschmerzhafte Muskelhärte |
| Myosin | Eiweißkörper, Baustein der Muskelzelle |
| Myosinfilament | Bündelartig geordneter Eiweißfaden |
| Nährstoffe | Kohlehydrate, Eiweiße, Fette |
| Neuropathisch | angeborene, nervenbedingte Störung |

| | |
|---|---|
| Osteopathisch | Angeborene Skelettmißbildungen bsp. Keilwirbel. |
| Painfull arg | Schmerzhafter Reizzustand beim seitlichen Armhochführen v. 80–120 Grad. |
| Parasympathikus | Teil des autonomen Nervensystems, das dem Willen und dem Bewußtsein entzogen ist und die Lebensfunktionen regelt. (Atmung, Verdauung, Wasserhaushalt). P. hat eine Funktion zur Energiespeicherung, Erholung und Aufbau → trophethrope Wirkung. |
| Patella | Kniescheibe |
| Pleurahöhle | Spalt zwischen Zwerchfell und Bauchraum. |
| Plexen | Nervenbündel, dessen einzelne Nerven abgehen. |
| Poliomelitis | Nervenentzündung durch Infektion. |
| Postisometrische Relaxation | Stretching-Technik, Anspannungs-Entspannungsdehnen. |
| Präventiv | Vorbeugen, verhütend |
| Processus coracoideus | Rabenschnabelfortsatz am Schulterblatt. |
| Pronation am Handgelenk | Handrücken zeigt bei Daraufschauen zum Gesicht. |
| Pronatoren | Muskeln, die den äußeren Fußrand heben (pronation). |
| Propriozeptoren | Empfängerorgane für Muskel-Sehnenreflexe. |
| Purine | Hieraus wird Harnsäure gebildet, kann sich in den Gelenken ablagern (bei Gicht). Steigt mit erhöhter Fettzufuhr. |
| Ruptur | Durchriß z. B. großer Gefäße oder Sehnen etc. |
| Regeneration | Erholung |
| Rehabilitation | Wiederherstellung der Gesundheit. |
| Sarkomer | Grundbaustein der Muskelzelle, Eiweißzylinder. |
| Satz oder Serie | Anzahl von Wiederholungen. z. B. 5´3 Sätze heißt: 5 Sätze mit jeweils 3 Wiederholungen pro Satz oder Serie. |
| Sehne | Verbindung zwischen Muskelbauch und Knochen. |
| Skoliose | Wirbelsäulenverkrümmung. Idiopathische S.: nicht rückverfolgbare Ursache der S. |
| Soll-Zustand | Leistungsziel im Gegensatz zur momentanen Leistungsfähigkeit – Ist-Zustand |
| Spindelförmiger Muskel | Fasern verlaufen längs zwischen Ursprung und Ansatz. |
| Spondyolisthese | Wirbelgleiten |
| ST-Fasern | Langsam kontrahierende Muskelfasern (rote Fasern). |
| Supination am Handgelenk | Handfläche zeigt beim Daraufschauen zum Gesicht. |
| Supinatoren | Muskeln, die den inneren Fußrand heben (Supination). |
| Sympathikus | Gegenspieler des Parasympathikus. Hat die Funktion zur Energieentladung und abbauende Wirkung auf Stoffwechselprozesse → ergotrope Wirkung. |
| Synapse | Berührungsstelle der Grenzfläche zwischen Muskel und Nerv bzw. mehreren Nervenzellen. |
| Synergist | Muskel, der die Bewegung des Agonisten unterstützt. |
| Synovialflüssigkeit | Gelenkflüssigkeit, die von der Gelenkschleimhaut gebildet wird. |
| Systole | Blutauswurf vom linken Herzen in die Arterie (Aorta), Druck ist hier am größten. |

| | |
|---|---|
| TEP | Künstliches Hüftgelenk |
| Tendopathie | Sehnenverletzungen, Reizungen |
| Testosteron | Sexualhormon: Androgen (Sex) und anabol (Proteinsynthese) wirkend. |
| Thorax | Brustkorb |
| Thrombose | Blutpfropfbildung, Gerinnung von Blut innerhalb von Gefäßen. |
| Tibia | Unterschenkel |
| Torsion | Verbiegung, Verringerung |
| | |
| Ultraviolett | Kurzwelliger Teil des Lichts |
| Ursprung eines Muskels | Meist der fixierte Teil an einem Gelenk mit passiver Funktion. |
| | |
| Vegetative Distonie | durch das vegetative Nervensystem hervorgerufene Störung des normalen Spannungszustandes von Muskeln und Gefäßen. |
| Viskosität | Dickflüssigkeit |
| Vitamine | Lebensnotwendige organische Verbindungen mit katalytischer Funktion. |
| | |
| Zellplasma | Lebensstoff mit enthaltenen chemischen Grundelementen der Zelle. Kohlenstoff, Stickstoff, Sauerstoff, Wasserstoff. |

# Literaturhinweise

ARENDT, W.: Sportschäden, Sportverletzungen der Muskeln, Sehnen und Bänder. Pflaum Verl. 1990.

AUGUSTIN, D. / MÜLLER, N.: Leichtathletiktraining im Spannungsfeld von Wissenschaft und Praxis. Schors Verlag 1981, Mainzer Studien zur Sportwissenschaft.

BARTELS, H. u. R.: Physiologie Lehrbuch u. Atlas. Urban + Schwarzenberg neubearb. 1989 5. Auflage.

BAUERSFELD, SCHRÖTER: Grundlagen der Leichtathletik. Hochschullehrbuch. Sportverlag Berlin 1980.

BAUMANN, H. / REIN, H.: Sport-Bewegungslehre. Moritz Diesterweg GmbH + Co., Frankfurt am Main. Sauerländer AG; Aarau 1984. Studienbücher.

BÄUMLER, G. / SCHNEIDER, K.: Sportmechanik BLV 1981.

BECKER, E.: Skoliosen- und Diskopathienbehandlung. Fischer 1987. 10. Auflage.

BIRCHER, R.: Höchstleistungskost. Bircher-Benner Verlag 1980.

BLUM, B.: Perfektes Stretching. Sportinform 1990.

BÖS, K. / POLDMEIER, C.: Lexikon: Bewegung u. Sport zur Prävention u. Rehabilitation. Sportinform 1992 Oberhaching.

BOHUS, J.: Sportgeschichte, Gesellschaft und Sport von Mykene bis heute. BLV Verlagsgesellschaft München – Wien – Zürich 1986.

BREDENKAMP, A.: Bodybuilding, Eiweiß, Anabolika. Hausarbeit für das Lehramt der Sekundarstufe II, Eigenverlag 1989. 7. Auflage.

BREUER, R.: Optimale Ernährung im Sport. Gronenberg 1981.

BRIEGEL, J. / Berninger, H.: Lexikon der Gesundheit. Vehling Verlag 1982.

BRÜGGER, A., Dr. med.: Gesunde Körperhaltung im Alltag. Nach Dr. med. A. Brügger. Verlag und Herausgeber Dr. Brügger. Zürich / Schweiz. 3. Auflage 1989.

BRUNNER, D.: Der rehabilitative Aspekt des Sports in der Medizin. In: Sport in unserer Welt – Chancen und Probleme. Springer, Berlin – Heidelberg – New York 1973.

BUCHBAUER, J.: Doping in den leichtathletischen Wurf- und Stoßdisziplinen. Dipl.-Abschlußarbeit im Schwerpunktf. LA. 1986. Im Rahmen der Sportlehrerausbildung (im freien Beruf), TU München, Olympiazentrum ZHS (unveröff.).

BUCHBAUER, J.: Die Haltung des Menschen. Der Haltungsfehler – der Haltungsschaden. In: Wir im Blick. Vereinszeitschrift des SSV 1846 Ulm. – Ulm 1995. – Heft 4, S. 14–16 und Heft 6, S. 15–18.

BUCHBAUER, J.: Prävention von Haltungsfehlern zur Vermeidung von Haltungsschäden, Ausgleich durch gezieltes Üben im Sportunterricht. In: Körpererziehung 3. Fachmagazin für Sportlehrer(innen). 1996 S. 105–110. Pädagogischer Zeitschriftenverlag Berlin.

BUCHBAUER / STEININGER: Funktionelles Kraftaufbautraining in der Rehabilitation. Komplette Programme zum medizinischen Aufbautraining. Gesundheits-Dialog Verlag. Oberhaching 1994, 415 Seiten. 2. Auflage.

BUSKIES, W., BOECK-BEHRENS, W.-U.: Gesundheitsorientiertes Fitneßtraining Band 2/1995, Dr. Loges Co GmbH.

COOPER: Bewegungstraining, Praktische Anleitung zur Steigerung der Leistungsfähigkeit. Fischer Verlag. Erstausgabe 1970.

COOPER, R. R.: Alterations during immobilisation and regeneration of skeletal muscle in cats. J. Bone It. Surg. 54 (1972) 919–953.

COSTILL, C. et al.: Skeletal muscle enzymes and fibre composition in male and female and fields track athletes. In: J. appl. Physiol. 40 (1976) 2, 149.

COTTA, H. / HEIPERTZ, W. / BECKER-HÜTER, A. / ROMPE, G.: Krankengymnastik, Orthopädie Band 5. Thieme 1985. Taschenlehrbuch in 11 Bänden.

COTTA, H. / HEIPERTZ, W. / BECKER-HÜTER, A. / ROMPE, G.: Krankengymnastik, Orthopädie Band 6. Thieme 1982.

CUDLIPP, E.: Vitamine und Minerale. Hornemann 1980.

DANIELS, L. / WORTHINGHAM, C.: Muskelfunktionsprüfung. Manuelle Untersuchungstechniken. Fischer 1985. 5., durchgesehene Aufl.

DAVIES, G. J.: Compendium of isokinetics. S+S publishers La crosse 1985.

DONATH, R./SCHÜLER, K.-P.: Ernährung des Sportlers. Berlin 1979.

DONHAUSER, U./MATHIES, H./GRUBER, A.: Rheumatologie – Entzündliche Gelenk- und Wirbelsäulenerkrankungen. Lehrbuch für Krankengymnastik und Ergotherapie. Pflaum Verlag München 1988.

EBERSPÄCHER, H.: Sportpsychologie. Grundlagen, Methoden, Analysen. Row 1982.

EGGLI, D.: Maßstab für Kräfte: In: Muskuläre Rehabilitation. S. 89–98. Von OW. D. G. Hüni, Hrsg. Perimed Fachbuch Verlagsg. Erlangen 1987.

EGGLI, D.: Maßvolles Training: Einsatz isokinetischer Systeme. In: Muskuläre Rehabilitation. S. 117–124. Von OW. D. G. Hüni, Hrsg. Perimed Fachbuch Verlagsg. Erlangen 1987.

EHLENZ/GROSSER/ZIMMERMANN: Krafttraining. Grundlagen, Methoden. BLV 1983.

EINSINGBACH, T./LEHMACHER, H.: Muskuläres Aufbautraining in der Krankengymnastik und Rehabilitation. Pflaum Verlag München 1990.

EINSINGBACH, T.: PNF in Orthopädie und Traumatologie. Pflaum Verlag München 1988.

EINSINGBACH, T./KLÜMPER, A./BIEDERMANN, L.: Sportphysiotherapie und Rehabilitation. Thieme 1988.

ELMADFA/AIGN/FRITSCHE: GU Kompaß Nährwerte. Graefe + Unzer 1992/93.

FALLER, A.: Der Körper des Menschen. dtv. Thieme 1984. München, Stuttgart.

FARFAN, H.: Muscular mechanism of the lumber spine and the position of power and efficiency. Orthop. Clin. North Am. 1975: 6: 135–144.

FETZ, F.: Sportmotorische Entwicklung. Wien 1982.

FETZ, F.: Grundbegriffe der Bewegungslehre der Leibesübungen. Frankfurt/M. 1969.

FIXX, J., F.: Das komplette Buch vom Laufen. Fischer 1983.

FREIWALD, J.: Prävention und Rehabilitation im Sport. Row 1989.

FREIWALD, J.: Aufwärmen im Sport. rororo 1991.

GAINES, CH./BUTLER, G.: Bodybuilding der Meisterklasse. Heyne München 1984.

GRIFKA, J.: Die Knieschule, Hilfe bei Kniebeschwerden. rororo 1992.

GROSSER/STARISCHKA/ZIMMERMANN: Konditionstraining. Theorie und Praxis aller Sportarten. BLV 1983.

GROSSER/BRÜGGEMANN/ZINTL: Leistungssteuerung in Training und Wettkampf. BLV 1987.

GROTKASTEN, S./KIENZERLE, H.: Wirbelsäulengymnastik. Heyne 1991.

HAAS, R.: Die Leistungs- und Topdiät. Goldmann 1991.

HÄGGMARK, T.: Skelettmuskelveränderungen bei Verletzungen und Immobilisierung. In: Sportliche Belastungsfähigkeit des Haltungs- und Bewegungsapparates. S. 116–120. Groher, W./Noack, W. (Hrsg.). Thieme Stuttgart 1982.

HAMM, M.: Fitneßernährung. rororo 1990.

HAUSER, C./BISCHOF u. a.: Vita. Rückenschule Birkhauser Ratgeber 1990. 2., überarb. u. erw. Aufl.

HEINRICHS, H. U.: Sportverletzungen. rororo 1986.

HESS, H.: Sportverletzung. Luitpold-Werk München.

HOLLMANN, W./HETTINGER, TH.: Sportmedizin. Arbeits- u. Trainingsgrundlagen. Studienausgabe. Schattauer 1990. Stuttgart, New York. 3., überarb. Aufl.

HOLLMANN, W./ROST, R./DUFAUX, B./LIESEN, H.: Prävention und Rehabilitation von Herz-Kreislaufkrankheiten durch körperliches Training. Hippokrates 1983.

HOPPELER, H.: Die Morphologie der menschlichen Skelettmuskulatur und ihre Anpassungsfähigkeit an unterschiedliche Trainingsbedingungen. Sportverletzung – Sportschaden 2 (1987), 71–75.

ISRAEL, S. et al.: Ausdauertraining und Gesundheit. Dresden 1979.

JONES, A./POLLOCK, M./GRAVES, J. et al.: The lumber spine. Santa Barbara, Calif. Sequoia Communications, 1988.

JOST, H.: Laufen. rororo 1992.

JUNG, K.: Sportliches Langlaufen – der erfolgreiche Weg zur Gesundheit. IDEA 1984.

KAPANDIJ, I. A.: Funktionelle Anatomie der Gelenke. Band 1: Obere Extremität, Bd. 2: Untere Extremität, Bd. 3: Rumpf und Wirbelsäule. Ferdinand Enke Verlag Stuttgart. Bd. 1 1984, Bd. 2+3 1985.

KEMPF, H. D.: Die Rückenschule.

KETZ/BAUM: Ernährungslexikon. VEB Fachbuchverlag Leipzig 1986.

KLAPP, B.: Das Klappsche Kriechverfahren. Thieme 1990. 12. Auflage.

KLEIN-VOGELBACH: Funktionelle Bewegungslehre. Springer 1990. 4., überarb. Aufl.

KLEIN-VOGELBACH: Ballgymnastik zur funktionellen Bewegungslehre. Springer 1990. 3., überarb. Aufl.

KLEIN-VOGELBACH: Therapeutische Übungen zur funktionellen Bewegungslehre. Springer 1986. 2., überarb. Auflage.

KNEBEL, K. P.: Funktionsgymnastik. rororo 1985.

KNEBEL/HERBECK/SCHÄFFNER: Tennis. Funktionsgymnastik. rororo 1988.

KNEBEL/HERBECK, B./HAMSEN, G.: Fußballfunktionsgymnastik. Reinbek bei Hamburg 1988.

KONOPKA, P.: Sport, Ernährung und Leistung. Osthofen 1984.

KONOPKA, P.: Sporternährung. BLV 1991. 4. Auflage.

KRAHL, H./V. HANSTEIN, K.-L.: Die Elastomechanik von Sehnengeweben. In: Groher, N. (Hrsg.): Sportliche Belastungsfähigkeit des Bewegungs- und Haltungsapparates. Stuttgart 1982, S. 312–315.

KUCERA, M.: Gymnastik mit dem Hüpfball: Fischer 1991. 4. Aufl. rororo 1990.

LANGE, M. E./ERNST: Sonnenschein für die Zelle, Lebenskraft durch Vitamin E. Semara 1983.

LASER, T.: Lumbale Bandscheibenleiden. Diagnostik und konservative Behandlung. W. Zückschwerdt Verlag München – Bern -- Wien – San Francisco 1988.

LENHART, P./SEIBERT, W.: Funktionelles Bewegungstraining. Sportinform 1991.

LETZELTER, M.: Trainingsgrundlagen. rororo 1978.

LETZELTER, H. u. M.: Krafttraining. rororo 1986.

LIPPERT: Anatomie, Text und Atlas. Urban + Schwarzenberg. 5., neubearb. Aufl. 1989

LOWEN, A.: Bio-Energetik. Therapie der Seele durch Arbeit mit dem Körper. rororo 1990. Erw. Neuausgabe.

LUTH, P.: Gesund durch Vitamin C. Econ 1984.

MAC CONAILL, M. A. M./BASMAJJAN, J. V.: Muscles and movements. Williams Wilkins & Co. Baltimore 1969.

MARÉES DE, H./MESTER, J.: Sportphysiologie I, II, III, 1981, 1982, 1984 – Bd. Reihenf. Jg. Sauerländer AG, Aarau 1983.

MARÉES DE, H.: Sportphysiologie. Medizin von heute. Tropon 1981. 3., überarb. Aufl.

MENDE, J.: Muskeltraining. rororo 1989.

MILSER, R./GRAFE, K.: Gesund + fit durch Konditionstraining und Wirbelsäulengymnastik. Falken 1989.

MOLL, K. J./LUKOSCHUS, M.: Winterthur Anatomie Atlas. Jungjohann Verlagsgesellsch. 1985.

MÜLLER/ZAUNER: Kinderhaltungsschäden. GU Ratgeber. München 1978.

MÜLLER, W./SCHILLING, F., unter Mitarb. v. LABHARDT, F./WAGENHÄUSER, F. J.: Differentialdiagnose rheumatischer Erkrankungen. Aesopus Verlag 1982.

MÜLLER-WOHLFAHRT/MONTAG, H. J./DIEBSCHLAG, W.: Süße Pille. Sport medical concept. Knips Jochen 84.

MUHLFRIEDEL, B.: Trainingslehre. Sauerländer AG, Aarau 1983. 2. Aufl.

NEEF, P.: Manuskript: Das MedX System. Skript Ulm 1995.

NETT, T.: Der Sprint. Bartels + Wernitz 1974. 3. Auflage.

NÖCKER, J.: Die Ernährung des Sportlers. Schorndorf 1978.

ORDY, M. J.: Cleveland Psychiatric Institute. Cleveland, Ohio, nach Arbeiten von Ordy Puhl W., Ulm. Noack, W. Berlin. Scharf, H. P., Ulm. Sedunko, F. FFB: Isokinetisches Muskeltraining im Sport und Rehabilitation-Cybex, ein Test und Trainingssystem. Perimed 1988 Erlangen.

PETERSON, L./RENSTRÖM, P.: Verletzungen im Sport. Deutscher Ärzte-Verlag. Köln 1987.

PITZEN/RÖSSLER: Kurzgefaßtes Lehrbuch der Orthopädie. Urban + Schwarzenberg 1984. 15. Auflage.

PLATZER, W.: DtV-Atlas der Anatomie. Bd. 1 Bewegungsapparat. Thieme 1986. 5., überarb. Aufl.

PREIBSCH, R.: Schongymnastik. BLV München 1989.

PREUSSE, U./HORN, H. J.: Gezielte Hilfe bei Figurproblemen. Sportinform 1990.

PSCHYREMBEL: Klinisches Wörterbuch. W. de Gruyter 1986. Berlin, New York. 255., überarb. Aufl.

REICHEL, H. S. / SCHUCK, M. / SEIBERT, W. / HATZELMANN, E. / HELMER, G.: Die Wirbelsäule:

Prävention u. Rehabilitation durch Bewegung und Entspannung. Sportinform 1992 Oberhaching.

ROST, R. / HOLLMANN, W.: Unpubl. Befunde 1973, 1974.

ROST, R.: Bewegungstips bei erhöhten Blutfettwerten. Vieweg 1992. Edition dino Buchreihe der Merckle GmbH, Blaubeuren.

RUSCH, H. / WEINECK, J.: Sportförderunterricht, Lehr- und Übungsbuch zur Förderung der Gesundheit durch Bewegung. Hofmann 1988. 3., völlig neu bearbeitete Auflage.

SAZIORSKI, W. / ARUIN, A. / SELUJANOW, W.: Biomechanik des menschlichen Bewegungsapparates. Berlin 1984.

SCHARF, H. P. / NOACK, W.: Die Bedeutung isokinetischer Kraftmessung in Sport und Rehabilitation, Sportverletzung – Sportschaden 3, 1987, 142–149.

SCHLARB, K. Dr. med.: Arztbericht, Diagnose: Bandscheibenvorfall L5 S1, +Ct 8, 91. Intern eingesehen, mit freundl. Genehmigung KH. Backnang.

SCHMOLINSKY, G.: Leichtathletik. Sportverlag Berlin 1980. 10. Aufl.

SCHNEIDER, E.: Krafttraining für Kung Fu und Karate, mit großem Ernährungsteil. Wu Shu Verl. Kernspecht 1983. 3. Aufl.

SCHNELL, J.: Seminar Muskeltraining „Training von Schnell, J." Stand 1988. Eigenherstellung des Manuskripts.

SCHOBER, H. / KRAFT, W. / WITTEKOPF, G. / SCHMIDT, H.: Beitrag zum Einfluß verschiedener Dehnungsformen auf das muskuläre Entspannungsverhalten des M. Quadrizeps femoris. In: Medizin und Sport 30, 1990[3], S. 88–91.

SCHMIDTBLEICHER, D.: Maximalkraft und Bewegungsschnelligkeit. B. Homburg 1980.

SCHOLCH, M.: Kreistraining. Berlin 1974.

SCHROTH, C. L.: Dreidimensionale Skoliose-Behandlung, Atmungs-Orthopädie-System Schroth. Fischer 1991. 4., erw. Aufl.

SCHWARZENEGGER, A. / HALL, D. K.: Karriere eines Bodybuilders. Heyne. München 1984.

Sportrevue, Zeitschriften. Hrsg. Busek, A., Brummer Verlag Zeitschrift für Körpertraining, Fitneß und Muskelaufbau, diverse Auswahl 1980–1990.

STOBOY, H.: Die mechanischen Eigenschaften des Muskels und seine Kontraktion. In: Orthopädie in Praxis und Klinik, Bd. 1 Allgemeine Orth. 1980. Hrsg.: WITT / RETTIG / SCHLEGEL / HACKENBROCH / HUPFAUER. Thieme Verlag Stuttgart, New York.

STOBOY, H.: Neuromuskuläre Funktion und körperliche Leistung. In: Zentrale Themen der Sportmedizin. 3. Aufl. 1986. Hrsg.: HOLLMANN, W. Springer Verlag Berlin, Heidelberg, New York.

TEPPERWEIN, K.: Die Botschaft deines Körpers, die Sprache der Organe. mrg. Verlag 1990. 3. Aufl.

TOMACH, R. J. / LUND, D. D.: Degeneration of different types of skeletalmuscle fibers II Immobilisation. J. Anat. 118. 1974, 531–541.

THOMAS, A.: Einführung in die Sportpsychologie. Verlag für Psychologie, Dr. C. J. Hogrefe – Göttingen – Toronto – Zürich 1978.

TOMASCHEWSKI, R.: Die funktionelle Behandlung der beginnenden idiopathischen Skoliose. Dissertationsarb. 1987. Halle-Wittenberg. Vorgelegt an der Medizinischen Fakultät des wissenschaftlichen Rates der Martin-Luther-Universität.

VESTER, F.: Phänomen Streß. DtV GmbH + Co. KG. München 1978, überarb. Aufl.

VESTER, F.: Denken, Lernen, Vergessen. DtV GmbH + Co. KG. München 1980, 6. Aufl.

VINMAI, G.: Sport in der Klassengesellschaft. Fischer 1972.

VIIDIKA: Elastomechanische biologische Gewebe. In: COTTA, H. et al. (Hrsg.): Die Belastungstoleranz des Bewegungsapparates 1980, S. 124. Stuttgart.

VOGEL, G.: Experimentelle Untersuchungen zur Mobilität des Nucleus pulposus in lumbalen BS: Dissertation, Uni Düsseldorf 1977.

WEBER, M. / HIRSCH, S.: Krankengymnastik bei idiopathischer Skoliose. Fischer 1986.

WEINECK, J.: Sportanatomie (Beiträge zur Sportmedizin). Perimed 1988. 5., völlig neu überarb. Aufl. Fachbuch Verlagsgesellschaft mbH Erlangen.

WEINECK, J.: Optimales Training (Beiträge zur Sportmedizin). Perimed 1988. 6. Aufl.

WEINECK, J.: Sportbiologie. Erlangen 1988.

WÜRZBERG, G.: Muskelmänner – In den Maschinenhallen der neuen Körperkultur. rororo 1987.

ZATSIORSKY Y. M.: Krafttraining, Praxis und Wissenschaft 1996, Meyer & Meyer Verlag.

ZINTL, F.: Ausdauertraining, Grundlagen, Methoden, Trainingssteuerung. BLV 1990. 2. überarb. Aufl.

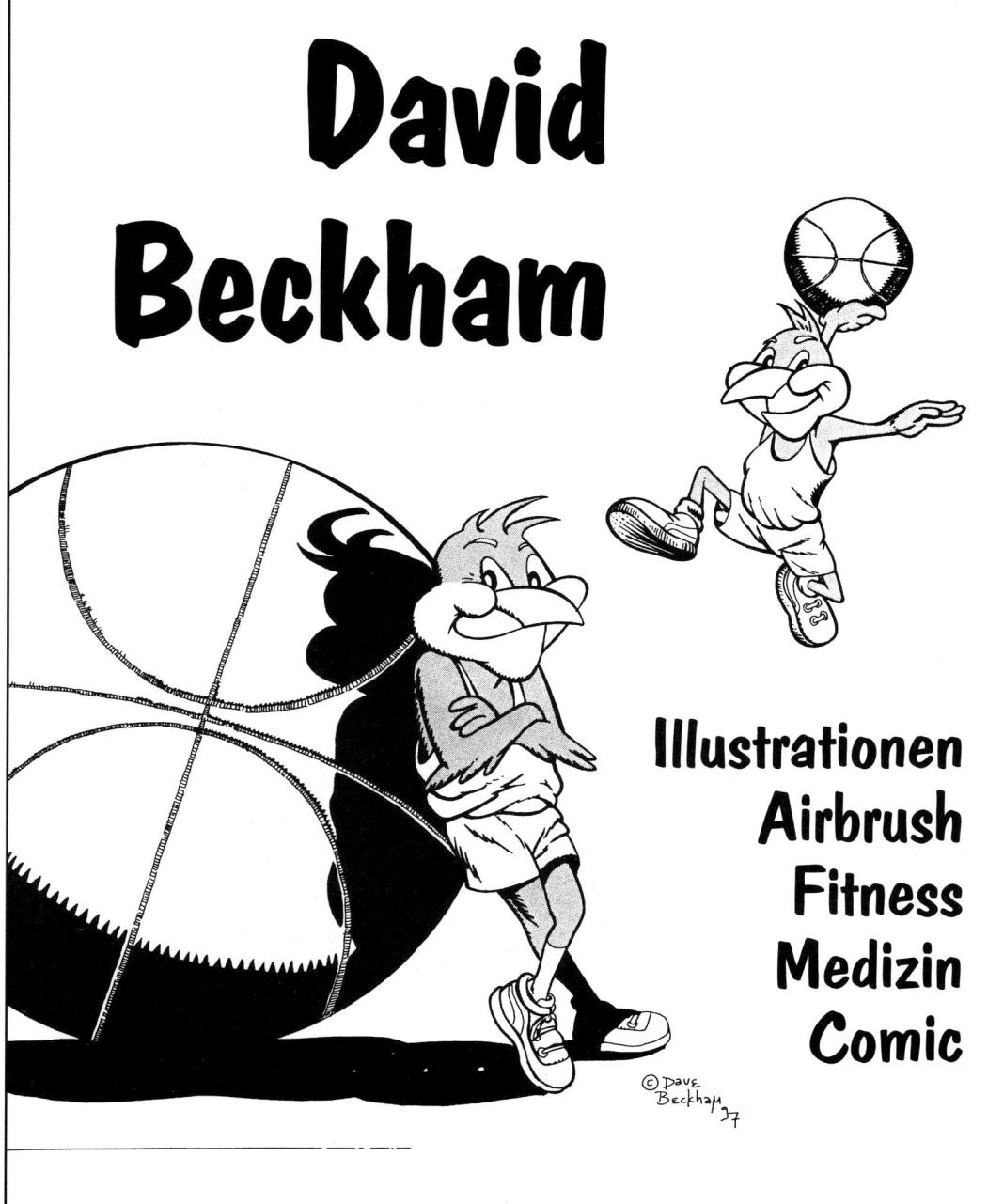

# David Beckham

**Illustrationen**
**Airbrush**
**Fitness**
**Medizin**
**Comic**

**Steinmetzweg 4 · 89233 Neu-Ulm · Fon/Fax (07 31) 71 97 47**

Die in diesem Buch verwendeten
Trainingsgeräte wurden uns von der
Firma Technogym
Wellness & Biomedical GmbH
zur Verfügung gestellt.

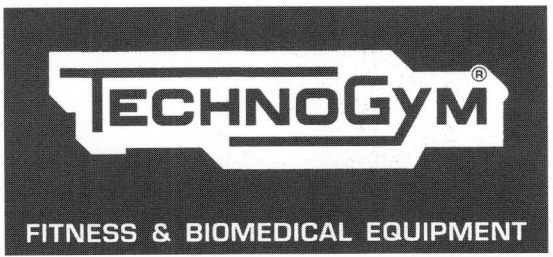

**TECHNOGYM**

Wellness & Biomedical GmbH
An der Trift 65 c
D-63303 Dreieich
Telefon (0 61 03) 98 57 32 + 98 55 28
Telefax (0 61 03) 98 56 33

Dr. Michael Tiemann

# Fitneßtraining als Gesundheitstraining

Was sind die wichtigen Ziele bzw. Qualitätsmerkmale eines gesundheitsorientierten Fitneßtrainings und wie lassen sich diese Zielsetzungen realisieren? Unter dieser Fragestellung werden in der vorliegenden Arbeit zahlreiche Aufgaben und Leitprinzipien eines Fitneßtrainings beschrieben und begründet, das neben den Gesundheitswirkungen auch Verhaltenswirkungen anvisiert und damit in einem umfassenden Sinne als Gesundheitstraining bewertet werden kann.

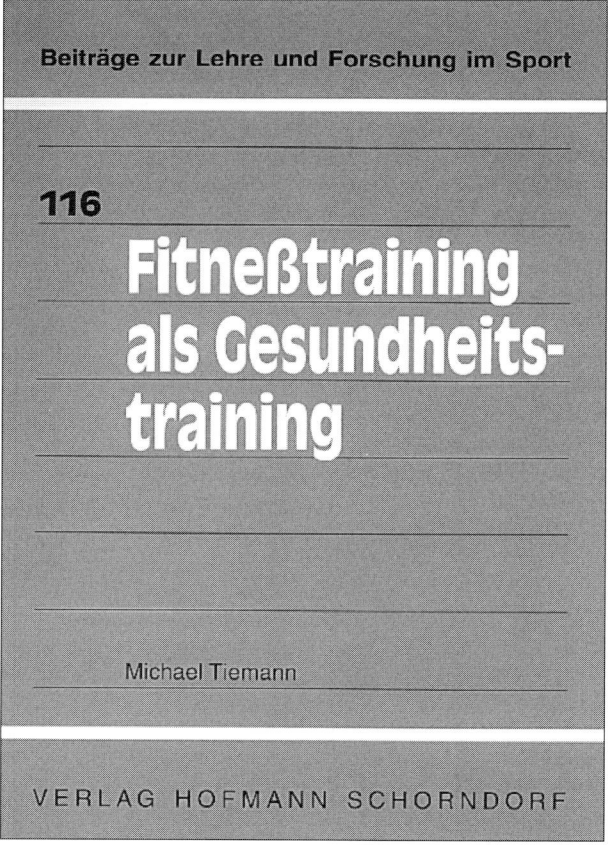

Beiträge zur Lehre und Forschung im Sport

**116**

**Fitneßtraining als Gesundheits-training**

Michael Tiemann

VERLAG HOFMANN SCHORNDORF

1997. DIN A 5, 230 Seiten, ISBN 3-7780-1661-X (Bestellnummer 1661)

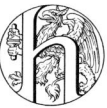

Verlag Karl Hofmann · D-73603 Schorndorf
Postfach 1360 · Telefon (0 71 81) 402-125 · Telefax (0 71 81) 402-111
Internet: www.hofmann-verlag.de · E-Mail: hofmann@hofmann-verlag.de